マスク社会に終止符を!!

コロナとワクチン、統計情報のトリックを曝く

藤川賢治
FUJIKAWA KENJI

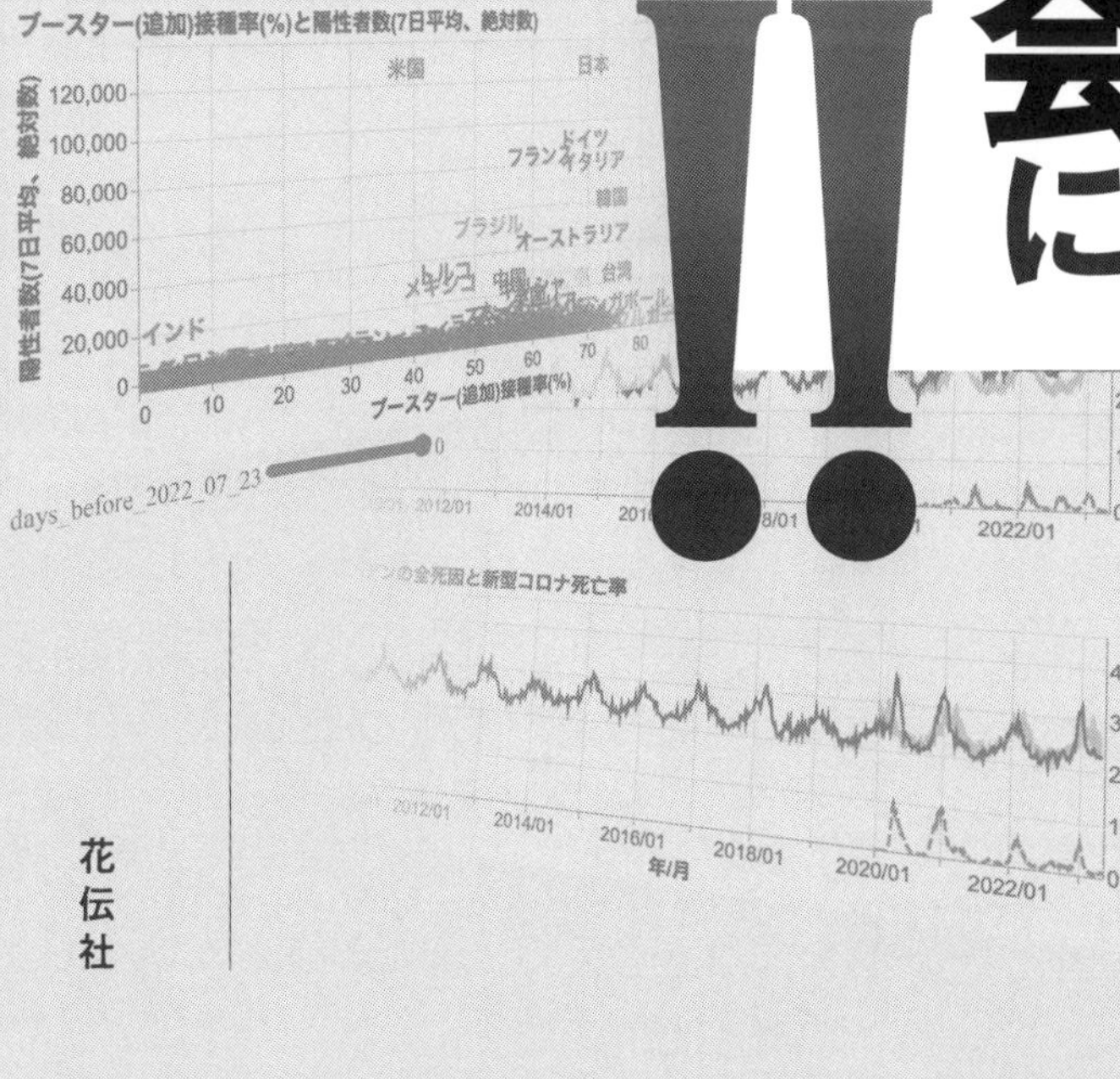

花伝社

マスク社会に終止符を‼——コロナとワクチン、統計情報のトリックを曝く◆目次

3　マスクのトリック　67

4 新型コロナワクチンのトリック

1　まえがき――「新型コロナ騒ぎはインフォデミックである」

２０１９年12月に武漢で新型コロナウイルスによる感染症が報告されて新型コロナ禍が始まりました。特に２０２０年2月にダイヤモンド・プリンセス号内での感染が確認され日本では連日ニュースとなり日本中が危機感に包まれ、3月にはイタリアやニューヨークで医療逼迫がニュースになり、世界中がパニックとなりました。世界では学校の閉鎖やロックダウン、マスク着用の義務化などが推進されていき、最終的には急造ワクチンの接種推進となりました。

しかし筆者は、２０２０年3月に武漢での新型コロナ感染症の年代別致死率（ＣＦＲ）が出て、若者と高齢者では10倍の違いがあることを知り、コロナは最悪、高齢者など脆弱な方が、風邪をこじらせたら亡くなる可能性が若干増えた世界が来るだけだと認識しました。この頃、スウェーデンは学校を閉じない、またロックダウンをしない対策を発表し、筆者は絶賛しました。誰もがデータを見ればスウェーデンの対策が正しいと理解してくれる筈だと当初は思い、以降、データに基いた情報発信をしてきました。

筆者の専門は情報通信で、特にインターネット分野に関わるものです。１９８９年に京都大学工学部情報工学教室に入学して、１９９０年の2年生から学生実験としてインターネットに接続されたコンピュータ（ワークステーションと呼ばれるＰＣより少し高級なもの）を利用し始めました。

当時から電子メールやファイル転送サービス（ＦＴＰ）は使えましたが、ＷＥＢはまだありませんでした。全てのコンピュータがインターネットに接続されていたのは、当時としては先進的な環境だったと思います。専門的な話になりますが、全てのコンピュータにグローバルＩＰアドレスが割当てられ、ネットワークセキュリティという概念はほぼ無く、台数は現在に比べれば圧倒的に少ないものの、今以上に世界中のコンピュータがシームレス（継ぎ目無し）に接続されていた環境でした。

私の少し上の世代の先輩方、先生方は、インターネットを日本に引き込んだ方々で尊敬できる方々、でした。そう、残年ながら過去形で書かざるを得ないのです。

今回のコロナインフォデミックに筆者以外ほとんどやられてしまいました。ここでインフォデミック（infodemic）とは情報（information）とパンデミック（pandemic）とを掛合せた言葉で、ネットで間違った情報が拡散してしまうことです。世間一般で信じられているコロナ禍でのインフォデミックとは真逆で、新型コロナが特別恐しいとか自粛やマスクやワクチンが有効という情報の方が間違った情報なのです。

もちろん他にもインフォデミックに気付いていらっしゃる方が居ることは知ってますし、明確な意見を表明してない方の中でも気付いている方がいらっしゃると思います。しかし「インフォデミックだ」と断言し情報発信をずっと続けているのは情報通信分野には筆者しかいません。今現在2023年6月に至っても「私もお手伝いします！」と表向き表明する人は先輩にも同世代にも後輩にもいないのです。ただし陰ながら応援して下さる方はいらっしゃいます。

私は声を大にして「貴方々の引き込んだインターネットがインフォデミックのツールとして使われているんですよ！」と訴えていたのですが、全く通じません。この同分野の方々への想いは、医師、ウイルス学者、免疫学者、分子生物学者、ライターなど少数ながらも声を上げていた色んな分野での方々が等しく感じたのではないでしょうか。

コロナ禍でこれまでの繋がりの多くが断たれたと感じています。御自分でワクチン接種なさっただけの方であれば将来「あの時は皆でワクチン射って、馬鹿なことしたなー」と笑い合える日が来るかもしれません。しかし「若者も射つべきだ」「射たないなんてけしからん」と言っていた人達とそういう日が来ることは残念ながら想像できません。

フェイスブックで自分の考えを表明すると「お前は間違っている。人の命を何だと思っているんだ。性根を叩き直してやる」的な返答が来ました。フェイスブックでの情報発信で精神を病んでしまったので、放置状態だったツイッターをメインの情報発信の場としました。ツイッター上では同じ考えを持った同志に出会えました。この友達は残り30年かそれ以下の人生において宝になることを確信しています。

その中で友達になったツイッター上での有名人「自粛マスク考察マン」の一言が印象的です。

「このコロナ禍で人脈が増えなかったやつはそれだけ駄目だろう」
人脈広がったので、まだ何とか生きて精神も病まずに情報発信活動を継続していけそうです。

1-1 本書の狙い

2023年5月8日に新型コロナが5類となり強制的な感染対策はほとんど無くなりました。多くの人はもうコロナは終わったと感じているかもしれません。しかしそれは異常な状態に慣れてしまっているだけです。どんなに暑くてもマスクをしている人がそれなりにいたり、接客業でマスクをするのが普通になっていたりします。学校では、特に女子中学生に関して聞く機会が多いのですが、まだ多くがマスクを外せなかったりと聞きます。今こそ何が真実で何が「トリック」であったのか統計データで検証することで知り、次なる危機に過剰対応しないで済むリテラシーを読者に持っていただくのが、本書の狙いです。

新型コロナのパンデミックが始まって3年以上が経過しました。世界保健機関（WHO）の統計によると、日本以外の国で対策が概ね終った2022年4月末までに世界中で5億人が感染し、600万人以上が死亡しています。この2年間、我が国でもあらゆる手立てがとられた訳ですが、その一方で、「あの対策はほんとうに正しかったのか?」と検証すべきものもたくさんあります。パンデミックではなく、インフォデミックによって生活を壊され、未来を奪われた人も少なくはありません。

余談ですが、ここでトリックという言葉を用いたのが、筆者がプロマジシャンでもあるためです。筆者はマジックのトリックには2種類あると考えています。一つは不思議なことを巧妙なトリックで実現すること。皆が思うトリックは基本的にこれではないでしょうか。しかしもう一つ、気付きにくいものがあります。それは、当り前のことなのだけど、特別なことと思わせるというものです。コロナ騒ぎは2番目のトリックに相当すると考えています。

端的に言えば、風邪などの感染症で高齢者など免疫力が弱い方が亡くなるのは、これまであったことで社会が許容してきたのに、コロナだけは特別で、高齢者を守るために感染拡大を防がなければならないと思わせたり、マスクで呼吸器系感染症を防げないことは研究として明らかだったのに、マスクに効果があるように、つまり特別なものと認識させたりという工合です。以下、本書ではまず3つのトリックとして

- コロナ死者数のトリック
- マスクのトリック
- 新型コロナワクチンのトリック

を取り挙げます。そしてこれらのトリックに騙されないための情報リテラシーについて書いていきたいと思います。

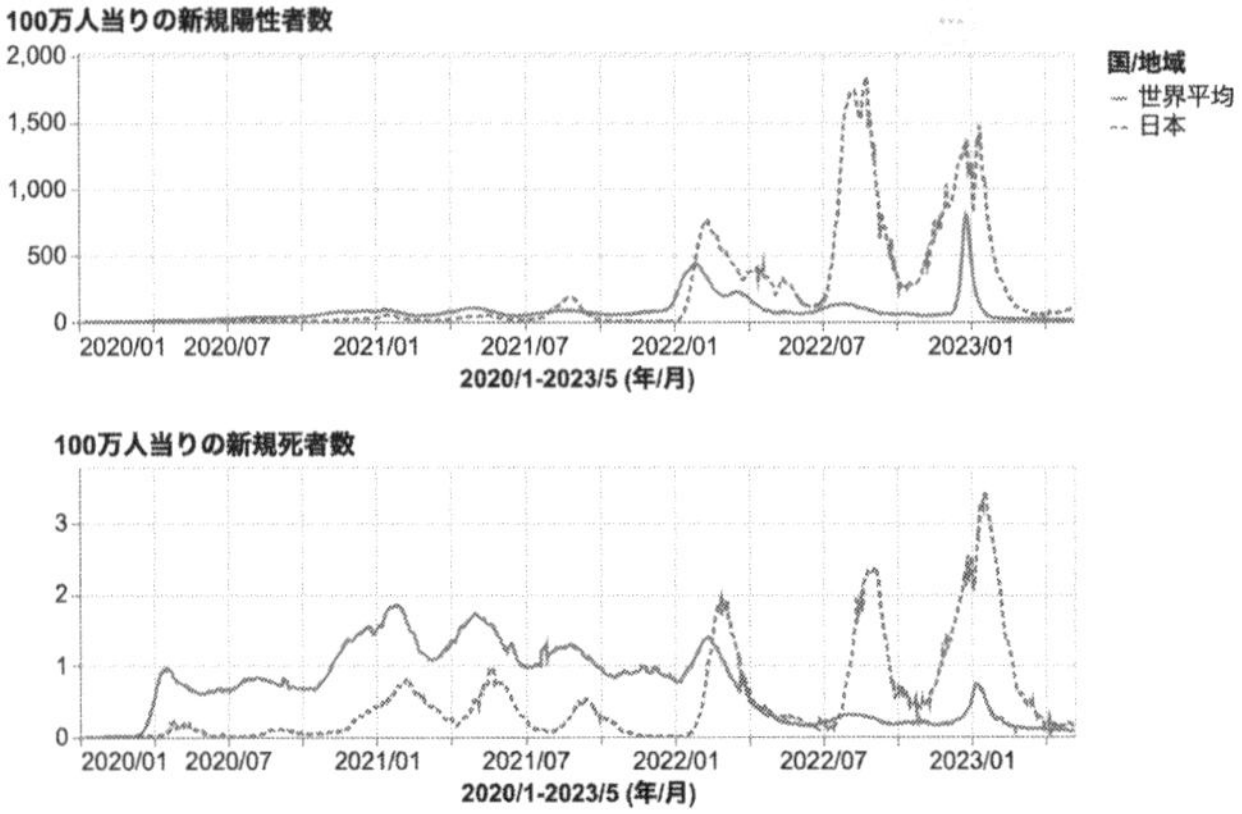

- マスクやワクチンの有効か無効か議論することは手段であり目的では無い
- 検査、マスク、ワクチンを推進した結果、日本の感染状況は世界平均超え
- 対策をやめるしか無いとずっと訴えてきたし、そのための議論

図 1-2-1: そもそも目的はコロナ禍を抜け出し日常に戻ること

1―2　目的が何か忘れてないか？

1―2―1　そもそも目的はコロナ禍を抜け出し日常に戻ること

そもそもコロナ禍を抜け出し日常に戻るのが目的だということをまずは言っておかなければならないでしょう。当り前のように見えて、案外、当り前でも無いのです。

よくツイッター上で、マスクやワクチンの有効性で議論になります。

筆者は有効とは言えないことを示す世界中の統計データや論文を提示します。有効だと反論してくる方は大抵は報道や政府発表を鵜呑みにしている方です。しかし中には少数ですがデータや論文を出してくる方も居ます。なる程、そういうデータ、論文、見方があるのか、と勉強

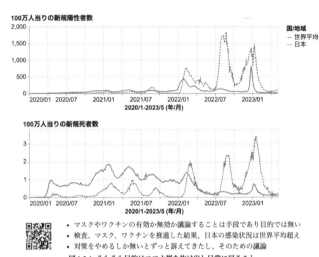

になることはあります。そういう方々と幾ら議論しても有効か無効か、お互い譲ることは有りません。

では何のために議論しているのでしょうか？

私は無効だと信じて疑ってないし、１００万歩譲って有効なデータがあったとしても、無効とするデータがあるのだから、推奨するのは誤りだ、という立場です。マスクもワクチンも有害性があるのは確実なのですから。有害性が一切無いとするのは、さすがに話になりません。ですから、ある程度議論することはよいのですが、結論は出なくても適当に切上げて、

「マスクもワクチンも推奨は無しで」

でよいのです。コロナ禍を抜け出し日常に戻るのが目的なのですから。

マスクやワクチンが有効か無効かの結論を出すことを目的にしてしまうと、延々と平行線の議論をしてしまうことになり時間の無駄です。などと偉そうなことを書いてますが、私も何度もやってしまいました（汗）。

実際に日本の感染状況は、検査、マスク、ワクチンを推進した結果、世界平均を超え酷くなっています。グラフは横軸が時間推移で２０２０年の1月から２０２３年5月まで示しています。上のグラフが人口当りの新規陽性者数、下のグラフが人口当りの死者数です。日本は世界平均と比べても今や大きくなっています。状況が改善したらなんて言っていたので、いつまでたっても日常に戻れませんでした。強い意思をもって日常に戻る選択をする必要があった

のです。

そもそも私は2020年3月から、若者は普通に生活するしかないとずっと主張し続けてきました。当時から何度頭の中でシミュレーションしても同じ結果にしかなりませんでした。ただし高齢者など脆弱な層やコロナが怖い方が閉じ込もるのは仕方有りません。

実際スウェーデンは、若者はなるべく日常を送るという選択をしました。2020年3月にはは義務教育は閉じないことを決めましたし、ロックダウン（罰則のある外出規制）はしませんでした。もちろん何の勝算もなくこの対策を取ったわけではありません。

1-2-2　2020年3月には分っていた

2020年3月には武漢での40歳未満の有症状CFR（致死率）は0・3%、この時点ですら高齢者の「1/10」との推計の論文が出ました［1］。

確かに0・3%はインフルエンザの0・1%（全年齢）より高いのですが、CFRは当初は高く出てしまうことが常ですし、義務教育を閉じたら今度は子供の学習・生活環境が破壊されます。それにより精神を病み、最悪、自殺に至る可能性も考えられます。ですから学校は開けるという選択肢しかないのです。

しかし、この意見はフェイスブックで繋がっている人達には受け入れられませんでした。とにかく「学校閉じろ、自粛しろ、緊急事態宣言出せ」ばかりでした。データも論文も見ず煽り

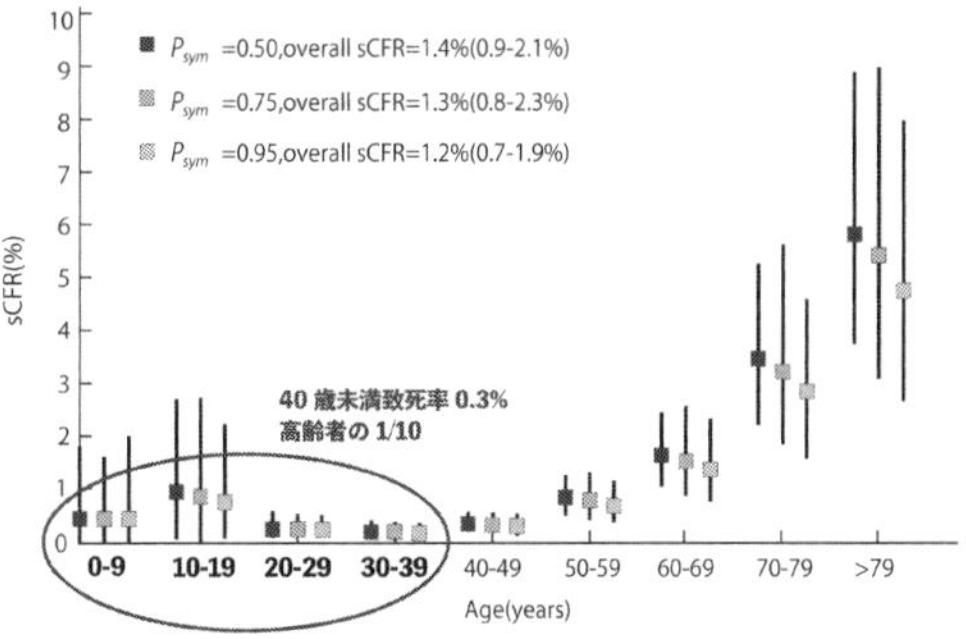

- 武漢での40歳未満の有症状 CFR (致死率)は 0.3%、高齢者の「1/10」(Wu2020)
- 義務教育を閉じたら今度は子供の学習・生活環境が破壊
- 学校は開けるという選択肢しか無く、現役世代の社会活動の場も同じこと

図 1-2-2: 2020年3月には分っていた

報道を鵜呑みにしてしまったのでしょう。ツイッター上で議論する人のようにデータや論文を出して私の意見に反論する人は皆無でした。

スウェーデンは、若者に日常をなるべく送ってもらって、そして２０２２年２月に全ての規制が無くなり、４月からは日本人もワクチンパスポートや陰性証明無しで入れていたのです。とっくに完全に日常に戻っていました。

一方で日本はいつまでもマスクしている人が居て、少しで感染者が増えたら沢山の人がＰＣＲ検査上に並ぶという状態です。いつになったら完全に日常に戻るという目的が達成されるのでしょうか。

参考文献

1 WU, Joseph T., et al. Estimating clinical severity of COVID-19 from the transmission dynamics in Wuhan, China. Nature medicine, 2020, 26.4: 506-510.

サイト名	提供データ	データへのリンク
OurWorld in Data, Coronavirus Pandemic (COVID-19)	各国のコロナ関連の各種データを提供(元データはジョンズ・ホプキンズ大学や各国公式)	owid-covid-data.csv us_state_vaccinations.csv
東洋経済新聞社 新型コロナ特設サイト	各都道府県の新型コロナ関連の各種データを提供 (元データは厚労省発表や都道府県発表など)	prefectures.csv pcr_positive_daily.csv pcr_tested_daily.csv
デジタル庁ワクチン接種記録システム(VRS)	各都道府県のワクチン接種関連の各種データ提供	prefecture.ndjson
日本の超過および過少死亡数ダッシュボード	各都道府県の週ごとの死亡者数及び予想値を提供	Estimates.csv
e-Stat 政府統計の総合窓口	政府統計の総合サイトから、死因別月別の死亡者数データを取得	(月ごとにリンクが異るので省略)
Human Mortality Database	欧州を中心に各国の死亡者数データを提供	STMFinput.zip
The New York Times, Coronavirus in the U.S.	米国の各州の新型コロナ関連の各種データを提供	us-states.csv
US Mortality	米国の各州の死亡者数データを提供	(州ごとにリンクが異なるので略)
Google, COVID-19: Community Mobility Reports	各地域ごとに移動データを提供	Global_Mobility_Report.csv

- 表の各サイトから日に一度、自動でデータを取得しデータベースへ格納
- CSVファイルなどのデータの加工し易いものを利用
- グラフ作成サイトアクセス時にデータベースの数値を元にグラフ作成

図 1-3-1: 提供しているグラフのデータ元

1—3 提供しているグラフについて

1—3—1 提供しているグラフのデータ元

筆者は、自身のサイト・ブログ・記事・本などで様々なグラフを作成して提示していますが、そのデータ元を列挙します。各サイトから日に一度、自動でデータを取得しデータベースへ格納しています（一部のサイト除く）。

そしてグラフ作成サイトアクセス時にデータベースの数値を元にグラフ作成するという仕組みになっています。

またグラフも含めて全ての図にはQRコードの乗せておりWEB上で確認することができるようにしています。色を確認したり、グラフの場合は動かしたりできますので、是非、アクセスしてみて下さい。紙面や著作権の都合で載せ

られないものでもQRコードを載せていますのでこちらも御確認下さい。

2　コロナ死者数のトリック

急激な感染者の増加により医療体制が逼迫し、多くの方が新型コロナで亡くなる、また医療体制が逼迫して他の疾患の医療にも影響が出るとして、緊急事態宣言が２０２０年４月７日に発出されました。しかしコロナ禍においては「常に」「逼迫する」と煽られていました。また逼迫により２０２１年の国内死者が増えたのだと報じられました。本当に逼迫していたのでしょうか？　検証していきます。

また同時に、人がどんな要因でどのくらい亡くなっているのかも見ていきます。人の死の全体像が分ればコロナ死が増えることで医療が逼迫するかどうか、逼迫を理由に社会活動に制限を加えてもよいものかが見えてきます。

2-1　8匹の猿のジョークと皆が意味を知らない感染対策

2-1-1　8匹の猿のジョーク

部屋に8匹の猿を入れます。部屋の中央にははしごが設置されています。そのはしごに登ると天井から吊るされたバナナを取れるようになっています。

猿がはしごを登ろうとすると、全ての猿に氷水が降り注ぎます。しばらくすると、猿達は氷水をかけられたくないので、はしごを登る猿を攻撃するようになります。その後、どの猿もはしごを登ろうとしなくなります。

元々いた8匹のうちの1匹を新しい猿に置き換えます。新しく来た猿は、はしごとバナナを見ます。何故、他の猿達がバナナを取りにいかないのかと不思議に思いつつも、新参者の猿ははしごを登ろうとします。すると、他の猿達はその新参者の猿をフルボッコにします。新参者の猿は何故ボコボコにされたのかはわかりませんが、はしごを登ろうとするのをあきらめます。

元々いた8匹のうち、さらにもう1匹を新しい猿に置き換えます。新参者の猿ははしごを登ろうとしてボコボコにされます。以前ボコボコにされた新参者だった猿も他の皆がやっているため、今回の猿をボコボコにする行為に加担します。しかし、何故はしごに登ろうとする猿を攻撃しなくてはならないのかは全くわかっていません。

元々いた8匹の猿を1匹ずつ置き換えます。元々いた全ての猿は部屋にいなくなっています。今、部屋に居る猿は氷水を浴びせられたことがありません。また、はしごに登ろうとする猿もいません。全ての猿は、はしごに登ろうとする猿を狂ったようにボコボコにします。しかし、何故そうしているのかは誰も見当がつきません。

そして、感染対策もこのようにして決まっていくのです。


慣例、風習、企業文化などが形成される経緯を面白く説明したジョーク［1］を知人に教えてもらいましたので、紹介します。最後の一文は元々色んなバリエーションがあるとのことですので、私も改変しました。

さて、手洗いうがいなどの従来からある感染対策を除くと、日本はコロナに対する特別な感染対策として、検査・マスク・ワクチンが残ってしまいました。更に加えるのなら「どこでも消毒」やパーティションでしょうか。守らない人達はある種、非国民扱いされてきました。

そして子供達は小学校に入学するときにマスク必須のコミュニティに組み込まれます。もしくはそれよりも早くマスク必須のコミュニティに所属させられます。感染対策の本来の目的も知らずにマスクをし、マスクをしていない子供をいじめたり、場合によっては先生も止めず、更には加担することもあります。

まさに右のジョークの状態となっているわけです。けれども感染対策の当初の目的は何だったか皆さん、覚えているでしょうか？

マスクなどの感染対策をすることが目的ではないのなら、感染者や死者を減らすことでしょうか？　それも違います。ここで驚かれる方が多いのではないでしょうか。

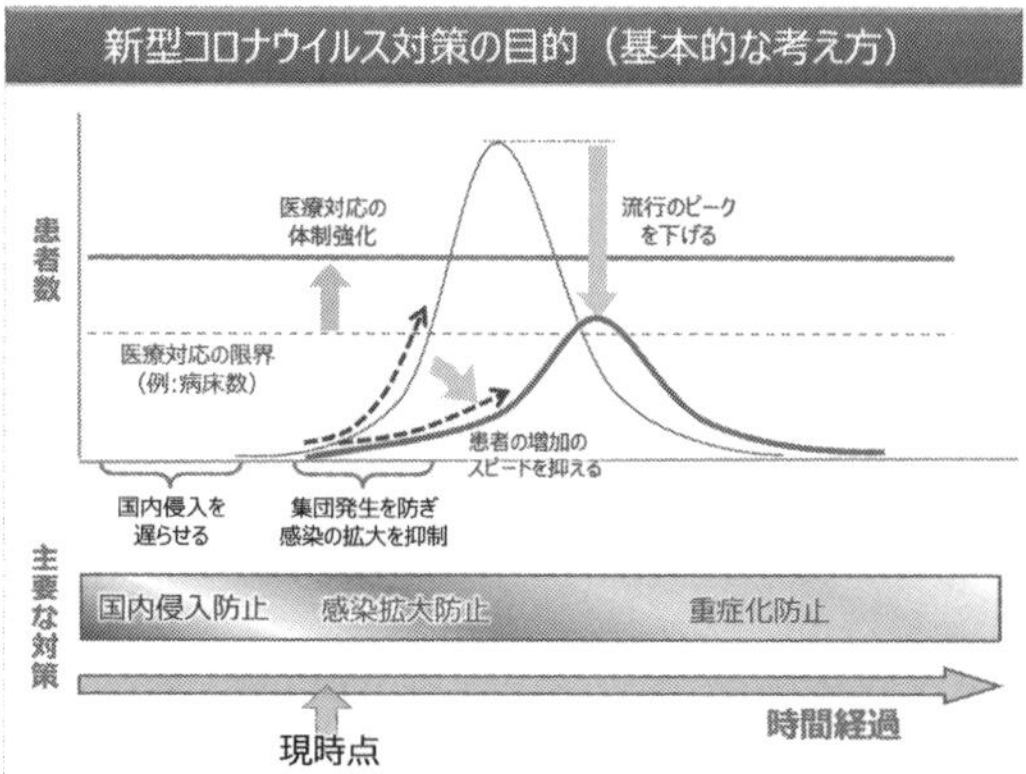

- ピークを後にずらしつつ下げることで、医療崩壊を防ぐ
- ピークを下げると感染者が減りトータルとしての感染者も減るように見える
- 最終的にはゼロコロナが達成できるかのように見える

図 2-1-2: 2020年4月 緊急事態宣言時の医療崩壊を防ぐ戦略の説明

感染者増のピークを後にずらしつつ下げることで、医療崩壊を防ぐことだった筈です。医療崩壊しないのならそもそも追加の特別な対策は不要なのです。感染対策をしていた、今でもしている人達で、このことを認識している人がどのくらいいるのでしょうか？　感染対策をしていた子供達が大人になるころには完全に固定化されると危惧しています。

2―1―2　2020年4月緊急事態宣言時の医療崩壊を防ぐ戦略の説明

２０２０年４月７日に最初の緊急事態宣言が出たとき、医療逼迫して最悪、医療崩壊することを避けるためにピークを後にずらしつつ下げるという基本的な考え方が説明されました［2］。

しかしこのグラフだとピークを下げると感染

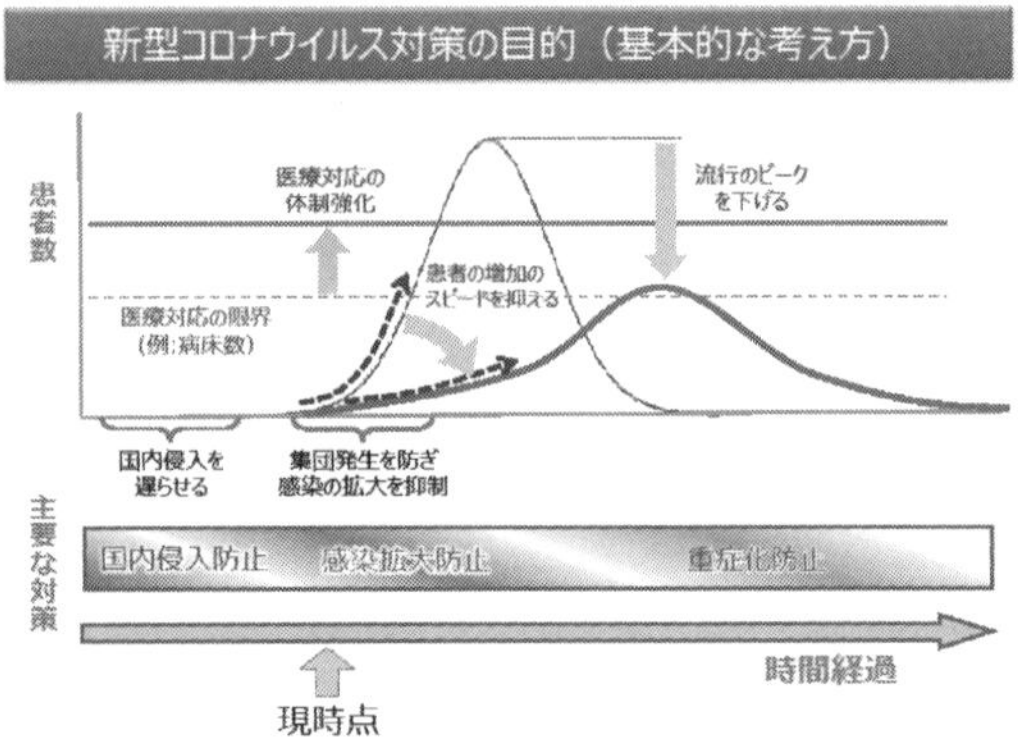

- 2020年2月時点で鳥取での資料が元の資料と思われる
- 感染はだらだら続くことを示す図だった
- 長く続かないと見えるよう図が改変されたのでは?

図 2-1-3: 2020年2月 元になったと思われる資料では違った

者が減り、トータルとしての感染者も減り、最終的にはゼロコロナが達成できるかのように見えてしまいます。実際そう歪んで解釈してしまった人が多かったのではないでしょうか。後述しますが、現実は、検査の問題もあるのでしょうが、陽性者も死者も増えてしまっています。

2−1−3　2020年2月　元になったと思われる資料では違った

これは2020年4月の資料の元になったと思われる同年2月の鳥取県新型コロナウイルス感染症対策本部の資料です［3］。こちらでは対策するとだらだら続くし、トータルの感染者は減るかどうか分らないと解釈できないでしょうか。

想像ですが、対策すると感染が減りそれほど長くは続かないように見える図にしないと国民

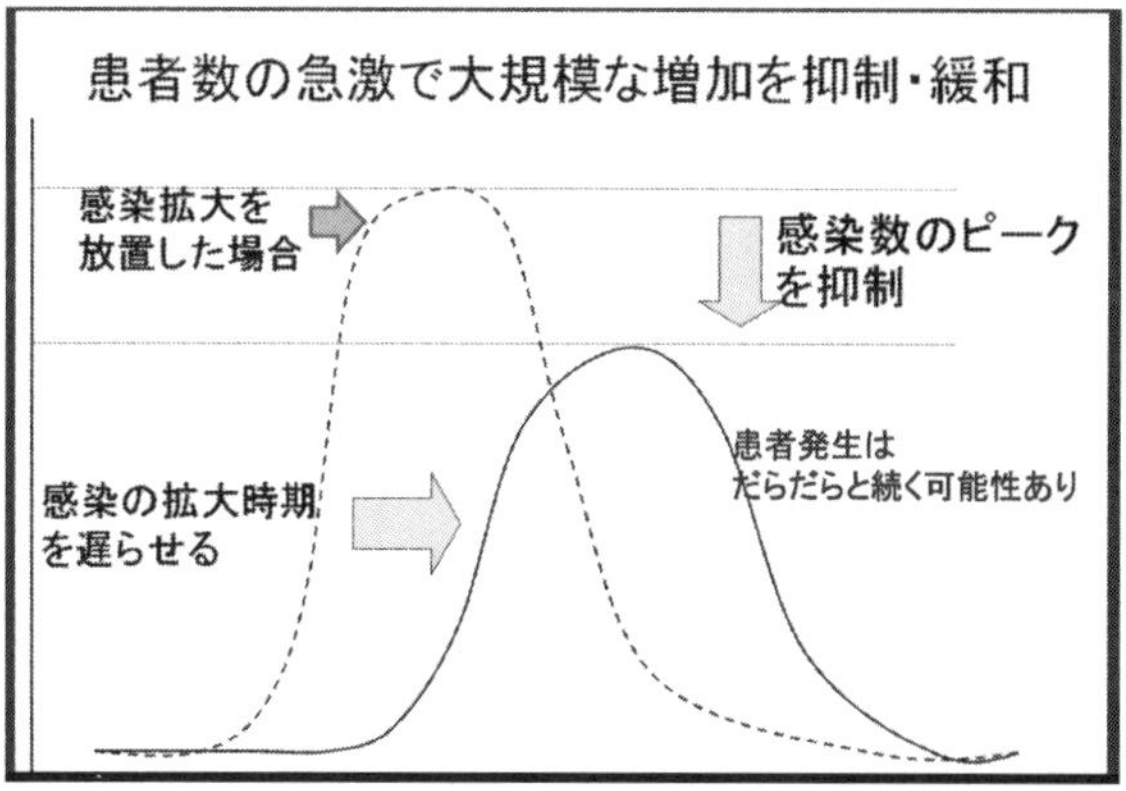

- 10年前から対策すると感染がだらだら続く可能性は分っていた
- 特別な感染対策の目的は忘れ去られ固定化
- 感染増で医療逼迫と煽って対策を強化、対策がだらだら続く

図 2-1-4: 2009年の新型インフルエンザ総括時の資料

に説明がつかないという判断があって、図が改変されたのではないでしょうか。

2―1―4　2009年の新型インフルエンザ総括時の資料

2010年に行われた、2009年の新型インフルエンザ総括でピークを下げると「患者発生はだらだら続く可能性あり」という文言も入った資料を作っていました［4］。作成者はコロナの専門者会議にも名を連ねている岡部信彦先生です。この知見を元に鳥取の図が作成されたのだと考えられますが、残念ながら、この対策すると新規感染症が長く続くことは国民には周知されなかったように思えます。

そして更に今は、病床逼迫は関係なく検査・マスク・ワクチンといった感染対策を常に行い、感染者が増えてくると病床逼迫と煽って感染対策を強化するというシステムが固定化されてきたように思います。本来、医療資源が確保されるまでの暫定措置で対策すると感染がだらだら続くという事実が忘れさられて。

次に医療資源が逼迫していたのか検証していきます。

参考文献

1　Geek なページ、〝企業文化が形成される経緯〟
2　厚生労働省、〝新型コロナウイルス感染症について（基本的な考え方）〟
3　鳥取県新型コロナウイルス感染症対策本部、〝新型コロナウイルス感染症対策本部情報連絡会議情報連絡会議〟、2020/02/25
4　厚生労働省、〝新型インフルエンザの診療に関する研修〟、2011/11/06

2―2　日本は医療逼迫していたのか？　波ごとに重症者は減るのに死者が増えていく

2―2―1　日本の重症者数の最大値は3千人

医療逼迫は、人口呼吸器やＥＣＭＯ（体外式膜型人工肺）、ＩＣＵ（集中治療室）などを利用する重症者数のピークが、予め用意してある医療資源の最大値に近付くかどうかで決まります。実際に最大値に近付いたのか検証していきます。

日経新聞によると、２０２０年５月で厚労省はＩＣＵ相当病床数が１万７０００と公表しています［１］。

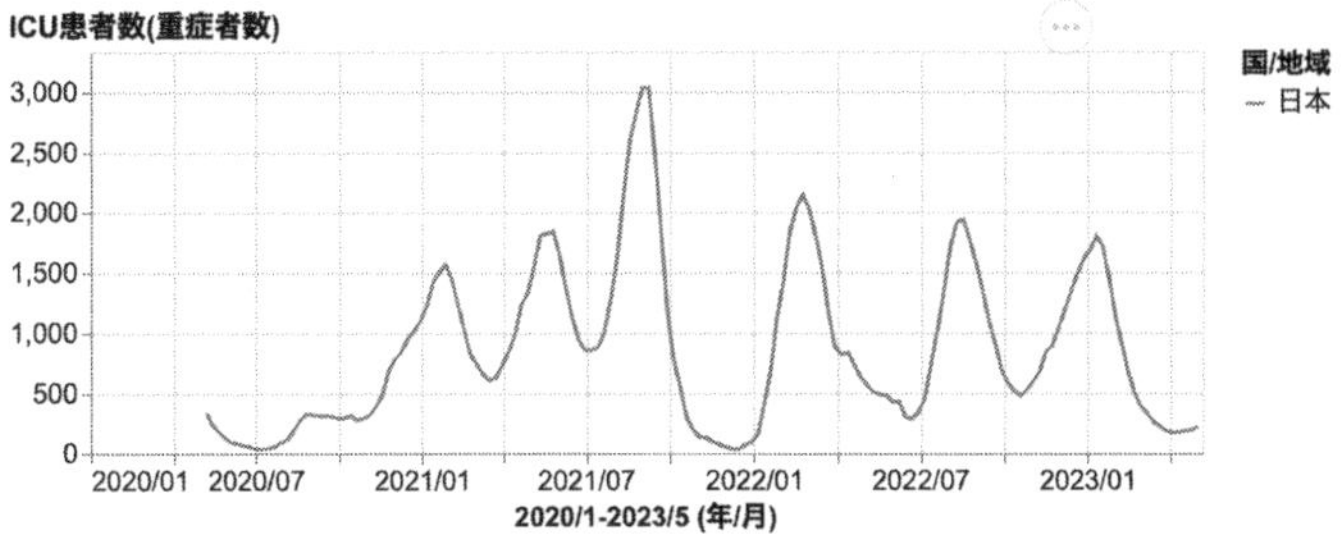

- 医療逼迫は人口呼吸器やECMO、ICUの最大値に患者数が近付くか
- 日本のICU相当病床数は1万7000
- 日本の重症者数は最大で3千人で医療資源の2割も使わなかった

図 2-2-1: 日本の重症者数の最大値は3千人

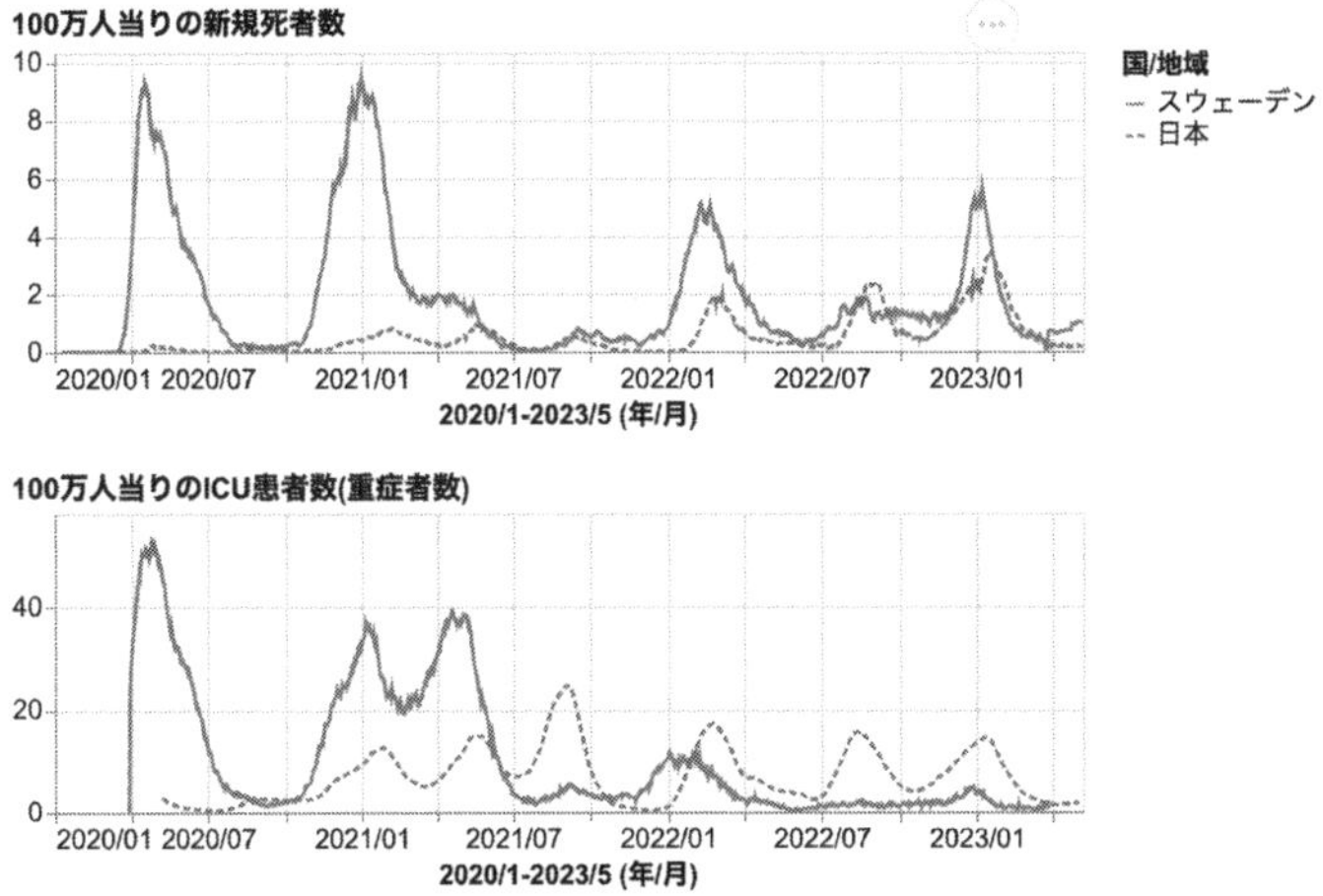

- 日本はスウェーデンの1/10以下の人口当り重症者で逼迫?
- 日本の医療の機動性の悪さが逼迫の原因
- そもそも呼吸器系疾患で亡くなる方は元から日ごとに500人以上

図 2-2-2: 日本とスウェーデンの重症者・死者数数推移比較

グラフの横軸は日ごとの時間推移で2020年1月から2022年12月末まで、縦軸はICU患者数で、日本の場合は重症者数のデータです。日本の重症者数の最大値は、2021年9月ごろの約3千人で、ICU相当の総数の2割にも達しませんでした。

2―2―2　日本とスウェーデンの重症者・死者数数推移比較

それでも他の病気もあるのだから逼迫していたのではと思うかもしれません。しかしもしそうなら、それは行政や医療側の問題です。スウェーデンと比較します。

上のグラフの縦軸は人口当りの新規死者数で、下のグラフの縦軸は人口当りのICU患者数（日本の場合は重症者数）です。

第一波において、日本の死者も重症者数もスウェーデンの1／10以下でした。スウェーデンは第一波においてロックダウンをせずに批判されましたが、医療崩壊はしませんでした。それなのに何故、日本は1／10以下の被害で医療逼迫するのでしょうか？

医師の森田洋之先生のアゴラ記事［2］や著書『人は家畜になっても生き残る道を選ぶのか？』［3］に詳しいのですが、日本は一部の病院にコロナ患者を任せてしまっていました。スウェーデンでは逼迫したら他県に患者を移送したり、逆に医療従事者を移動させたりということが行われていたのですが、日本ではそういった機動性が全くなかったことが書かれています。この機動性のなさが医療逼迫の原因と思われます。

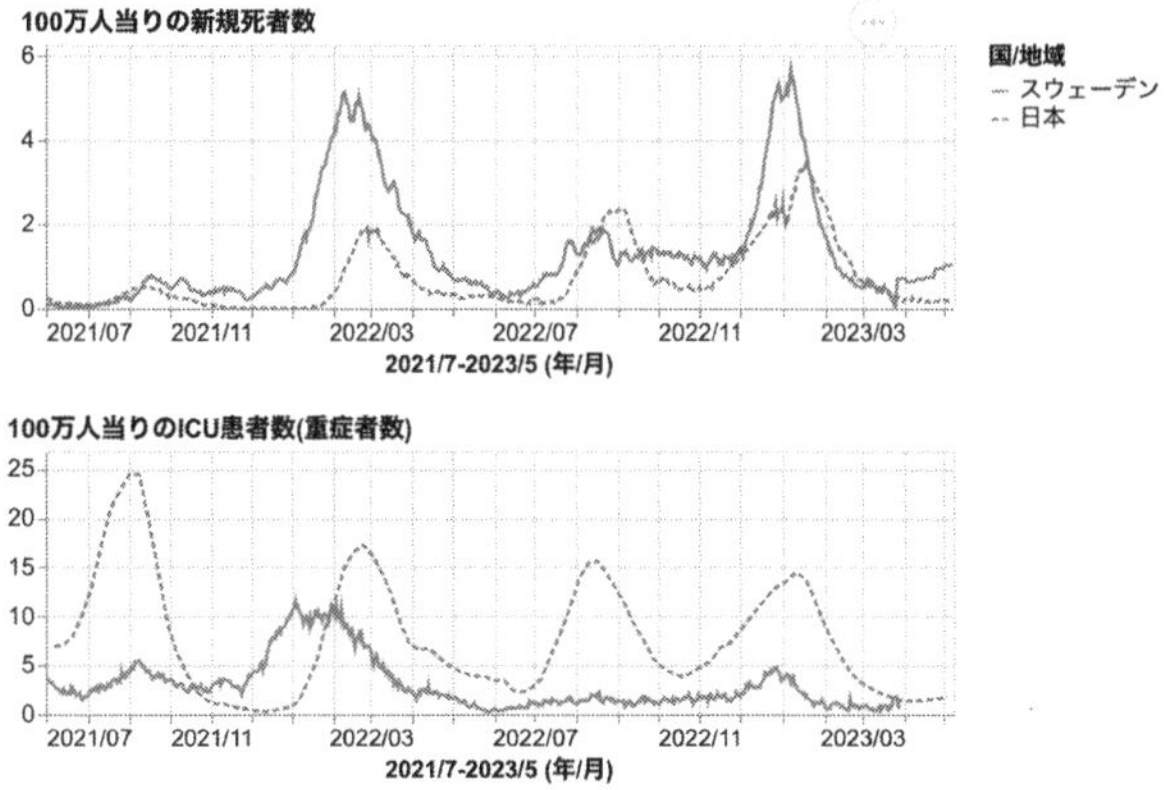

- どんな死因でもPCR陽性ならコロナ死
- 重症で無くても重症病床に入れれば補助金
- 医療逼迫は医療側が演出
- コロナに特別な感染者対策の意味は無いし、意味も分っていない

図 2-2-3: 日本は波ごとに重症者は減るのに死者が増えていく

そもそも、呼吸器系疾患で亡くなる方は元から日ごとに５００人以上（後述）いるのですから、コロナを５類もしくはそれ以下としておけば、医療逼迫は全く起きなかったと考えています。一般の方、特に飲食店を制限して感染を抑えようというのは本末顚倒です。

　またＩＣＵ患者数（重症者数）のグラフを見ると奇妙なことが分ります。スウェーデンは２０２１年５月ごろの波までは高かったのですが、その後はその水準になることはありませんでした。一方で日本はどうでしょう。

２―２―３　日本は波ごとに重症者は減るのに死者が増えていく

　２０２１年７月からのグラフで見てみます。日本は２０２２年の２月と９月、２０２３年の１月の死者が多くなっています。重症者数は逆に少しずつ減っています。実際に重症病床の利用が無くても死者が計上されるということが起きており、これは検査でPCR陽性であれば他の死因であってもコロナ死として報告していることが原因と考えています。また本来、重症病床に入れるほどの症状でない場合も補助金目当てで重症病床に入れられていると考えています。

医療逼迫の問題は、医療体制に機動性がないこと、重症でなくても重症病床に入れさえすれば補助金が貰えるということにあると考えています。

つまり医療逼迫は医療側が演出しているだけです。加えて、医療逼迫を防ぐための特別な感染対策だった筈なのに、何を目的として感染対策をしているかほとんどの人が分っていない、これが日本の終わらない感染対策だったと考えています。

参考文献

1　日本経済新聞、〝ICU相当1万7千床　厚労省「人口換算で英仏伊超す」〟2021/05/07

2　森田洋之、〝「医療崩壊」を叫ぶほどに見えなくなる「日本医療の根本の問題」〟アゴラ記事、2020/12/09

3　森田洋之、〝人は家畜になっても生き残る道を選ぶのか？〟南日本ヘルスリサーチラボ、2022/3/1

2―3　スウェーデンはロックダウンやマスク無しで全体死者増加せず

2―3―1　スウェーデンは2020年の3月には義務教育の学校を閉鎖しないことを発表

スウェーデンは2020年の3月には義務教育の学校を閉鎖しないことを発表しました

［1］［2］。またその後、スウェーデン公衆衛生局のテグネル氏を中心とした専門家グループの方針に従い、ロックダウンもしませんでした。その頃から筆者は若者の生活を守れるのはスウェーデンしかあり得ないと考えており、スウェーデンの対策が正しいと訴えてきました。ところがそのことをフェイスブックに書いても情報系の教授達からは「スウェーデンが成功するかは分らない」「スウェーデンはロックダウンしないからこんなに被害が出ている」などと反発されました。

スウェーデンで実際に学校閉鎖やロックダウンといった行動制限をしない結果、大変なことが起きたのでしょうか？　またマスクもエビデンスが無いとしてしませんでした。日本との比較も混じえながらグラフを見ていきます。

2―3―2　スウェーデンではロックダウンやマスクはしなかった

グラフは横軸が日ごとの時間推移で縦軸が100万人当りの死者です。下の赤い線（点線）が新型コロナ死者を示しています。確かに2020年の4月と5月のスウェーデンの死者は日本に比べると膨大な数となっています。

青い線は他の死因での死者も含めた全死因死者を示しています。この線もやはり例年よりも高くなっています。水色で塗った領域（網かけの部分）は2015年から2019年までの同じ時期の最大と最小の範囲を示しており、この領域よりも上の青い線が高い位置にあると例年

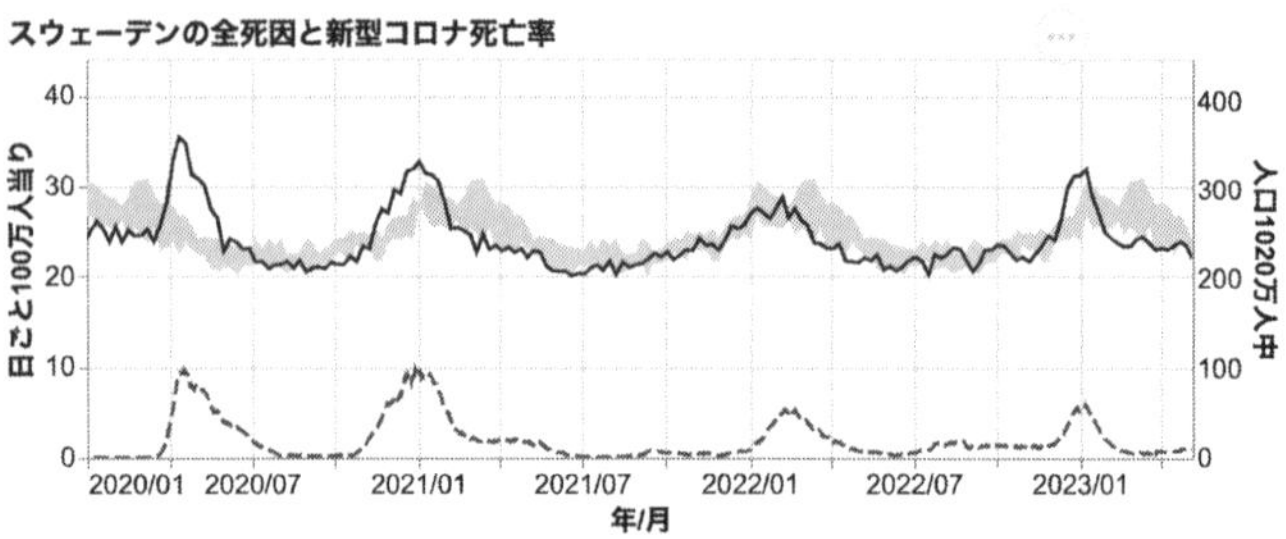

- 2020年4月5月にコロナ死者も死者全体(全死因死者)も増えた
- しかしロックダウンやマスクはしなかった
- 4月5月のパンデミックの後は例年の全死因死者の最低値付近かそれ以下で推移
- 11月と12月には第2波が来るもその後は全死因死者が減った

図 2-3-2: スウェーデンではロックダウンやマスクはしなかった

より死者が多かったことを示します。特に水色の領域の上に白い空白部分が見えて、更にその上に青い線があるところは、例年より非常に死者が多かったということを示しています。この観点から見ても２０２０年４月５月のスウェーデンの死者は多かったことといえるでしょう。

しかしその後は、ほぼ水色の領域の下に青い線が見えます。これは例年の死者の最低値付近かそれ以下で推移していたことを示します。

２０２０年11月と12月には第２波が来て、新型コロナの死者が増え、それに伴い全死因死者が例年より増えていることが分ります。しかしやはりその後は例年より低い水準で全死因死者が推移しています。

２—３—３　２０１５年からの視点：スウェーデンの２０２０年４月５月以外は平年並みかそれ以下

次に開始点を２０１５年からとしてグラフを見てみます。スウェーデンの下に日本も並べてみます。上のグラ

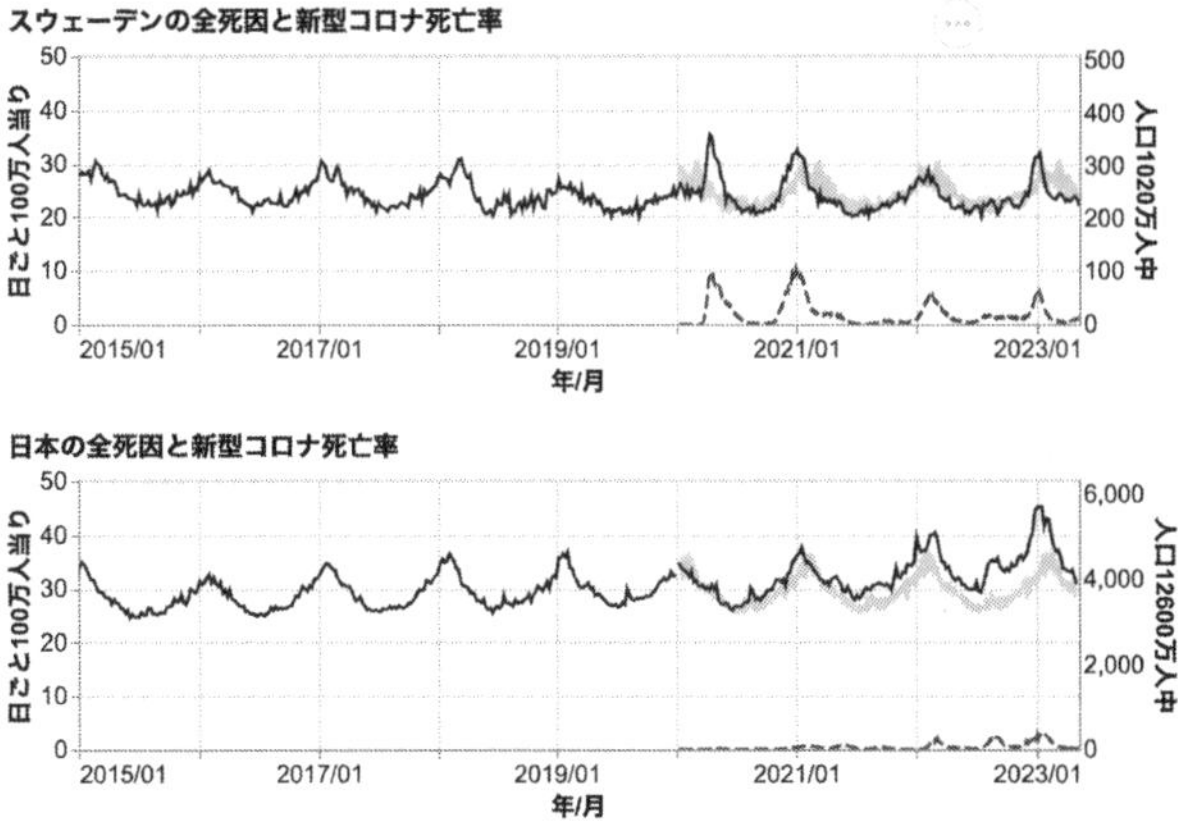

- 一方で日本は2020年の全死因死者は例年より少ない
- 日本では逆に次の年の2021年は死者が例年以上、2022年も増えた
- 死者はコロナで集中はするが全体が増えることは無い

図 2-3-3: 2015年からの視点: スウェーデンの2020年4月5月以外は平年並みかそれ以下

フでやはりスウェーデンの２０２０年4月と5月の全死因死者は多いといえるでしょう。しかし11月と12月の死者に関していえば同程度となっている箇所が２０１８年以前にもあります。一般的に冬は寒さや感染症などの影響で人が多く亡くなります。２０２０年の11月と12月の死者は、時期的には例年より2ヶ月ほど早まっていますが、２０１８年以前の冬と同程度であったといえるでしょう。

一方で下のグラフ、日本は新型コロナが発生した２０２０年の全死因死者は例年より少なくなりました。年々死者が増加していた中で特異な出来事だったといえるでしょう。しかし逆に次の年の２０２１年は死者が例年以上になってしまいました。

よくよく考えれば新型コロナによって死者が増えるということはあり得ません。これはヒト

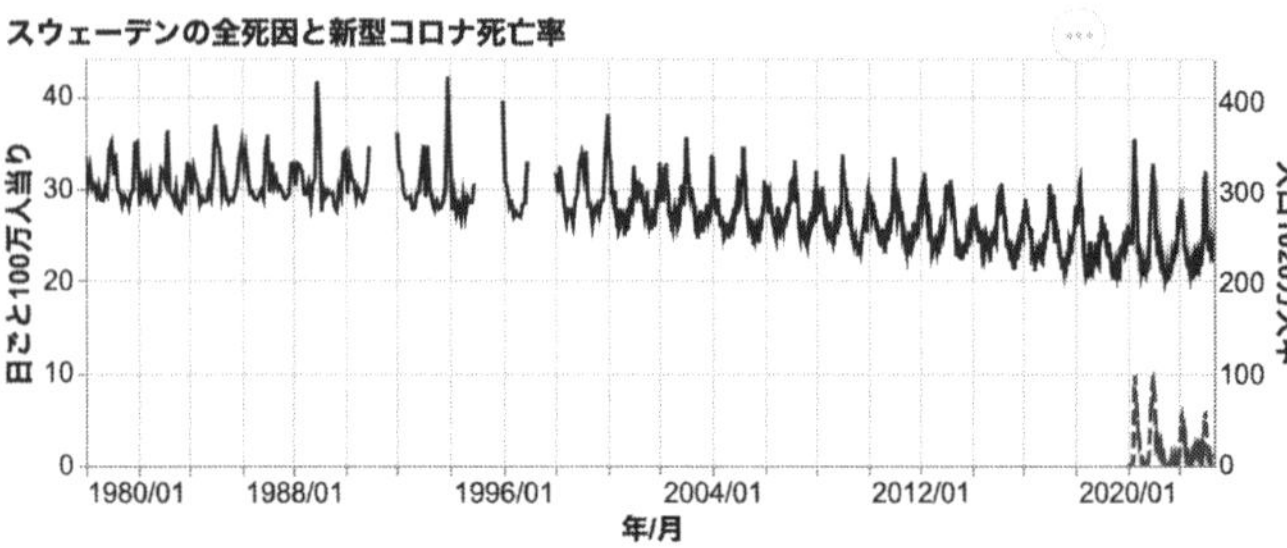

- 1989年から1990年代にも新型コロナ並みの死者
- 統計局はコロナ被害は1990年前後のインフルと比較して同程度と発表
- (ところどころ抜けているのはデータに抜けがあるため)

図 2-3-4: 1980年からの視点: ヒトは冬に多くなくなるというのがよく分かる

の死亡率が１００％だからです。新型コロナによって引き起こされるのは一時期に死者が集中するという現象です。

スウェーデンは毎年1月から3月ごろの死者が多いのですが、２０１９年と、２０２０年の新型コロナ直前の1月2月は暖冬の影響で亡くなる方が少なかったのです。２０２０年の新型コロナ死者の多さはその影響もあったと推定している論文も発表されています[3]。執筆者はスウェーデン人の研究者だけでは無くノルウェー人の研究者も含まれています。ノルウェーの研究者も含めた結論は、スウェーデンのようなマイルドな対策でよかったのでは、ということです。

2―3―4　１９８０年からの視点：ヒトは冬に多く亡くなるというのがよく分る

更に１９８０年からの死者推移を見てみます。冬に人が多く亡くなるというのがよく分ります。データは国連からと２０００年以降はヨーロッパを中心とした死者推移デー

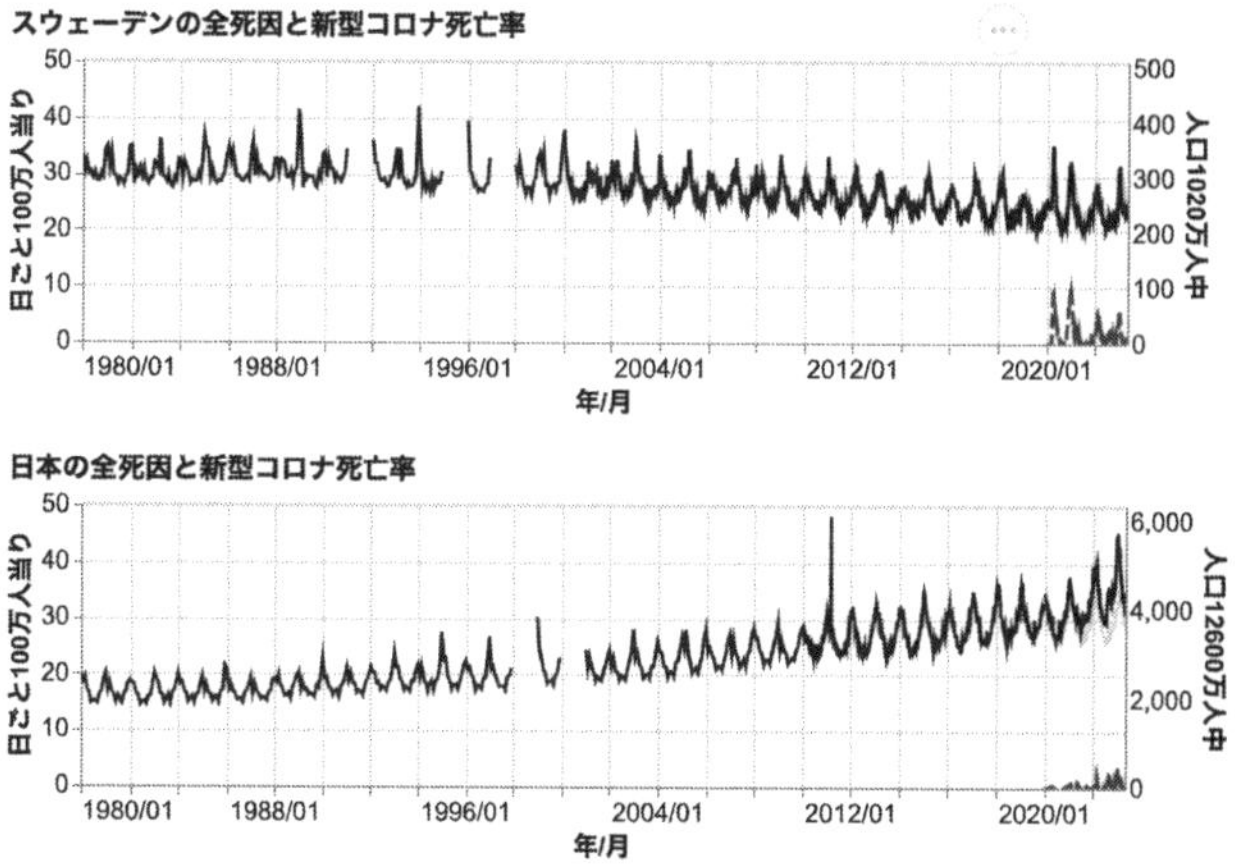

- スウェーデンはコロナ被害が日本より多いが人口当り全死因死者は日本より少ない
- 日本は新型コロナ死者が少なくても高齢化により人口当り全死因死者が増加
- (突出して高いところは東日本大震災のあった2011年3月)

図 2-3-5: 1980年からの視点: スウェーデンと日本を比較

タベースから取得しています（ところどころ抜けているのはデータに抜けがあるためです）。１９８９年から１９９０年代にも新型コロナ並みの死者が出ていることが分ります。実際、スウェーデンの統計局はその頃にインフルエンザで大量の死者が出ており、新型コロナ第一波の死者よりも全死因でみると多かったと述べています［４］。コロナ被害はインフルエンザと比較して同程度という発表をした国は筆者はスウェーデン以外に知りません。

２―３―５　１９８０年からの視点：スウェーデンと日本を比較

改めてスウェーデンと日本を比較します。

スウェーデンの場合は、１００万人あたり日ごとの死者が、１９８０年には30～40人だっ

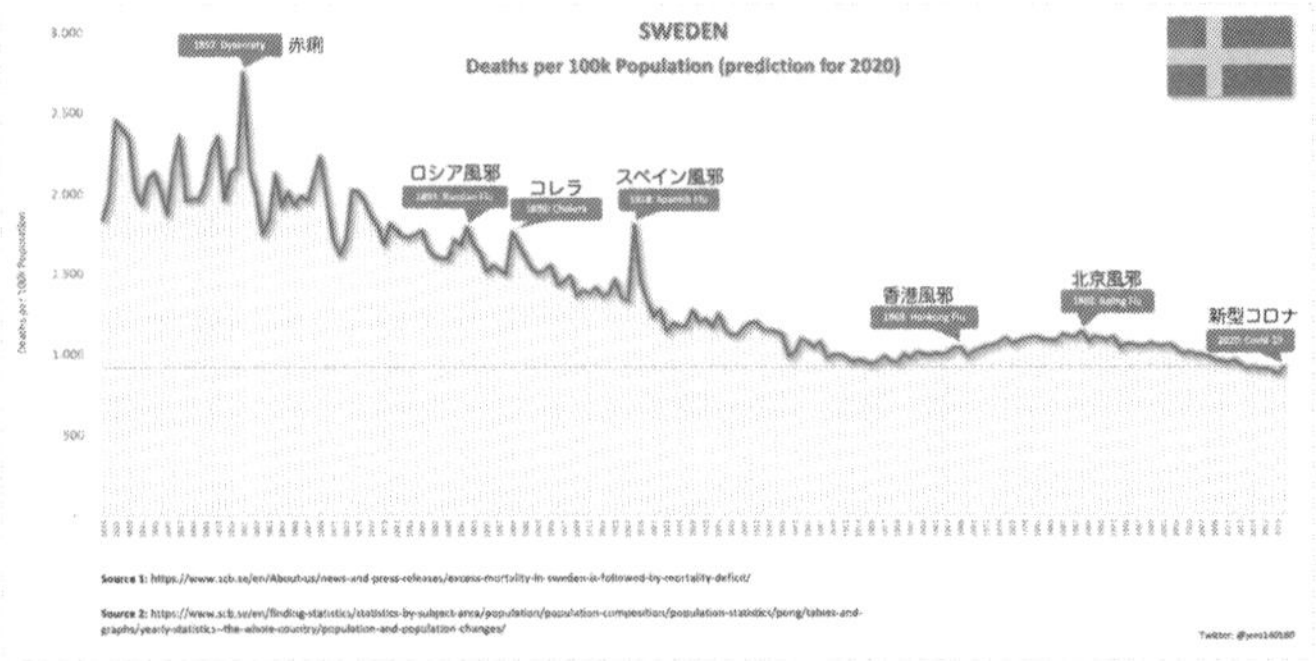

- 100年前のスペイン風邪には遠く及ばず
- 小規模パンデミックに遭ったが大規模インフォデミックは防いだ
- スウェーデンと日本、対策が優れていたのは？将来は？

図 2-3-6: 200年間の視点: スウェーデン

たのが20〜30人になり、新型コロナで一時的に40人になりました。一方で日本は日に15〜20人だった死者が高齢化の影響で今では30〜40人です。新型コロナの被害をほとんど受けなくても死者がどんどん増えている状態です（なお日本で一ヶ所だけ突出して高いところは、東日本大震災のあった2011年3月です）。

2―3―6　200年間の視点：スウェーデン

スウェーデンには死亡者数や死亡率データが200年分近くあります［5］。グラフの横軸は時間推移で、1835年からの年ごとに、人口当りの死者数を縦軸で示しています。

グラフを見れば、今回のパンデミックは100年前のスペイン風邪には遠く及ばず、1968年の香港風邪や1988年の北京風邪程度であったことが分ります。流行が収まった後、むしろ死者が減っているところもそっくりです。そのときもロックダウンしないと人が沢山死ぬと騒いだのでしょうか？

　スウェーデンは、ロックダウンをしないマスクもしないという緩やかな対策で、一時的に死者は集中したものの、生活に制限は少なく、3年を通してみれば死者数は例年と変りません。2022年2月には対策の推奨がほぼ無くなり、入国の制限も4月には一切無くなりました。日本人も、PCR陰性証明もワクチンパスポートも必要とせず、入国できました。スウェーデンと日本、どちらの対策が優れていたのか、将来どうなるのか、国として先行きが厳しいのはどちらか考えてみて下さい。

参考文献

1　朝日新聞論座、〝「日常をできるだけ維持する」スウェーデンのコロナ対策〟、2022/03/31
2　たまひよ、〝いまだ一斉休校していないスウェーデン、その理由とは　在住翻訳家のママが語る〟2020/04/12
3　JUUL、Frederik E., et al. Mortality in Norway and Sweden during the COVID-19 pandemic. Scandinavian Journal of Public Health, 2021, 14034948211047137.
4　Sweden's two corona months are not more deadly than the flu of the 90s – but that does not mean that everything is normal
5　スウェーデン統計局、https:/www.scb.se/

2-4 ヒトはどのくらい亡くなるのか

2-4-1 ヒトはどのくらい亡くなるのか概算

そもそもヒトは一般的に年間で、または日ごとにどのくらい亡くなるのでしょうか？ ここから考えてみましょう。

まず答えを確認する前に、概算してみましょう。こういった概算は大変重要だと筆者は考えています。ヒトの寿命は日本だと80年くらいですが、計算を簡単にするため100年とします。更に計算が簡単になるように、毎年生まれてくるヒトの数は同じで、100歳になったら必ず死ぬと仮定します。そうすると0～99歳まで、どの年齢も同じ人口で、100歳になった瞬間亡くなるという世界になります。ヒトの年間死亡率は1／100、つまり100人に1人亡くなると簡単に計算できます。

もちろん現実世界では世代ごとの人口は違うし、皆同じ歳で亡くなったりしないし、長生きする人も若くして亡くなる方もいます。しかし亡くなる方は圧倒的に高齢者なのでこの概算と大きく違う結果にはなりません。

年間100人中1人亡くなりそうということは、1000人中なら10人。100万人中なら1万人。日ごとなら100万人中30人ということになります。30かける365が大体1万ということです。1日100万人30人なので、1億人なら3000人。この概算をしっかり把握して世の中で起こっていることを見ていくというのはとても大事なことだと思います。私見ですが、このことを肌感覚として把握できてない方が多いことがコロナ対策禍の元凶の一つの気がしてなりません。理系であったり数学に強い人、情報系の大学の教授も含め全然把握していないのを見てきました。

2-4-2 日本、英国、スウェーデン、ブルガリアの死者

日本の実際の数値としては、日本は1000人中11人くらい、日ごと100万人当り30人くらい亡くなります。冬はヒトが多く亡くなる時期であり、日ごと100万人当り40人くらいになります。

世界の実際の全死因死者データを見ていきましょう。例として、日本、英国、スウェーデン、ブルガリアの死を取上げます。グラフは横軸が2015年から現在までの日ごとの時間推移で、縦軸が人口あたり日ごとの全死因死者数（青）です。水色の領域は、2015年から2019年までの全死因死者の最大と最小の範囲で、水色の領域より青のグラフが上にあれば、例年より多くの方が亡くなったことを示します。下の赤い点線は新型コロナ死者です。

大きな被害を出した英国で全死因死者がコロナで増えています。9人の死者が10人かもう少し多くなっています。グラフには載せてませんが、米国も大体同じような数値になっています。

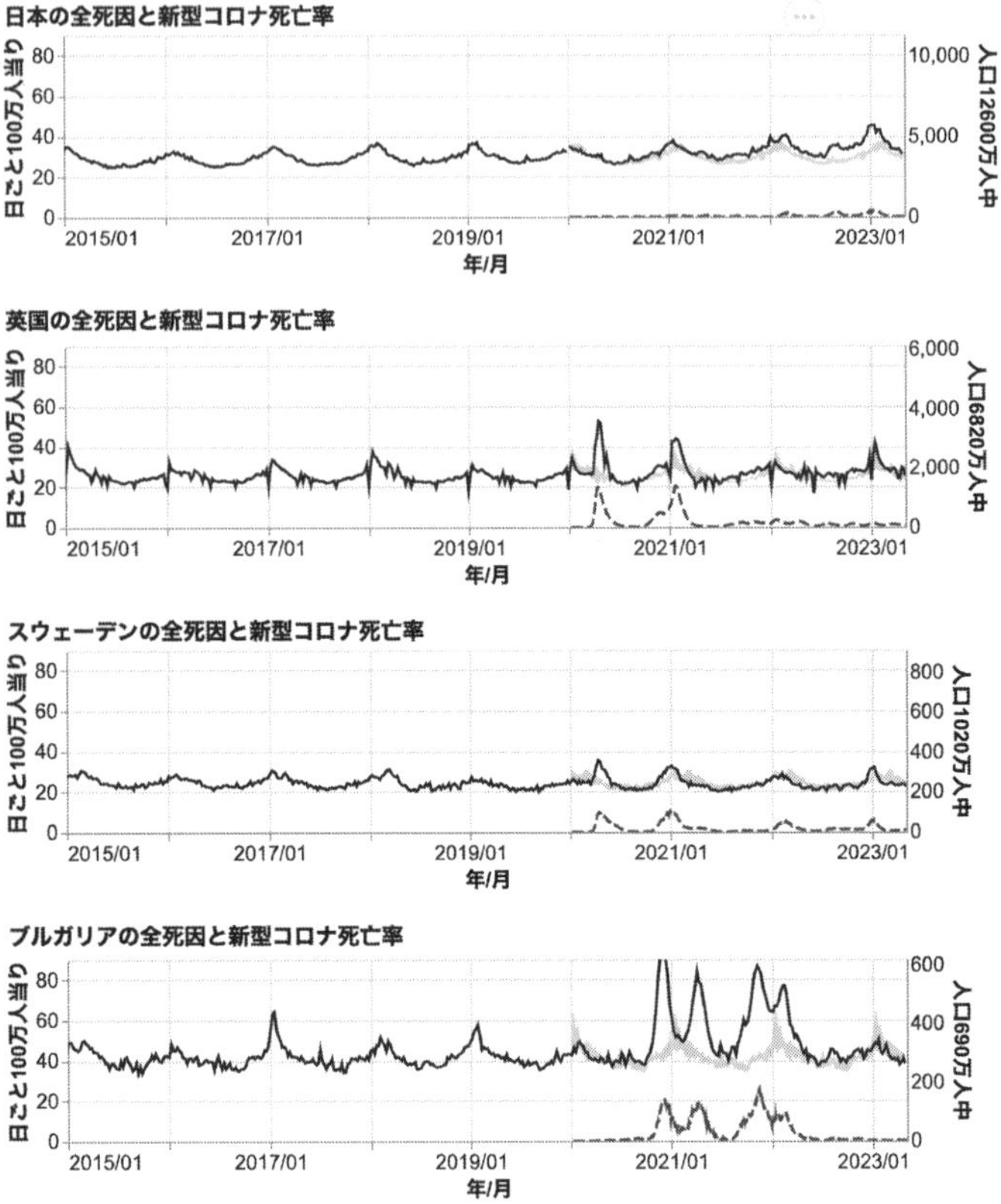

- 日本は、年間1000人当り11人, 日ごと100万人当り30人
- コロナで世界トップクラスの死者を出しても年間1000人当り3人の増加
- 日本に当嵌めると死者40万人弱
- 2〜3枚の喪中葉書を貰う人なら3〜4枚になる程度

図 2-4-2: 日本、英国、スウェーデン、ブルガリアの死者

1000人当り死亡率	2019	2020	増分
日本	11.1	11.1	0
英国	9.0	10.4	1.4
スウェーデン	8.6	9.5	0.9
ブルガリア	15.5	18.0	2.5

図 2-4-2b: 日本、英国、スウェーデン、ブルガリアの死者

スウェーデンのグラフも載せていますが、スウェーデンは英国ほどの死者増はありませんでした。

筆者は、スウェーデンと比べたら気候が同じ英国での死者が多いのは過剰対応で全死因死者が増えたためだと思っています。ただし証拠はありません。違いとして人口密度を上げる方がいますが、根拠が薄いと感じています。ともかく英国では毎年1000人あたり9人亡くなっていたところが、1人か2人死者が増えて10人か11人になったくらいの出来事です。

世界トップクラスの死者を出したブルガリアは1000人中15人の死者だったところがコロナで3人増えて18人になっています。ペルーの方がコロナ死者は多いのですが、ペルーの全死因死者のデータを見付けられておらず、ペルーに近いコロナ死者を出したブルガリアを取り上げています。本筋とは関係ありませんが、元から15人というのは世界最高レベルで、月に換算すると40人くらいとなり、日本以上に高齢化が進んでいることも示しています。

日本の被害はやはり少なく、年間1000人中の死者という観点からだと2019年11人、2020年11人と変化ありませんでした。仮定の

話ですが日本で1000人中死者が3人増えるとどうなるのでしょうか？

その前に1000人中11人が亡くなることで周りで何が起きているか身の周りの例を考えます。筆者が一番意識するのは、年間で喪中ハガキを2～3枚貰うということです。これは次のように説明できます。知合いは、友人と知人、その親戚合せて、200～300人なのでしょう。そう仮定すればその内亡くなる方が年間2～3人となります。

話を戻しまして、日本で1000人中死者が3人増えると身の周りで何が起こるでしょうか。2～3枚喪中葉書を貰っている人は、3～4枚になるくらいの出来事です。さて1000人中3人増えるというのは、日本で換算すると何人増えることになるのでしょうか？

答えは38万人です。図らずも西浦氏が言っていた40万人死ぬという数値と近くなっています。つまり万が一、西浦氏のいう通り40万人亡くなったとしても、周りでバタバタ人が亡くなるなんてことは起きず、喪中ハガキ年間2～3枚の人は1枚貰う枚数が増えるということしか起きません。

ですから筆者は高齢者が亡くなることを止めるために若者の生活や学習環境を破壊してはいけないとずっと訴えてきました。こういった概算を、一般の方だけでなく、理系、数学に強い人、情報系の教授達ですらしなかったことがコロナ対策が過剰になってしまった原因なのではないでしょうか。

余談になりますが、人の寿命が一律100年というモデルで考えても、日本の年齢区分人口の概算はできます。人口1億人だとすると、毎年生まれるヒトが100万人となり、各年代、つまり10代や20代といった年齢区分の人口が100万人。もちろん実際にはベビーブームや少子化、そもそも高齢者ほど亡くなる確率が高いといった現実があるわけですから、単純にこうはならないのですが、それでもかなり日本の現実に近い概算になっていると思います。是非、御自身で確認してみて下さい。

2-5 米国のコロナでの死者増は東京が大阪になった程度

2-5-1 初期のニューヨーク州と日本の状況

日本は2020年3月のニューヨークの感染爆発でパニックになりました。情報系の大学教授も「早く緊急事態宣言を出せ」と平気で言ってました。筆者は当初から反対していました。医療逼迫を理由にした学校閉鎖や社会活動の制限は若者の学習環境や生活を破壊し、場合によっては死に追いやるからです。

そのころの感染状況の動きも見てみましょう。グラフは横軸が時間推移で、2020年の1月から2020年3月15日までを示しています。縦軸が人口あたりの新規陽性者数を表しています。2月はまだ東京の方が多かったのですが、大阪が抜き、ニューヨークが更にその上を行くようになりました。しかし中国人観光客を受け入れていた日本で感染爆発が起きなかったの

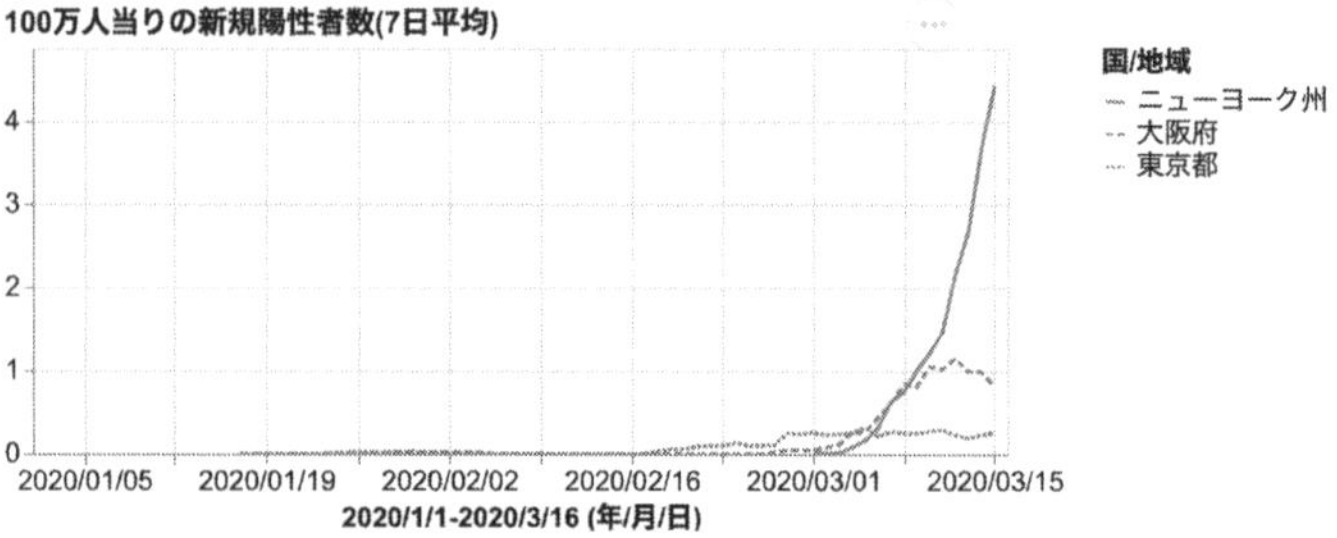

- 日本は2020年3月のニューヨークの感染爆発でパニック
- 情報系の大学教授も「早く緊急事態宣言を出せ」と平気で言っていた
- 筆者は若者が被害を被るので反対
- グラフから日本がニューヨークになるとは思えなかった

図 2-5-1: 初期のニューヨーク州と日本の状況

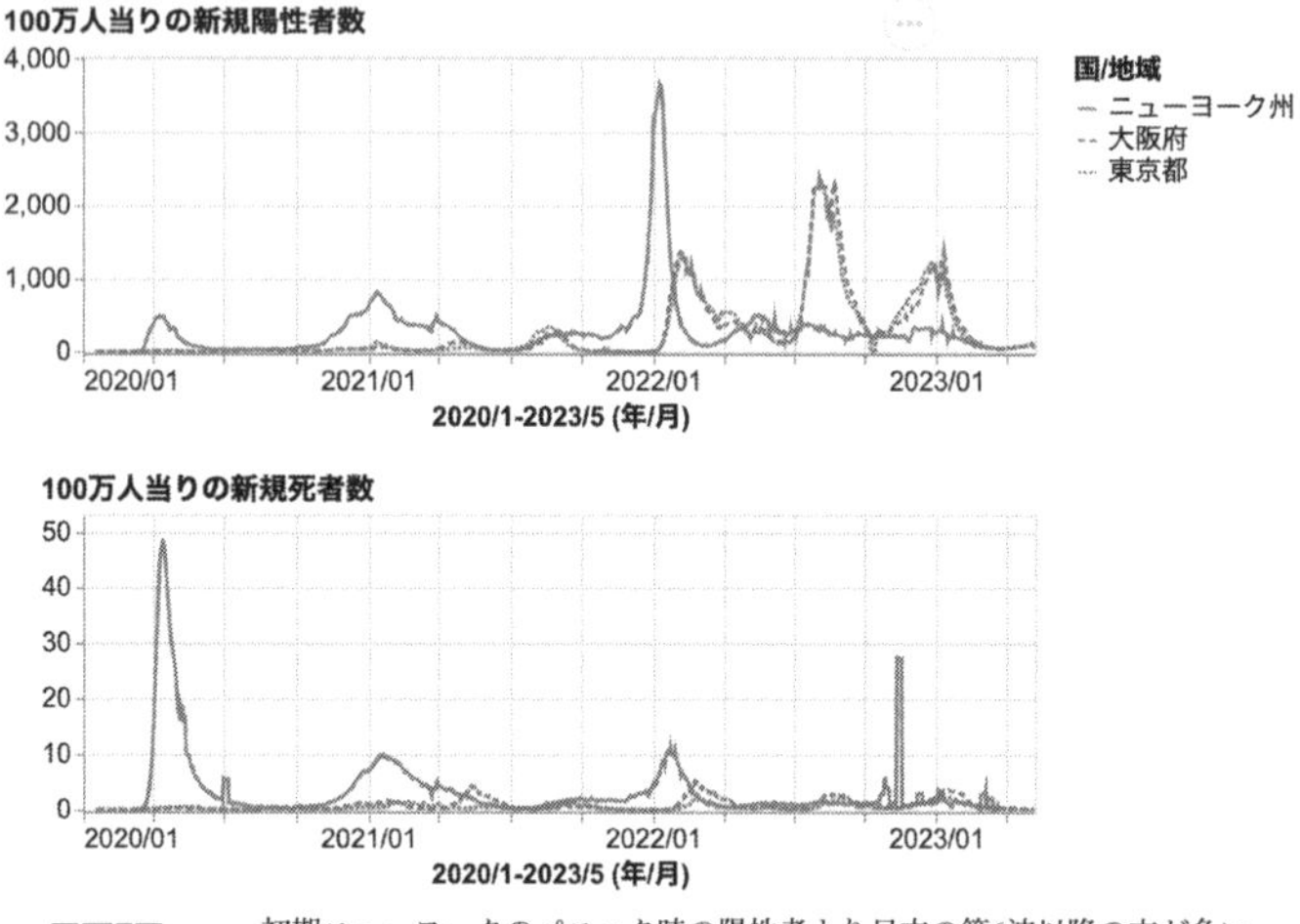

- 初期ニューヨークのパニック時の陽性者より日本の第6波以降の方が多い
- インフルエンザの方が多い
- 死者は確かに類を見ないほど多いが、その水準になったのは初期の一度だけ

図 2-5-2: 初期のニューヨークと現在の比較

ですから、ニューヨークのように感染爆発するとは思えませんでした。

2―5―2　初期のニューヨークと現在の比較

日時を2022年10月までにしてみましょう。ニューヨークでパニックになったときの新規陽性者数の最大値は、100万人あたり500人弱で、日本の第6波や第7波の方が高いくらいです。もちろんこれは検査数の問題はあるでしょう。しかし、インフルエンザは1日30万人、100万人あたりなら2500人の患者が出るのですから、波が高かった第7波でようやくインフルエンザに匹敵する程度です。しかもコロナはあくまで陽性者であり無症状も含みますが、インフルエンザは有症状患者の推計です。陽性者数でパニックになるのは、他の似たような事象の数値と比較しないからとしか思えません。

2番目のグラフ、死者に関してはニューヨーク州は2020年4月、100万人中50人と突出しています。ただしその後一度もそのニューヨーク州でも他の州でもそのレベルに達したことはないし、世界でもごく稀です。

100万人中死者50人というこの数値が多いかどうか判断すればよいのでしょうか。比較をせずに多いと判断する人が多くて驚きました。情報系の大学教授達も例外ではありませんでした。最終的には私も比較した結果多いとは判断しますが、それほど大変なことだとは判断しませんでした。

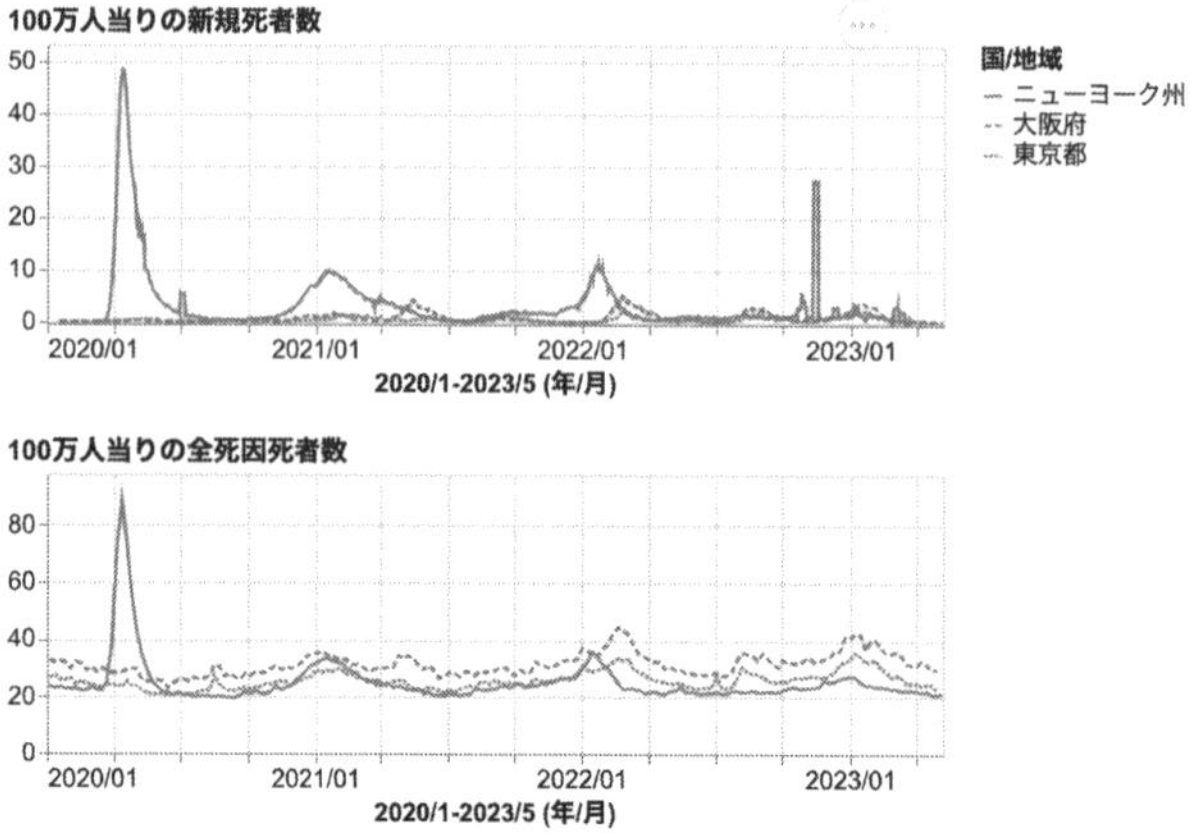

- ニューヨーク州の全死因死者はコロナ禍初期を除けば東京や大阪と大差無し

図 2-5-3: ニューヨーク州の全死因死者を東京と大阪と比較

2—5—3　ニューヨーク州の全死因死者を東京と大阪と比較

全死因死者のグラフも表示してみます。すると普段からニューヨーク州では毎日100万人当り20～30人亡くなっていることが分ります。東京も同じくらいで大阪はそれより少し多くなっています。ニューヨーク州は、普段の100万人当り20人の死者に加えて、コロナ死者50人、プラスアルファで最大で80人以上が亡くなっています。やはり多いと言えるでしょう。

しかしその時期を除くと、ニューヨーク州で全死因死者が増えているといっても、コロナ死者が多く出たときも含めて、東京や大阪と比べて人口あたり全死因死者が多くなっているということはありません。

また既に書いたことですが、年間で見れば死者が1割か2割増えている程度の出来事であり、

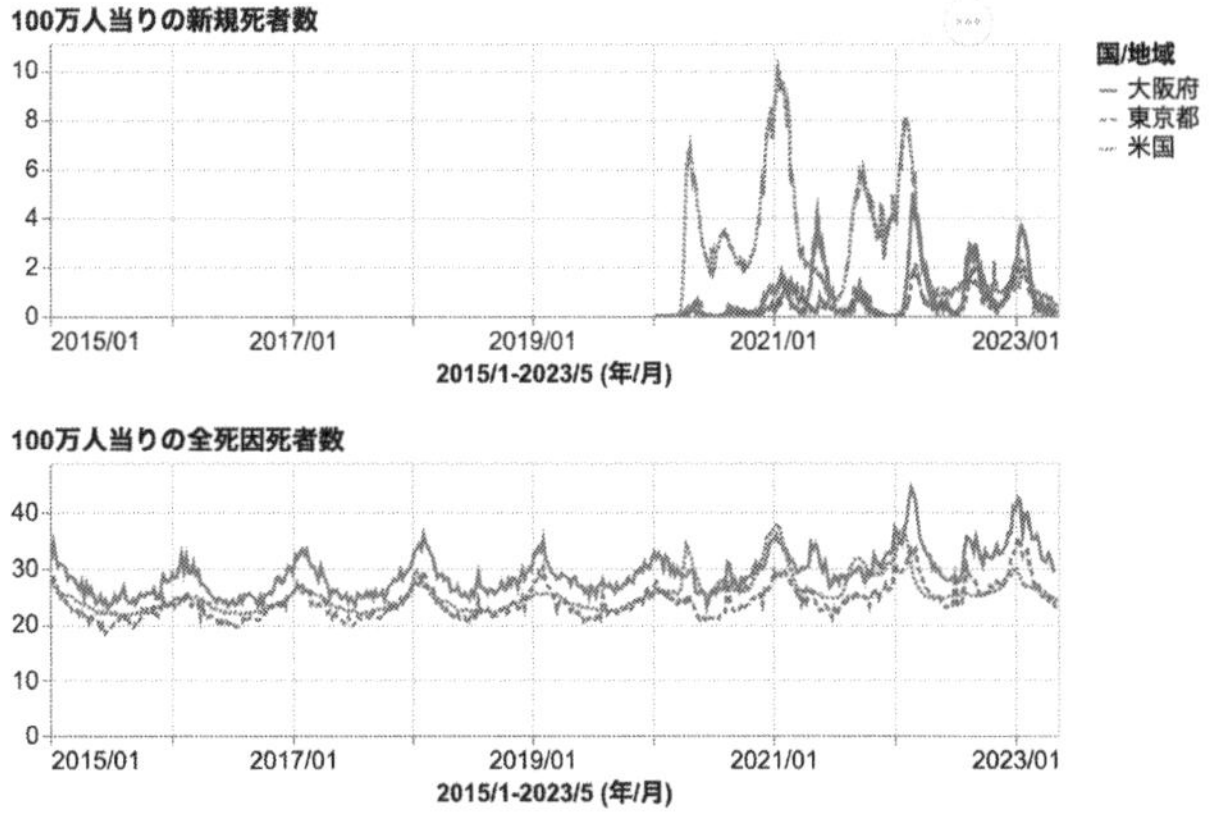

- 2010年からみると米国の人口あたり全死因死者は東京と同程度
- パンデミック後に増えたとはいえ大阪と同程度にまでしか増えていない
- それより大阪の2022年2月の死者の方が突出して多い

図 2-5-4: 米国の全死因死者と比較

多い国でも３割くらいです。身の回りで考えれば、１年で２～３枚の喪中葉書を受け取っている人が多くて３～４枚になる出来事に過ぎません。身の回りでバタバタと人が死ぬということはありません。この概算ができる人が情報リテラシーを教える立場の人達でも全然できていなかったとしか思えません。

2–5–4　米国の全死因死者と比較

２０１０年からのグラフにしてみます。ニューヨーク州のデータが無いので米国を代りに表示します。もちろん２０１０年から見れば、米国の全死因死者が２０２０年から増えたのは間違いありません。しかし全米４位の人口を誇るニューヨーク州を含んでいるのにもかかわらず、米国での２０２０年４月の山は大分小さくなっており、これもニューヨーク州の死者増が特殊なことだったことを示しています。

話が逸れますが、やはりニューヨークは初期対応を間違ったのではないのでしょうか？　間違った対応を基準に考えて、世界がパニックになったのではないかと思います。

話を元に戻して、米国での全死因死者増をこのグラフで改めて表現するなら、元から東京と同じくらいの死者が、コロナがあって大阪と同じくらいになったといえるでしょう。

しかも米国との比較になると大阪の２０２２年２月の死者が突出していることも分ると思います。こちらの方が問題ではないでしょうか？　２０２２年の８月も夏としては多くなっていますし、２０２３年の１月も多くなっています。あれだけ「緊急事態宣言を出せ！」と言っていた人達は何も言いません。ほとんどの人は何も知らないし、知っている人は見て見ぬ振りをしているのでしょう。

2–6　日本では他死因に比べコロナ死は僅か

2–6–1　年間の主な死因別死者数

グラフは日本人の主な死因をグラフにしたもので、横軸は時間推移で２０１５年から２０２２年までを示し、縦軸は年間の主な死因別死者数を示しています。

上のグラフは全死因も含めた表示で、下のグラフは主な死因別のグラフになっています。日

青色は全死因、**紺色**は癌、紫色は循環器系疾患、橙色は呼吸器系疾患、
茶色は老衰・突然死、赤色は新型コロナ、**黒色**は自殺

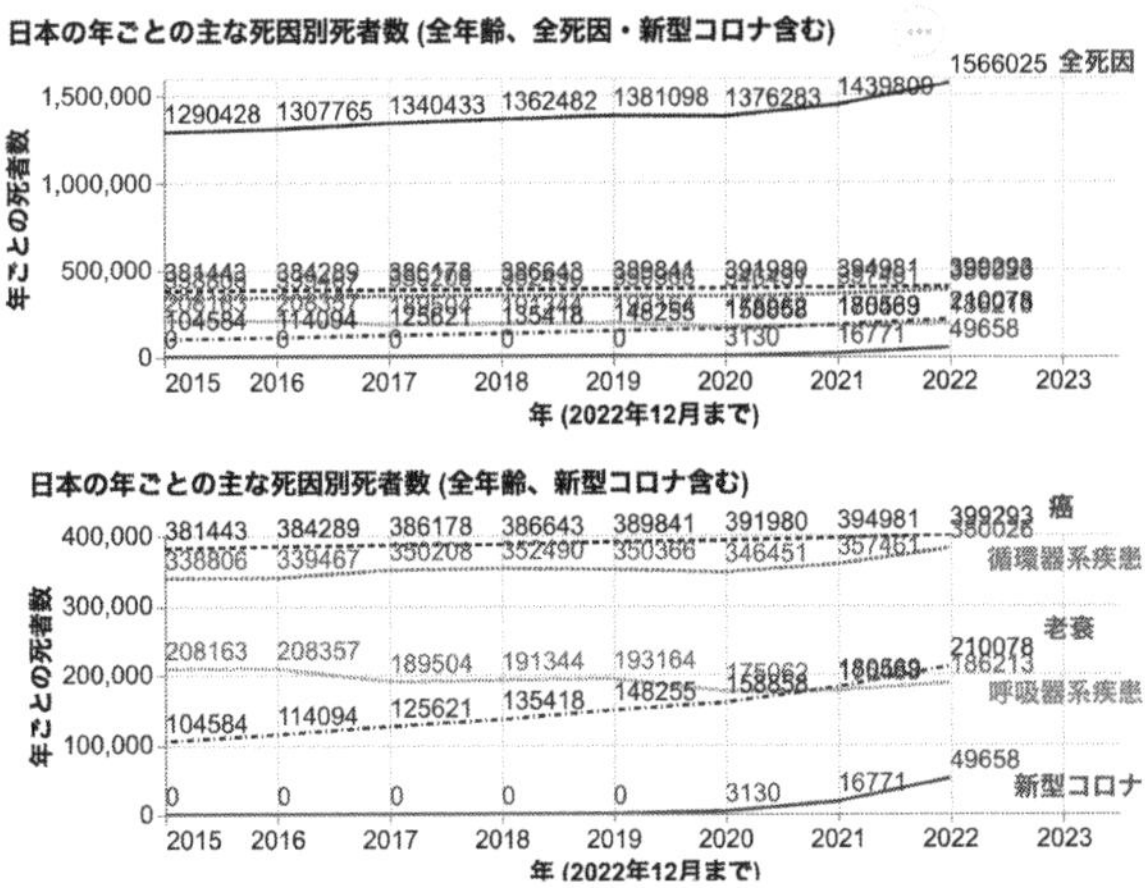

- 全体(全死因)で140万人の死者
- うち肺炎などの呼吸器系疾患死者は17万人
- コロナ死者は3000人～2万人、全体から見れば僅か

図 2-6-1: 年間の主な死因別死者数

本では年間、青色の線、全体（全死因）で140万人がお亡くなりになっており、うち肺炎などの呼吸器系疾患死者は17万人です。新型コロナ死者は主な死因には含まれませんが赤色の線で表示しており、年間3000人～2万人、全体から見れば僅かとなっています。

次に月ごとに見ていきます。

なお、本グラフは厚労省発表の月間死者データを累計して年間死者数としたものとなっており、別途発表される年間の死者数とは数値にズレがあるようです。ただし傾向の違いはありません。

青色は全死因、紺色は癌、紫色は循環器系疾患、橙色は呼吸器系疾患、
茶色は老衰・突然死、赤色は新型コロナ、黒色は自殺

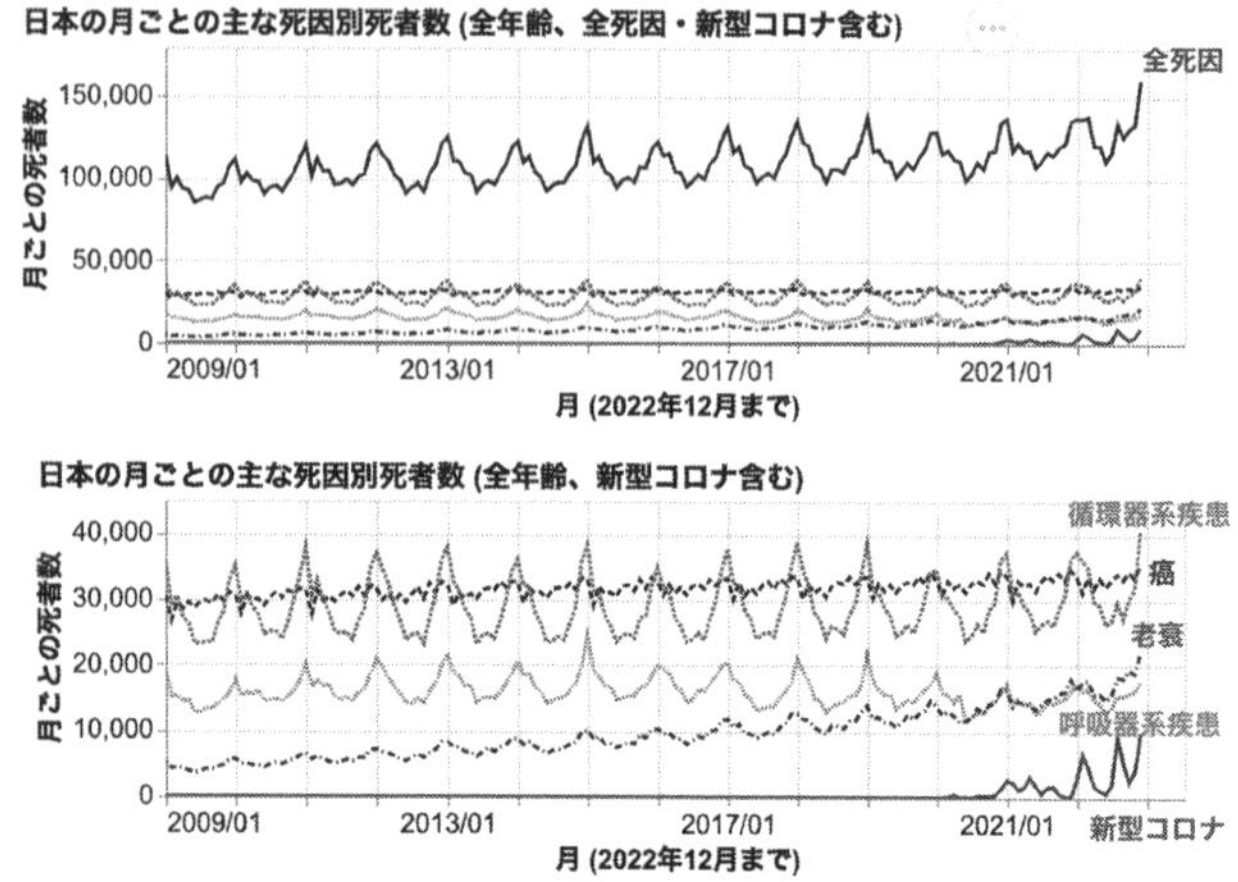

- 他の死因と比較すれば、コロナ死は主な死因に含まれない
- 普段から呼吸器系疾患、また他の重症患者の対応は行ってきた
- 逼迫するのは医療体制の問題

図 2-6-2: 呼吸器系疾患死者は月に1万5000人、日に500人以上

2-6-2 呼吸器系疾患死者は月に1万5000人、日に500人以上

グラフは月ごとに表示したもので、横軸は時間推移で2009年1月から月ごとに現在までを示し、縦軸は月ごとの主な死因別死者数を示しています。

上のグラフからは毎月、全死因で8万人～14万人の方がお亡くなりになっていることが分ります。下のグラフ、大まかな死因分類だと、多い順に、癌（3万人）、循環器系疾患（2～3万人）、呼吸器系疾患（1万2000～2万2000人）、老衰（5000～2万人）となります。

死者の数には季節性があり、全死因死者や、循環器系疾患、呼吸器系疾患が特に顕著なのですが、グラフからは

1月ごろ、つまり冬に多く亡くなって、夏は少なくなるということがよく分ります。呼吸器系疾患で亡くなる方は月に1万2000人～2万2000人、日に400～700人です。

一方、新型コロナによる死者は一番多い月で3000人（2021年まで）、6500人（2022年）です。数から言えば、日本人の主な死因に含まれませんが、グラフに表示するようにしました。多いときで日に平均200人程となります。

呼吸器系疾患で亡くなる方は、コロナ死が多かったときのコロナ死者と比べても、2021年までは5倍の規模、2022年になっても倍以上の規模です。そしてそれが「常時」なのです。医療体制が逼迫するとすれば、繰返しになりますが、それは医療体制を整える側の問題です。

余談ですが、近年、呼吸器系疾患死者が減り、老衰が増えています。この原因としては、在宅での看取りが増え老衰と診断することが増えたことや、また遺族からの訴訟回避のために、呼吸器系疾患の一つである肺炎を老衰と診断することが増えたことなどがあるそうです。

2―7　過剰なコロナ対策で若者、特に女性が自殺

2―7―1　若者はコロナ対策禍での自殺の増加の方が大問題

筆者は医療逼迫を理由に、経済活動を制限し学校を閉じることを続けると、新型コロナ感染

青色は全死因、 **紺色**は癌、 **紫色**は循環器系疾患、 **橙色**は呼吸器系疾患、
茶色は老衰・突然死、 **赤色**は新型コロナ、 **黒色**は自殺

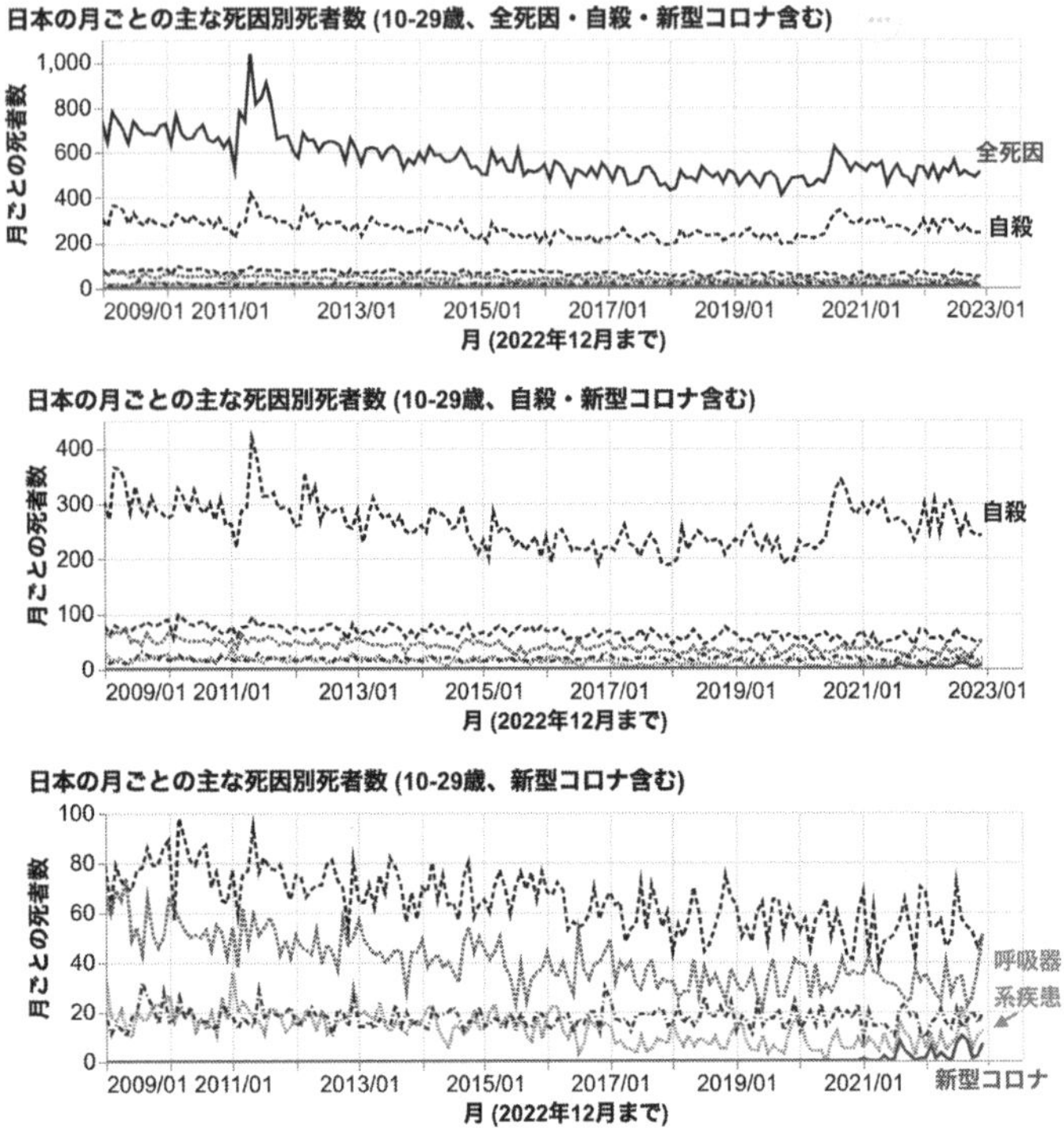

- 過剰なコロナ対策で若者の自殺が増加
- 10代20代であっても呼吸器系疾患は元から僅かにいて月10人前後
- 若者は自殺が主な死因なので、全体の死者も増加

図 2-7-1: 若者はコロナ対策禍での自殺の増加の方が大問題

症での直接被害よりも、現役世代や若者の生活環境や学習環境に大きな被害が出るし、最悪自殺に至るから、制限すべきではないと２０２２年の3月から一貫して訴えてきました。

既に述べてきたように、コロナで高齢者の死者が一時に集中することはあっても、全体の死者が増えるわけではなく、社会に大きな影響はないと考えていたからです。しかしこの考えは周囲には全く受け入れられませんでした。周囲は数値に強いと思っていた情報系の大学の先生ばかりなのにもかかわらず、です。

10代20代に絞って主な死因別と共に、10代20代では死因トップの自殺もグラフに表示してみます。横軸は月ごとの時間推移で２００９年1月から現在までを表示しています。

一番上のグラフで、全死因死者（紺色）は２０１１年3月の東日本大震災をピークとして減少傾向にあったことが分ります。減少傾向だったのは少子化の影響でしょう。しかし２０２０年後半になって極端に若者の全死因死者（紺色）が増えたことが分ります。原因は死因の半数を占める自殺（黒色）が増えたことです。これは確実に過剰なコロナ対策の影響でしょう。

2番目のグラフは全体の死者を除いたものです。自殺は他の死因に比べ圧倒的に多いことが分ります。２０２１年後半に少し落ちてきたかと思いましたが、２０２２年になっても、また少し上がり高止まりしたままです。

そして3番目のグラフは自殺を除いた死因のグラフです。呼吸器系疾患で亡くなる方は10代20代であっても元から僅かにいて、月10人前後というところでした。なお呼吸器系疾患死者に

青色は全死因、紺色は癌、紫色は循環器系疾患、橙色は呼吸器系疾患、
茶色は老衰・突然死、赤色は新型コロナ、黒色は自殺

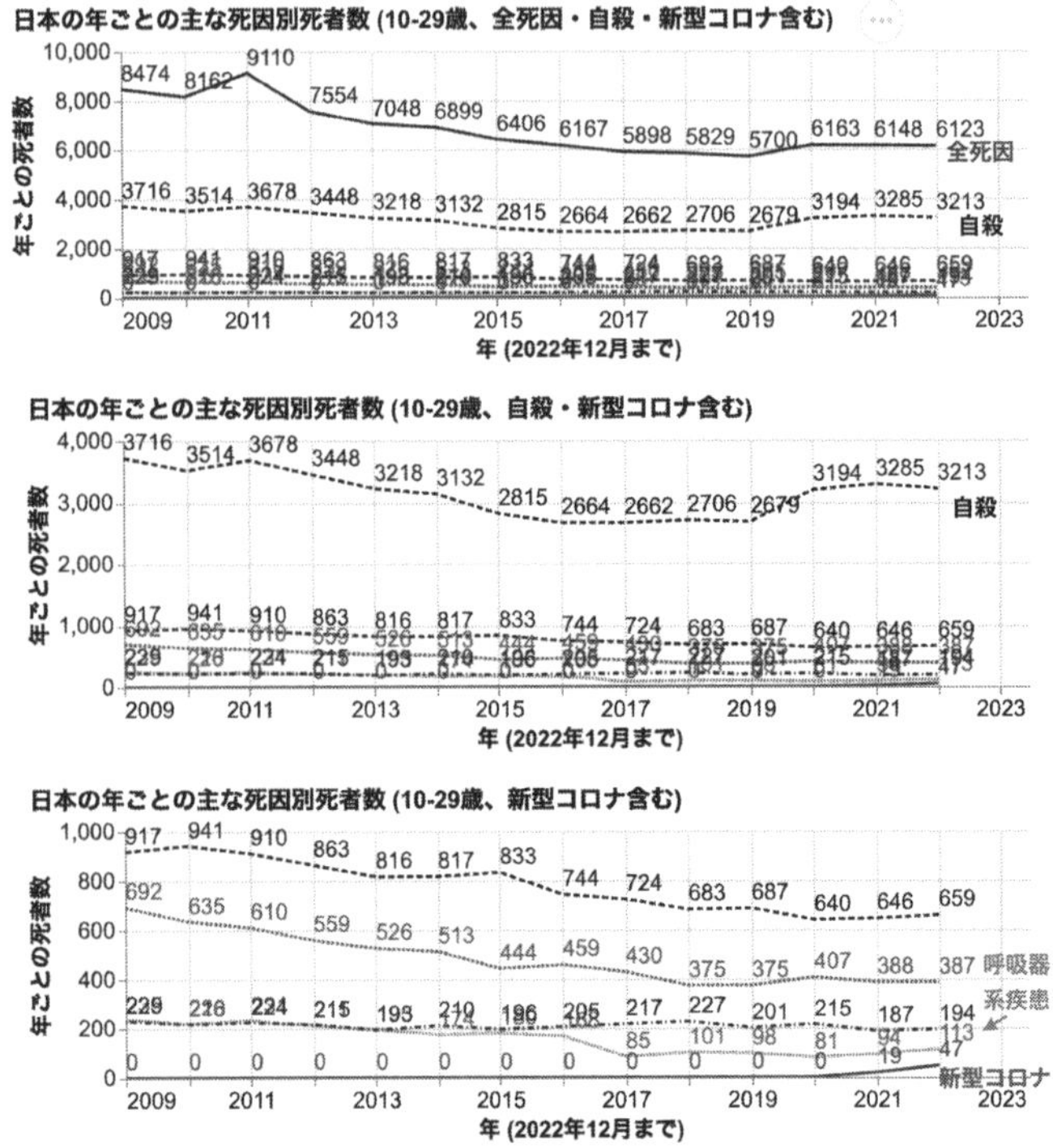

- コロナ前から10代20代も呼吸器系疾患で年100人前後亡くなっていた
- 呼吸器系疾患とコロナの死者を併せたものが特別増えたわけでは無い
- 2018年から2021年まで年に100人前後

図 2-7-2: 年ごとの10代20代での死因別死者と呼吸器系疾患死者

青色は全死因、**紺色**は癌、紫色は循環器系疾患、橙色は呼吸器系疾患、
茶色は老衰・突然死、赤色は新型コロナ、**黒色**は自殺

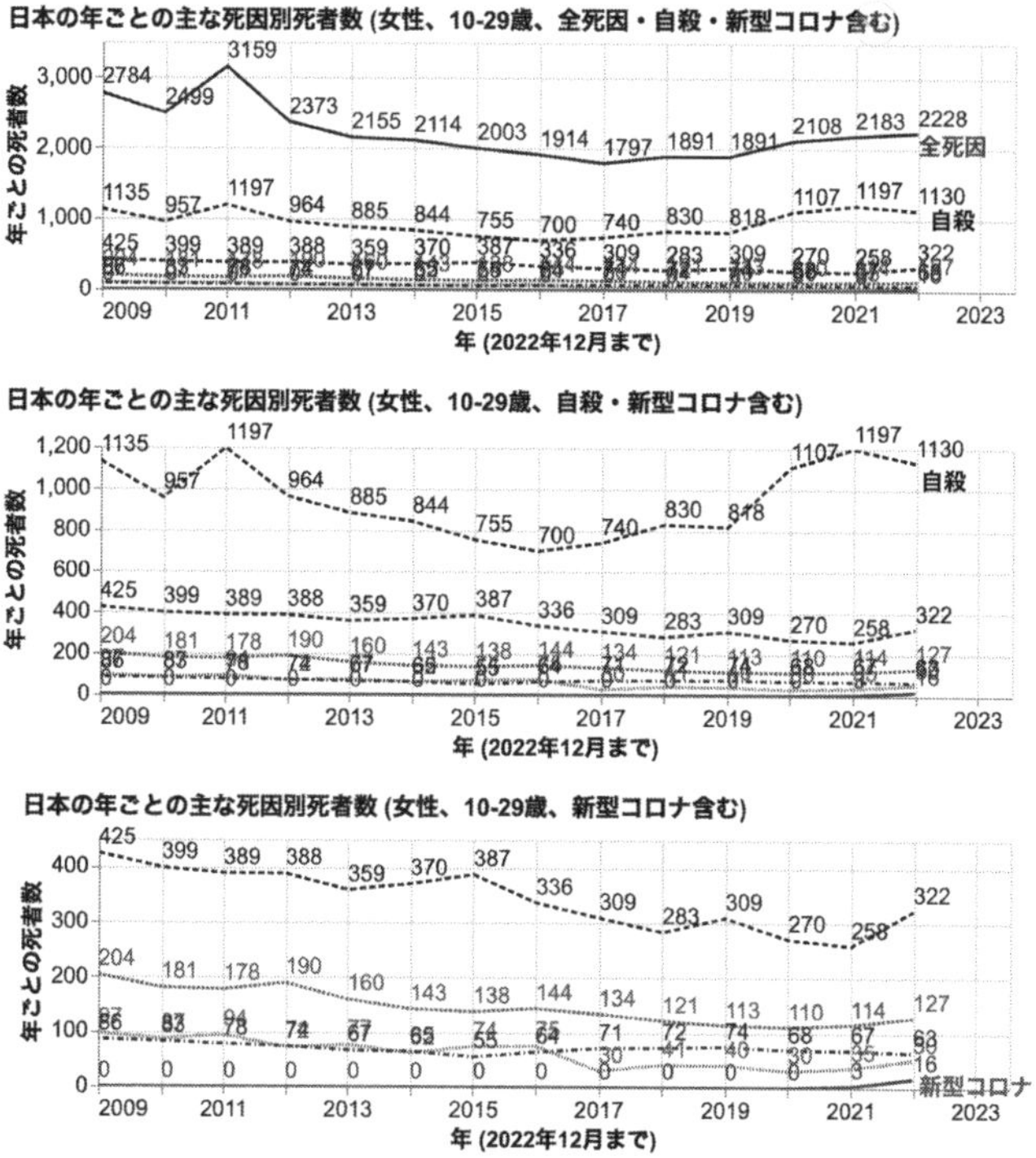

- 10代20代での女性の死因別死者で見るとコロナ禍で自殺が突出して増加

図 2-7-3: 若い女性のコロナ禍での自殺の増加は更に大きな問題

はコロナ死者を含んだグラフにして表示します。年ごとに集計したグラフを次に示します。

2―7―2　年ごとの10代20代での死因別死者と呼吸器系疾患死者

年ごとに集計したグラフの3番目のグラフで、コロナが流行したからといって、全体の死者から見れば、呼吸器系疾患とコロナの死者を併せたものが特別増えていないことが一層よく分ると思います。２０１８年から２０２１年まで年に１００人前後となっています。

2―7―3　若い女性のコロナでの自殺の増加は更に大きな問題

これまでの10代20代のグラフは男女併せたものだったのですが、女性に絞ってグラフを見ていきます。男性より新型コロナ死者が少ない傾向にあります。そして自殺が急上昇していることが分ると思います。

新型コロナ感染症で若者の死者は増えなかったけれども、コロナ対策での若者の死者が、特に女性で増えたことは明らかです。

2―8　若者のコロナ死者数で煽っても、インフルエンザ死者数に届かない

2―8―1　感染研の20歳未満コロナ死者発表を受けての報道

感染研が2022年9月に発表した「新型コロナウイルス感染後の20歳未満の死亡例に関する積極的疫学調査（第一報）」［1］を受け、報道機関が「コロナで死亡の子ども、多くがワクチン未接種」［2］と報道しました。感染研の発表は、あたかもコロナで41人が亡くなって、その多くがワクチン未接種という内容だったかに思われますが、名古屋大学名誉教授の小島勢二先生のアゴラの記事［3］及び著書『検証・コロナワクチン――実際の効果、副反応、そして超過死亡』［4］で、事故など明らかにコロナ関係ないものや、そもそもワクチン接種歴が不明であったり、死因がコロナとは関係無さそうだったり不明だったりすることが指摘されています。

この水増しでようやく41人という20歳未満の死者はそこまで大騒ぎすべき数値なのでしょうか？　インフルエンザと比較します。

2―8―2　若者のコロナ死者数とインフルエンザ死者数との比較

グラフは横軸が時間推移で2009年から2022年までを示しています。ただし2022

青色は全死因、紺色は癌、紫色は循環器系疾患、橙色は呼吸器系疾患、
茶色は老衰・突然死、赤色はインフル、黒色は自殺

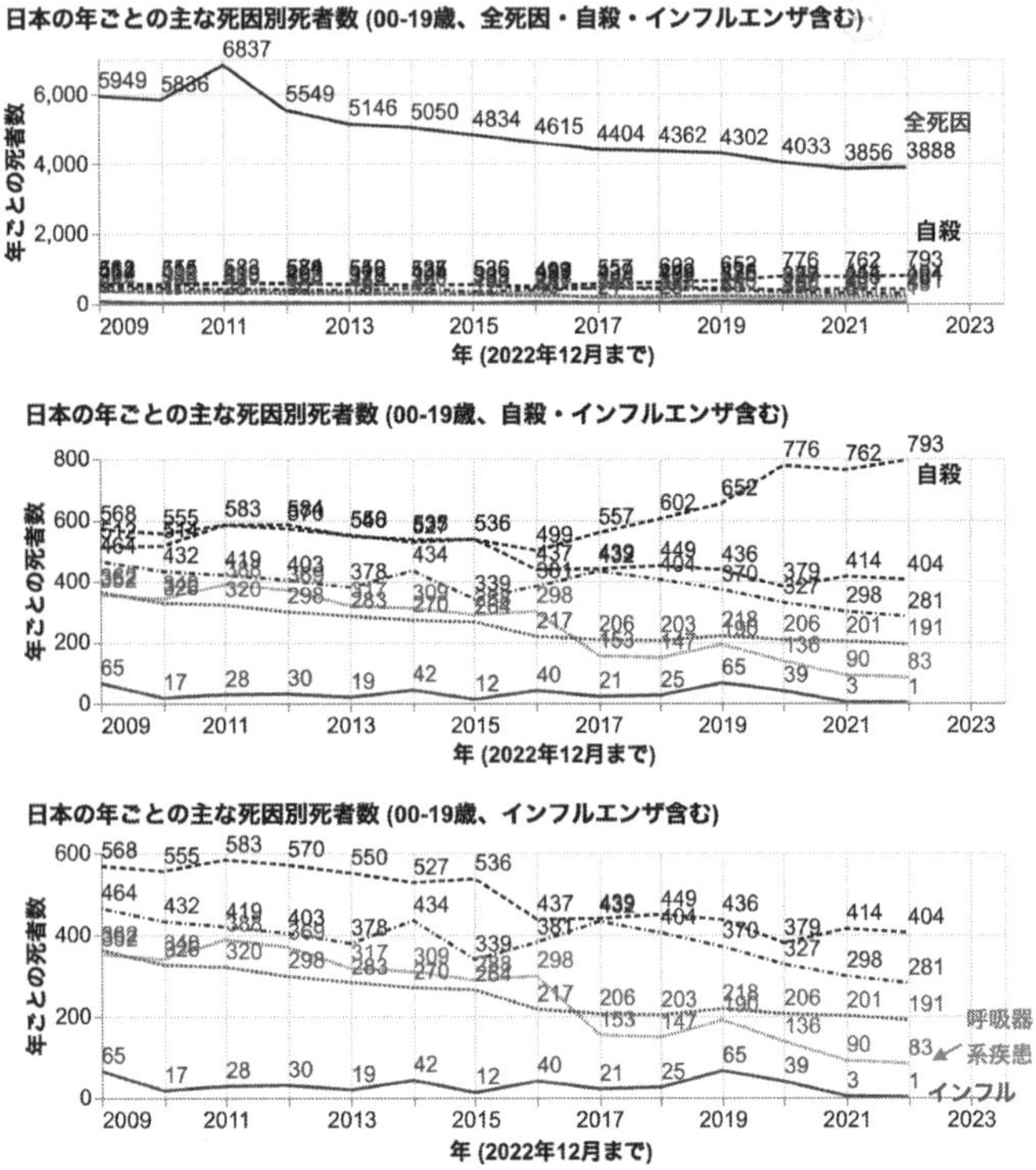

- 20歳未満インフルエンザの0歳〜19歳の死者、2019年65人
- 2022年コロナ死者41人(水増し)よりもインフルエンザ死者が多い年がある

図 2-8-2: 若者のコロナ死者数とインフルエンザ死者数との比較

年は4月までのデータです。縦軸が0歳から19歳までの各死因での年ごとの死者を示しています。このグラフは赤色の死因が他の疾患での死因に比べてどのくらい多いのかまたは少ないのかを分り易くすることを目的として設計しました。

0歳から19歳までインフルエンザの死者は2020年が39人、2019年が65人、2018年が25人です。インフルエンザの死者と比較すれば、2022年の0歳から19歳までのコロナ死者、41人と水増ししても大騒ぎするような数値だとは思えません。

「子どもは1人でも亡くなったらダメ」と手を洗う救急医 Taka 氏はツイートしています［5］が、インフルエンザのときでも同じようなことを言っていたのでしょうか？　特に新型コロナワクチンはインフルエンザワクチンとは比較にならない副作用・後遺症被害を出していますから、新型コロナワクチンを接種すべきではありません。

参考文献
1　国立感染症研究所、〝新型コロナウイルス感染後の20歳未満の死亡例に関する積極的疫学調査（第一報）：2022年8月31日現在〟、2022/09/14
2　Yahoo! ニュース、コロナで死亡の子ども、多くがワクチン未接種、2022/09/14
3　小島勢二、〝感染研発表「子どものコロナ死41人」を考察する〟2022/09/24
4　小島勢二、『検証・コロナワクチン――実際の効果、副反応、そして超過死亡』2023/06/30
5　手を洗う救急医 Taka ツイート、〝子どもは1人でも亡くなったらダメ〟2022/09/10

青色は全死因、紺色は癌、紫色は循環器系疾患、橙色は呼吸器系疾患、
茶色は老衰・突然死、赤色は新型コロナ、黒色は自殺

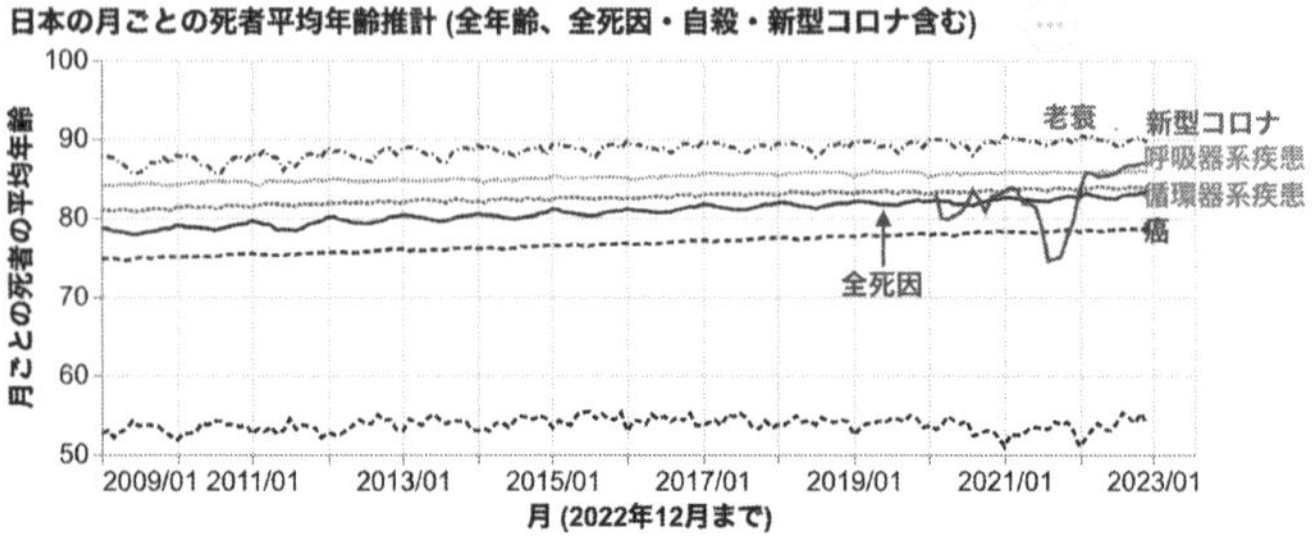

年ごとのコロナ死者平均年齢: 2022年86.12歳、2021年80.65歳、2020年82.16歳
年ごとの全死因死者平均年齢: 2022年82.80歳、2021年82.38歳、2020年81.97歳

- コロナ死者 85.28歳
- 全死因死者 82.65歳
- 死亡時平均年齢はコロナ死者が全死因死者より2歳上

図 2-9-1: 2022年: 死亡時平均年齢はコロナ死者が全死因死者より2歳上

2−9　コロナ死者の平均年齢は全死因死者より2歳上

2−9−1　2022年：死亡時平均年齢はコロナ死者が全死因死者より2歳上

グラフは日本人の主な死因及びコロナ死者の平均年齢を推計したものです。横軸は2009年1月から2023年1月末までが表示されています。縦軸は月ごとの死因別の平均年齢を示しています。

結論から言いますと、2022年1〜7月、第6波以降の死者の平均年齢の推計は、上記のようになっており、コロナ死者の方が平均より2歳以上長生きという結果となりました（なおこのグラフは一月ごとに自動更新されるので、少し値が変わることがあります）。

よくコロナ死の平均年齢と平均寿命とが比較

されますが、平均寿命は0歳時の平均的な余命、これから何年生きるだろうかと推測したもので、実測値である死者の平均年齢とは別物です。

上のグラフでは全死因死者年齢の平均値と、コロナ死者年齢の平均値を「推計」して比較できるようになっています。２０２０年から２０２２年までは、年ごとの推計値も載せています。「推計」ではあるのですが、元データはどちらも厚労省が出している同じファイルにあるところがミソです。真の値と誤差はあっても、大小関係は変らないと考えています。

月ごとに見ていくとコロナ死者の平均年齢は、２０２０年から２０２１年３月までは全死因死者の平均年齢近辺でした。２０２１年４月～12月まで全死因死者の平均年齢を連続で下回っていました。しかしその後、２０２２年になってからはずっと上回っています。

年ごとに見ていくとコロナ死者の平均年齢は、２０２０年と２０２２年に全死因死者の平均年齢を上回っています。

2―9―2　ヒトの死の流れ

一旦コロナのことは置いておいて、このグラフを描いてみて興味深いと感じたのは、主な死因での平均年齢は、14年間、順位の入れ替わりが一度たりとも発生していないことです。あくまで平均的な話ですが、人の死とは、左に書いたような流れなのだと解釈しました。

・50歳代で自殺しなければもっと生きられ、

・70歳代で癌で亡くならなければもうちょっと生きられ、
・80超えて循環器系疾患（心臓病、脳卒中など）で亡くならなければ、もうちょっと生きられ、
・呼吸器系疾患（肺炎など）で亡くならなければ、もうちょっと生きられ、
・そこまで乗り超えたら、老衰で亡くなることができる

コロナの話に戻しますと、2022年コロナ死者は呼吸器系疾患死者とほとんど同じ年齢となっています。癌や循環器系疾患で亡くならずに済んだ方が呼吸器系疾患またはコロナで亡くなっているのではないでしょうか。

どちらにせよ、長生きなさった方が寿命を全うされて、コロナ死とされているのだと思います。こう書くと「若者だってコロナで亡くなっている！」と批難されていますが、それは他の死因でも同じです。どんな疾患であっても、割合は低いですが、若い方が亡くなることがあります。

2-9-3　ヒトの死と医療逼迫

以上、ヒトの死というものを多角的に見てきました。ヒトはこれまでも様々な要因で亡くなってきました。コロナで亡くなるということが増えたとしても他疾患での死者の方が多くなっています。つまり死に至る前の重症者が増えたとしても、コロナの重症者がインフルエン

ザや肺炎などの呼吸器系疾患での重症者と比べても大きな逼迫の要因とはなり得ません。ましてや循環器系疾患や癌の死者も含めると、より一層、逼迫の原因にはなりません。医療が逼迫するとすれば、それは医療体制の問題であり、社会活動を制限して解決してよい問題ではありません。無理にしようとすると、若者の生活基盤や学習環境が破壊され自殺など他の要因で亡くなります。

もう二度と感染症対策と称して社会活動を制限することが無いことを望みます。

2-10 人口当り陽性者数累計でスウェーデンを抜いた日本

2-10-1 日本が人口当り陽性者数累計でノーマスクのスウェーデン抜く

日本が人口当り陽性者数累計でノーマスクのスウェーデンを抜きました。グラフは横軸が時間推移で２０２３年1月31日までです。縦軸は上のグラフは人口当り陽性者数累計でスウェーデンを抜きました。国民はコロナ禍も含めてノーマスクだったスウェーデンです。

マスクに感染拡大防止効果が無いことはこの統計データからも明らかです。

スウェーデンは検査してないからだ！　と言ってくる方がいらっしゃいますが、それはあくまで最近の話です。陽性者を累計で見ているのですから、検査数も累計で見ないといけません。２番目のグラフを見て分るように検査数累計では圧倒的にスウェーデンが上です。なお３番目

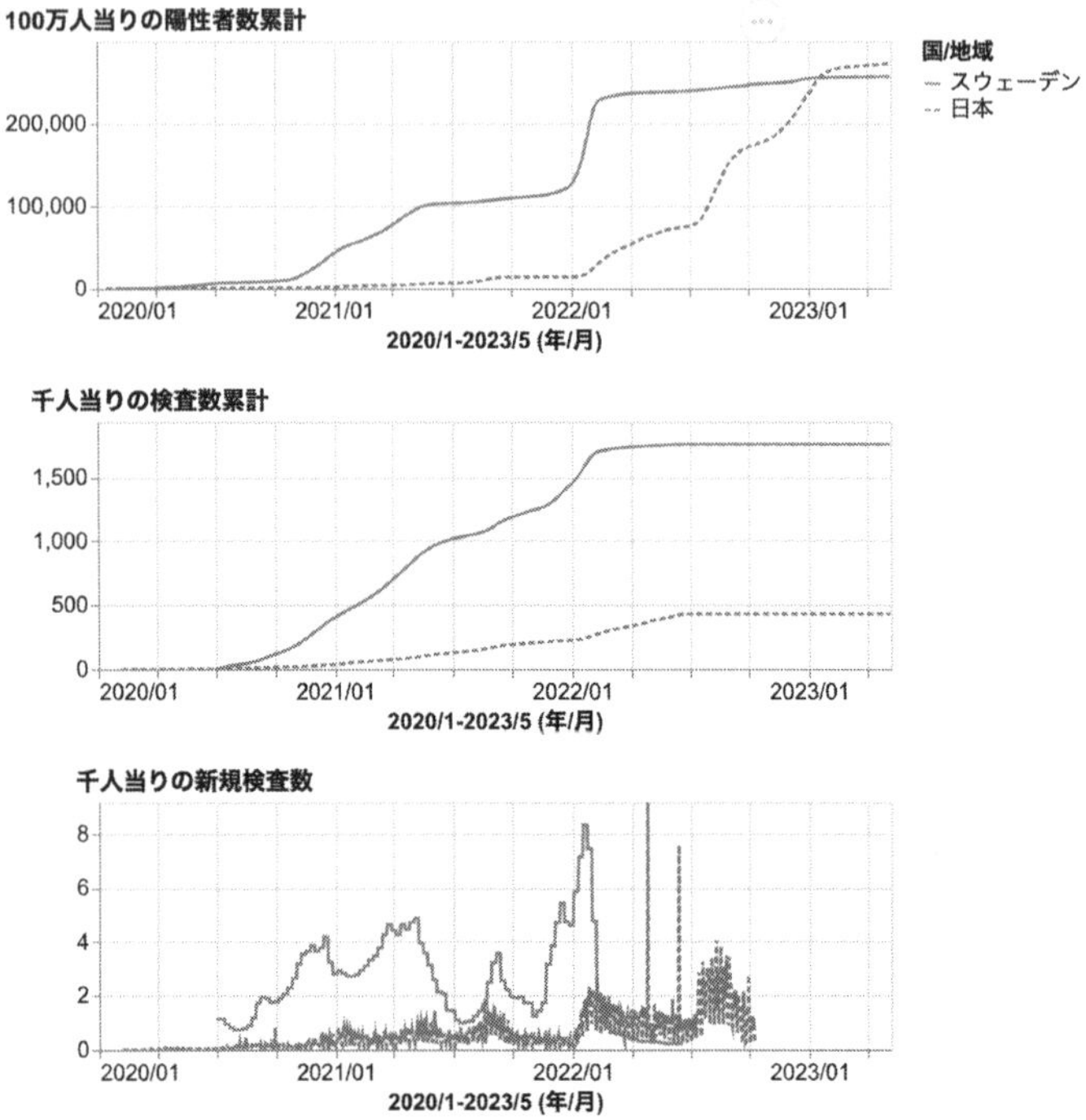

- 日本が人口当り陽性者数累計でノーマスクのスウェーデン抜く
- 検査数累計では日本は圧倒的に少ない
- (2022年の途中から検査数は報告されなくなった)

図 2-10-1: 日本が人口当り陽性者数累計でノーマスクのスウェーデン抜く

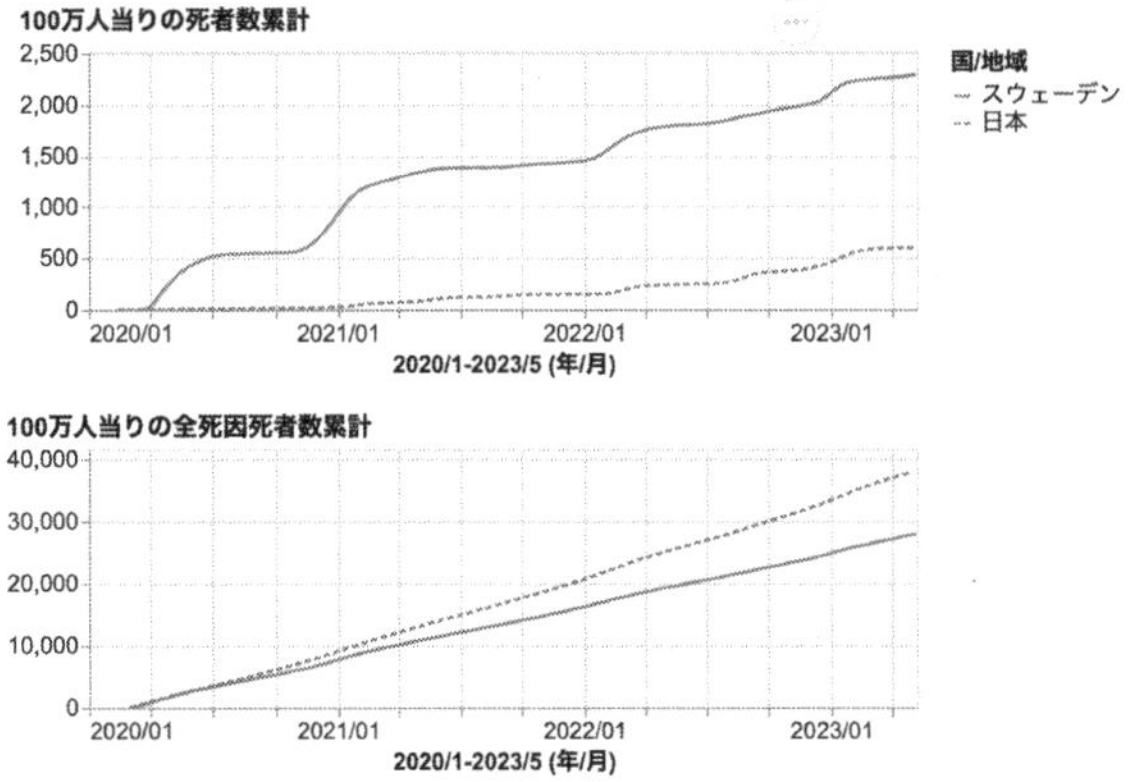

- 人口当りコロナ死者数累計はスウェーデンの方が多い
- しかし人口当り全死因死者累計では日本が多い
- 高齢化の影響だが、コロナより深刻な問題だといえないだろうか。
- 他の死因であれば気にもしないのにコロナが死因だと問題?

図 2-10-2: 人口当り全死因死者累計では日本が多い

のグラフは日ごとの推計で、日本もスウェーデンも２０２２年の途中から統計データが無いことが分ります。

2-10-2　人口当り全死因死者累計では日本が多い

死者の累計も見てみましょう。人口当りコロナ死者数累計はスウェーデンの方が多くなっています。しかし人口当り全死因死者累計では日本の方が多いのです。

日本の死亡率が高いのはもちろん高齢化の影響です。しかしだからこそ高齢化の方がコロナより大きな問題だと言えないでしょうか？

ともかく日本はコロナ死者が少ないといっても他の死因での死者はスウェーデンより多いのです。他の死因であれば気にもしないのにコロナが死因だと問題なのでしょうか？

2−11 累計で見ても日本の状況は悪くなる一方

2−11−1 累計で見れば感染対策は有効だった？

日本で他国より新型コロナが流行しているのは、他国では感染対策が不十分であったため自然感染+ワクチンになっているのに対して、日本では自然感染した人が少ないためだと考えられています。日本は世界で最も高齢化の進んだ国ですのでそもそも不利です。日本の新型コロナ死亡者数は少ない方です。

―津川友介（@TsugawaYusuke）February 6, 2023

ワクチンを推進してきた人達が、世界最悪の日本の感染状況を隠し切れず、2023年の2月ごろには「累計」で見れば感染対策に効果有りだと、判を押したように言い出してきました。本当でしょうか？　検証します。

2−11−2 各種指標を人口当りの累計で比較しよう

日本の陽性者は米英に迫っています。一方、コロナ死者が日本で少ないのは確かです。しか

- 陽性者は米英に迫り、コロナ死者は日本は少ない
- 検査数は少ない(本当は陽性者はもっと多いのでは?)
- 全死因死者(2020/3/1から)で見れば日本が多い(高齢化の影響)
- だからこそコロナは最初から大きな問題では無い

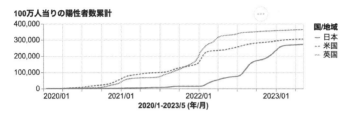

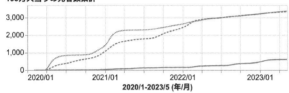

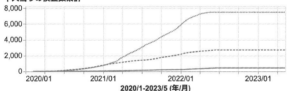

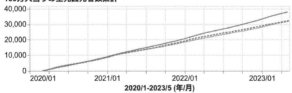

図 2-11-2: 各種指標を人口当りの累計で比較しよう

し検査数は少ないので、本当は陽性者はもっと多いのでは？　と考えられます。全死因死者（2020/3/1から）で見れば日本が多くなっています。

全死因死者が多いのは高齢化の影響ですが、だからこそコロナは最初から大きな問題では有りません。コロナ死だけ大騒ぎして他の死因は気に止めず、戦後最悪の超過死と少子化加速を放置するのは愚策です。コロナでの死を許容し、若者の生活・学習環境が大事という意識改革が必要だと考えます。

3　マスクのトリック

論文解説を中心に、マスクは有害かつ無効であることを解説していきます。またマスクと並んで効果あると盛んに宣伝されていた自粛などの行動制限についてもグラフを示しながら効果が無かったことを示します。

3―1　子供の「マスクの害」ドイツ研究

3―1―1　日本だけ終らないマスク社会

欧米では1年以上前の2022年から2月ごろからマスク社会が終っていきました。しかし日本では政府がマスクは基本任意とアナウンスしているにもかかわらず、マスク社会が終りません。マスク社会を終らせるべくマスクの害や有効性など様々な観点から書いていきます。

まず最初はマスクの害についてのドイツの研究の紹介です。

3-1-2　子供の「マスクの害」ドイツ研究（2020年末）

2020年の12月、子供へのマスクの害についての論文がドイツにおいて発表されました。子供2万5930人の調査となっており、保護者がオンラインにより報告しています。子供のマスクの平均装着時間は1日270分で、68％の子供が害を被っているとのことです。

症状としては、頭痛（53％）、集中力の低下（50％）、倦怠感（42％）、学習意欲の低下（38％）、眠気・倦怠感（37％）が含まれていました。

3-1-3　マスク着用で変化した子供の行動

また子供のマスク着用による行動の変化として、苛立ち（60％）、陽気さの低下（49％）、学校・幼稚園に行きたがらない（44％）などを保護者は報告しました。

本来であれば害があるというだけで対策を止めるのに十分な情報です。そもそも導入してはいけません。続いてその他の害や効果が無いというデータや研究についても紹介していきます。

参考文献

1　SCHWARZ, Silke, et al. Corona child studies "Co-Ki": first results of a Germany-wide register on mouth and nose covering (mask) in children. Monatsschrift Kinderheilkunde, 2021, 169: 353-365. preprint reviewed, in German

2　In Deep、子どもの「マスクの害」についてドイツで世界で初めてとなる大規模な調査研究が発表される。それによると7割の子どもが身体と精神に影響を受けている、2021/01/04

表: 子供の症状（親からの報告）

頭痛	53.3%	吐き気	16.6%
集中力の低下	49.5%	脱力感	14.7%
不快感	42.1%	腹痛	13.5%
学習意欲低下	38.0%	過呼吸	12.2%
眠気・倦怠感	36.5%	病気になった気分	9.7%
マスクの圧迫感	35.6%	胸の圧迫感	8.0%
息切れ感	29.7%	目がちらつく	7.8%
めまい	26.4%	食欲減少	7.0%
喉の渇き	22.7%	動悸、不整脈	5.6%
失神	20.7%	耳鳴り	4.5%
遊びたくない、動きたくない	17.9%	短期間の意識障害・失神	2.2%
鼻が痒い	17.1%	嘔吐	1.9%

- 子供2万6000人の調査で親からの報告
- マスクの平均装着時間は1日270分
- 頭痛などの害があったのは全体の68%

図 3-1-2: 子供の「マスクの害」ドイツ研究 (2020年末)

表: マスク着用で変化した子供の行動（親からの視点）

いつもより苛立つことが多くなった	60.4%
陽気さが少なくなった	49.3%
学校・幼稚園に行きたがらなくなった	44.0%
いつもより落ち着きがなくなった	29.2%
いつもより寝つきが悪くなった	31.1%
異常はなかった	27.4%
子どもが新しく恐怖を感じるようになった	25.3%
いつもより眠るようになった	25.0%
遊ぶことが減った	15.5%
いつもより動きたがるようになった	8.6%

- 子供のマスク着用による行動の変化も調査
- 苛立ち (60%)、陽気さの低下 (49%)、学校などに行きたがらない (44%)
- これだけでも対策を止めるのに十分な情報では無いか?

図 3-1-3: マスク着用で変化した子供の行動

3−2　マスクの導入を決める優先順位が狂ってないか？

3−2−1　マスクの導入を決める優先順位のあるべき姿

（1）介入に害があるかどうか
（2）効果があったとしてどの程度の変化があるのか
（3）本当に効果があるのか

マスクの導入を決める優先順位のあるべき姿は、右の順番であるべきと筆者は考えています。
（1）介入の害については既に書きました。（2）について考えてみます。

3−2−2　マスクに20％の有効性があったら？

マスクに20％の有効性があったとしたら何が起こるのでしょうか。

結論を先に書くと年間を通して、1クラス40人中、ずっと無症状者の生徒は32人、コロナで症状の出る生徒が8人になります。年中マスクをさせるとずっと無症状者の生徒は34人で、症状の出る生徒が6人となり、2人の差となります。

- そんな効果は無いとの立場ではあるが、仮定して推計
- 年間を通して1クラス40人中ずっと無症状者32人、症状出る生徒8人(左)
- 年中マスクさせるとずっと無症状者34人、症状出る生徒6人(右)
- マスクには害があるのに、2人減らすだけ

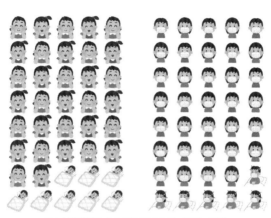

図 3-2-2: マスクに20%の有効性があったら?

害があるのに、それでも生徒全員にマスクをさせるのでしょうか。

この数は実績からの推計なので「実際の感染者は報告の倍」と仮定しても1クラス40人中、ずっと無症状者の生徒は24人、コロナで症状の出る生徒が16人です。年中マスクさせると、ずっと無症状者の生徒は27人、症状の出る生徒が13人となります。

以下、推計の説明です。

オミクロンになってから年間2700万人が陽性者と判定されており、19歳以下はその1/4程度の700万人と推測します。19歳以下の人口は約2000万人なので、年間での陽性になる率は多目に見積って40%で、有症状はそのうちの半分の20%と仮定しました。

1クラスに40人の生徒がいれば年間で16人が陽性になって有症状が8人、ずっと無症状

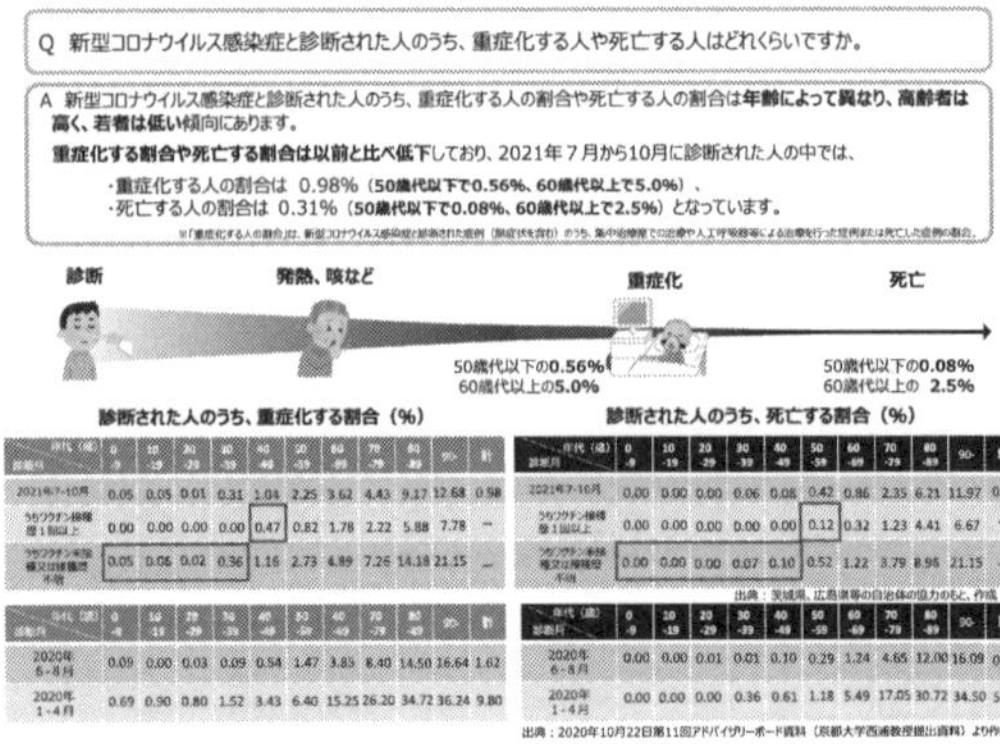

Q　新型コロナウイルス感染症と診断された人のうち、重症化する人や死亡する人はどれくらいですか。

A　新型コロナウイルス感染症と診断された人のうち、重症化する人の割合や死亡する人の割合は**年齢によって異なり、高齢者は高く、若者は低い**傾向にあります。

重症化する割合や死亡する割合は以前と比べ低下しており、2021年７月から10月に診断された人の中では、

・重症化する人の割合は　0.98%（**50歳代以下で0.56%、60歳代以上で5.0%**）、
・死亡する人の割合は　0.31%（**50歳代以下で0.08%、60歳代以上で2.5%**）となっています。

※「重症化する人の割合」は、新型コロナウイルス感染症と診断された症例（無症状を含む）のうち、集中治療室での治療や人工呼吸器等による治療を行った症例または死亡した症例の割合。

診断された人のうち、重症化する割合（%）

年代（歳）／診断月	0-9	10-19	20-29	30-39	40-49	50-59	60-69	70-79	80-89	90-	計
2021年7-10月	0.05	0.05	0.01	0.31	1.04	2.25	3.62	4.43	9.17	12.68	0.98
うちワクチン接種歴1回以上	0.00	0.00	0.00	0.00	0.47	0.82	1.78	2.22	5.88	7.78	−
うちワクチン未接種又は接種歴不明	0.05	0.06	0.02	0.36	1.16	2.73	4.89	7.26	14.18	21.15	−

年代（歳）／診断月	0-9	10-19	20-29	30-39	40-49	50-59	60-69	70-79	80-89	90-	計
2020年6-8月	0.09	0.00	0.03	0.09	0.54	1.47	3.85	8.40	14.50	16.64	1.62
2020年1-4月	0.69	0.90	0.80	1.52	3.43	6.40	15.25	26.20	34.72	36.24	9.80

診断された人のうち、死亡する割合（%）

年代（歳）／診断月	0-9	10-19	20-29	30-39	40-49	50-59	60-69	70-79	80-89	90-	計
2021年7-10月	0.00	0.00	0.00	0.06	0.08	0.42	0.86	2.35	6.21	11.97	0.31
うちワクチン接種歴1回以上	0.00	0.00	0.00	0.00	0.00	0.12	0.32	1.23	4.41	6.67	−
うちワクチン未接種又は接種歴不明	0.00	0.00	0.00	0.07	0.10	0.52	1.22	3.79	8.95	21.15	−

出典：茨城県、広島県等の自治体の協力のもと、作成

年代（歳）／診断月	0-9	10-19	20-29	30-39	40-49	50-59	60-69	70-79	80-89	90-	計
2020年6-8月	0.00	0.00	0.01	0.01	0.10	0.29	1.24	4.65	12.00	16.09	0.96
2020年1-4月	0.00	0.00	0.00	0.36	0.61	1.18	5.49	17.05	30.72	34.50	5.62

出典：2020年10月22日第11回アドバイザリーボード資料（京都大学西浦教授提出資料）より作成 3

- 接種により重症化率下がったといわれる大人より子供は元から重症化率低い
- マスクはそれだけで害
- 重症化率から考えてもの子供のコロナ対策は一切不要

図 3-2-3: それでもコロナになる人が少しでも少ない方がよい?

は32人となります。

3−2−3　それでもコロナになる人が少しでも少ない方がよい？

それでもコロナになる人が少しでも少ない方がよいのでしょうか？

そもそも子供は重症化率と致死率が低いのだから対策は不要です。特にマスクはそれだけで害があることが分っているのですから。

図はデルタ時期２０２１年10月ごろの年代別の重症化率と致死率です［1］。子供は、ワクチンを接種して重症化率が下がったといわれる大人よりも、元から重症化率が低いのです（大人が本当にワクチンで重症化率が下がっているかどうか筆者は疑いを持っていますがここでは触れません）。

重症化率から考えても、子供のコロナ対策は一切不要だと考えています。ただしもちろんコロナ

- 図は「肺炎予防.jp」より
- コロナ前から若者から高齢者へは細菌やウイルスが感染していた
- 日本では20万が呼吸器系疾患死、10万が肺炎、うち3万が肺炎球菌
- インフルも直接死が3千、関連死で1～3万人

図 3-2-4: 高齢者に感染させないためにマスクをした方がよい?

禍前からの手洗いとうがいなどの感染対策まで否定するものではありません。

3–2–4　高齢者に感染させないためにマスクをした方がよい？

それでも高齢者に感染させないためにマスクをした方がよいという人がいます。

筆者はマスクに効果は20％ですら無いという立場ですが、仮に効果があったとしても高齢者を守るためにも不要との立場です。コロナ前から若者から高齢者へは細菌やウイルスが感染していて自然の摂理として誰も気にしていませんでした。

日本人は毎年１４０万人が亡くなります。20万人が呼吸器系疾患で、10万人が肺炎、うち３万人が肺炎球菌、インフルも直接死が３０００人、関連死で１～３万人です。コロナだけを気にしてマスクをする理由が分りません。

参考文献

1　厚労省資料　新型コロナウイルス感染症の〝いま〟に関する11の知識（リンク切れ）

3-3　パンデミック中の子供の健康政策からの教訓

3-3-1　論文「日本でのパンデミック中の子供の健康政策からの教訓」

食育を通じた子どもたちの健全な成長は誰しもが願うことであり、そのための環境整備が急務となっています。そのためには健康政策が重要です。現在に至るまで日本社会はCOVID-19の大流行で大きく混乱しました。COVID-19が流行してからは「自宅待機」「MOKUSHOKU（黙食）」「マスク着用」の3つの対策がとられるようになりました。しかし「ステイホーム」やロックダウンによって、体重増加、運動量の低下、食生活の変化などの悪影響が報告されている論文もあります。日本では以前から食事時の食育の効果や利点がよく研究されていましたが、「黙食」ルールはこの食育に直接逆行する可能性があります。さらに栄養素が感染症予防に貢献する可能性を示す報告もいくつかあります。また日本の子どもたちは一日中マスクをすることが奨励されました。臨床研究、特にランダム化比較試験の結果では、マスクの予防効果は限定的であることが分っています。一方、マスクの負の効果も様々な場面で報告されていいます。本総説ではこれらのトピックスに焦点を当て、子どもたちにとってよりよい環境となるよう再考を促します［1］。

- 2022年10月 日本の子供への健康対策を総括する論文が公開
- MOKUSHOKU(黙食) という日本の恥ずべき「文化」が世界に公表された
- 論文では対策に関して問題点を指摘する論文を表として纏めてある

図 3-3-1: 論文「日本でのパンデミック中の子供の健康政策からの教訓」

表２　代表的なステイホームに関する研究（A）、"黙食"や食育に関する研究（B）、マスク着用に関するRCT（C）。

(A) "ステイホーム "に関する研究

参考文献	参照	国名	参加者の年齢	結果の概要と特筆すべき点
COViD-19緊急事態が学齢児童の身体機能に及ぼす影響	6	日本	6–7歳	非常事態後の子どもたちは、以前に比べて体脂肪率が有意に高く、片足立ち の時間が短く、1カ月あたりの転倒回数が多かった。
COVID-19パンデミック前と日本での流行時の園児の基礎運動能力	7	日本	3-5歳	※訳注１
緊急事態発生時の幼児における世帯収入と食事変化の関連 2020年4月から5月までの日本における幼児における食事変化の関連	8	日本	3-5歳	非常時のスナック菓子、ジュース、インスタント食品、缶詰の消費量は、低所得者層が高所得者層より多かった。
covid-19流行時の日本の学童における特定食品群の消費と食事の質の変化	9	日本	10-14歳	非常事態下では、全世帯で「バランスのとれた食事摂取量」が以前より減少していた。特に低所得世帯では、給食が提供されなかったため、非常事態の間、学童の食事の質が悪化したと考察している。
COViD-19で一時帰国中の小学生のストレス反応と生活習慣の変化との関係についての保護者の認識	10	日本	小学生（6-11歳）	「不規則な睡眠」「食生活の乱れ」「ゲームやスマートフォンの利用が増える」について、学校閉鎖期間中に有意な差があった。
COViD-19による学校閉鎖後の児童の心理・行動変容の違い	12	日本	6-18歳	小学校低学年では、閉鎖中に泣いたり訴えたりしやすく（12.4%）、他のグループに比べて落ち着いて過ごすことが難しかった。睡眠パターンの変化は、中学生・高校生でより多く見られた。
中国における「 自宅待機」ライフスタイルの体重増加への影響	13	中国	16-70歳	総食事量、特にスナック菓子とソフトドリンクの摂取量は、「ステイホーム規制」下で有意に増加した。また、身体活動量も有意に減少していることが確認された。総人口における体重増加率は30.6%であった。体重増加の主な要因は、食事摂取量の増加と身体活動量の減少であった。
COVID-19パンデミック時の自己検疫と体重増加関連のリスクファクター	15	アメリカ	18歳以上	成人の22%がCOVID-19の流行期間中に体重が増加したと報告。睡眠不足、身体活動の低下、夕食後の間食、ストレスに反応しての食事、食べ物の見た目や匂いを気にしての食事などが、体重増加に関連する行動として報告されている。
COViD-19ロックダウン中の食習慣とライフスタイルの変化	16	イタリア	12歳以上	ロックダウン中、48.6%の人に体重増加の自覚が見られた。自家製のお菓子やピザの消費量が顕著に増加した。しかし良い傾向も見られた。15%の回答者が果物や野菜のために農家やオーガニック購買グループに目を向け、特にBMI値が低いイタリアの北部と中央部でその傾向が見られた。若い人たち（18〜30歳）は、より地中海的な食事を摂取する傾向があった。
インドにおける COVID19パンデミックのロックダウン中の2型糖尿病リスクの上昇	18	インド	明記なし	体重増加（0.1〜5.0kg）の傾向はコホートの40%に見られ、2.1〜5.0kgの体重増加があったのは全体の16%であった。
イタ リア、ベローナに住む肥満児における生活習慣行動に対するCOVID-19ロ ックダウンの効果	19	イタリア	6〜18歳（肥満症あり）	ポテトチップス、肉、甘い飲み物の消費量がロックダウン中に有意に増加した。スポーツの活動時間は有意に減少し、睡眠時間は有意に増加した。また、スクリーンタイムも有意に増加した。

※訳注１：元論文に重複文があり出版の際にミスがあったと思われる

- 体力低下、体重増加、体脂肪率上昇などの影響などが見られた
- 精神面でも負の影響が見られた
- 不規則な生活、食生活の悪化などが見られた

図 3-3-2: ステイホームに関する研究

日本の子供達はコロナ対策により生活に大きな影響を受けており、その影響を危惧する論文が２０２２年10月に査読済みとなりました。冒頭部分を翻訳しました。MOKUSHOKU（黙食）という日本の恥ずべき文化が世界に公表されたのです。論文では対策に関して問題点を指摘する論文を表としてまとめてありますので紹介します。

3―3―2　ステイホームに関する研究

教訓論文よりステイホームに関する研究をまとめた表です。翻訳は、満月たまご @baby_kamex さんによるものです。（以下同）論文によると、体力低下、体重増加、体脂肪率上昇などの影響が見られました。また精神面でも負の影響が見られ、不規則な生活、食生活の悪化などが見られました。

3―3―3　「黙食」報告論文／「食育」研究論文

教訓論文より「黙食」報告論文と「食育」研究論文を表にしたものを上に示します。論文によると会話がある方が心身によい影響があることが報告されました。親も子供の黙食の弊害を懸念しています。また食事の時間に言語学習の重要な役割があると推測されると述べられています。

表2　代表的なステイホームに関する研究（A）、"黙食"や食育に関する研究（B）、マスク着用に関するRCT（C）。

(B)「黙食」 報告論文／「食育」研究論文

参考文献	参照	トピック	参加者の年齢	結果の概要と特筆すべき点/黙食をどう評価しているか
子どもの"からだのおかしさ"に関する 保育・教育現場の実感：「子どものからだの調査 2020」の結果を基に	3	黙食		子どもたちは窮屈で息苦しい環境での生活、マスクの着用、「黙食ルール」に従うことを余儀なくされ、学校行事が中止・縮小されている。子どもたちの心や体への影響を懸念する。
コロナ禍長期化における児童・青年の身体活動とメンタルヘルス	20	黙食	大人（子どもあり）／子どもなし	今回の調査では、小学生の子どもを持つ保護者が「黙食」の弊害を懸念していることが明らかになった。
学童の食事中における会話の有無と健康及び食生活との関連	23	食育	小学5～6年生	会話あり群では「食欲がある」「目覚めがよい」「疲れを感じない」「夜よく眠れる」「風邪をひきにくい」など、多くの項目で高いスコアを獲得。また、食習慣の改善や清涼飲料水の摂取量の減少などの効果も確認された。
中学生の食に関するQOLを高める要因の検討	24	食育	中学生	QOL（生活の質）の向上には「献立数」、「共食人数」、「手伝い」などが関わっていることを報告した。
中・高生および大学生の食生活を中心とした生活習慣と精神的健康度の関係	25	食育	中高大学生	楽しみながら食べることは、心の健康を表すUPI scoreに関わる。
家族との夕食共食頻度及び食事中の自発的コミュニケーションと食態度，食行動，QOLとの関連	26	食育	小学5年生 中学２年生	特に中学2年生では、食事に対する意識（コミュニケーション）がQOLと関連していた。
日本人成人の食行動と世帯収入・教育の関連：横断的研究	27	食育	30～59歳	世帯収入と教育レベルが高いほど、「野菜を食べる」「栄養表示の情報を利用する」「食事中に家族や友人と会話する」割合が高いことと有意に関連した。また、世帯収入が高いほど、男性の家族での朝食の頻度が低く、家族での夕食の頻度も低いことと有意に関連していた。
ヘッドスタートの幼児教室における食事時間：ハイブリッドスペースにおける言語促進機会の検討	28	食育	3～4歳	子どもは非文脈的な会話をする傾向があり、自由な遊びや読書の時間よりも、食事の時間に言語学習の重要な役割を果たすと推測される。
ヘッドスタートの教室における言語発達のサブコンテクスト。自由遊び、食事、読み聞かせにおける教師の特徴的な会話パターン	29			

- 会話がある方が心身によい影響があることが報告される
- 親も子供の黙食の弊害を懸念している
- 食事の時間に言語学習の重要な役割があると推測される

図 3-3-3:「黙食」報告論文 /「食育」研究論文

(C)マスクに関する代表的なRCT試験概要

参考文献	参照	参加者	結果の概要と特筆すべき点
家庭におけるインフルエンザ感染予防のための非薬物介入に関する無作為化試験の予備的所見	55	世帯	二次感染率は介入群間で有意な差はなかった。
家庭におけるインフルエンザ感染予防のためのフェイスマスクと手指衛生	57	世帯	対照群との差は は有意ではなかった。
呼 吸器疾患を持つ人々のソースコントロールとしての医療用マスク使用を 検証するクラスター無作為化対照試験	59	世帯	対象群と対全タイプのマスクでも、各グループでILI（インフルエンザ様疾患）に有意な差は観察されなかった。
日本における医療従事者の風邪の発症を減少させるための外科用フェイスマスクの使用	62	医療従事者	風邪症状に対する予防効果は認められなかった。頭痛を伴う日数はマスク群で有意に長かった。
若年成人におけるマスク使用、手指衛生、および季節性インフルエンザ様疾患	52	大学寮の学生	多変量解析では、介入群による感染率に有意差はなかった。コクランの見解では、無作為化および脱落の理由が明確に記述されていないことが指摘された。また、群間におけるクラスター特性の差は、無作為化が機能していないことを示唆している。
都市部の混雑した家庭におけるURIおよびインフルエンザに対する非薬品的介入の影響	53	世帯	多変量解析では、介入群による感染率に有意差はなかった。Cochraneの見解では、無作為化および脱落の理由が明確に記述されていないことが指摘された。また、群間におけるクラスター特性の差は、無作為化が機能していないことを示唆している。
家庭におけるインフルエンザ感染予防のためのサージカルマスク：クラスター無作為化試験	54	世帯	マスクの有効性を示唆する傾向は確認されなかった。マスク群では、大人より子供の方が有意に苦痛が多く報告された。
タイ、バンコクにおけるインフルエンザ感染を減らすための手洗いとフェイスマスクの家庭用無作為化対照試験からの知見。インフルエンザ他レスピルウイルス	56	世帯	インフルエンザの伝播は，介入によって減少しなかった。介入群3のILIは対照群に比べ有意に高かった（OR = 2.15; 95% CI:1.27-3.26）。
フェイスマスク、手指衛生、若年成人におけるインフルエンザ：無作為化介入試験	51	大学寮の学生	対照群と比較した両介入群では，統計的有意差には至らなかったものの，調査期間中にインフルエンザ罹患率の累積的な減少がみられた.ILIの有意な減少は、第2群では観察されなかったが、第3群では第3-6週で観察された。
家庭でのインフルエンザ感染予防におけるフェイスマスクと手指衛生の役割	50	世帯	二次感染に対する介入の統計的な有意差は認められなかった。
オーストラリアのハッジ巡礼者のインフルエンザ様疾患感染予防におけるフェイスマスクの有効性を検証する無作為化対照試験	63	ハッジ（イスラムの巡礼者）	検査確定症例では有意差はなかったが、ILIはマスク群で有意に少なかった（p=0.04）
医療従事者における布製マスクと医療用マスクの比較に関するクラスター無作為化試験	60	医療従事者	医療用マスク群の危険率は対照群と有意差はなかったが、布製マスク群では高かった（ILI）。
呼吸器疾患を持つ人々のソースコントロールとしての医療用マスク使用を検証するクラスター無作為化対照試験	59	世帯	統計的に有意な差は認められなかった。
ハッジ巡礼者のウイルス性呼吸器感染症に対するフェイスマスク：挑戦的クラスター無作為化試験	58	ハッジ（イスラムの巡礼者）	検査室感染と臨床的に確認された感染に有意差は認められなかった。
COVID-19 におけるコミュニティ・マスキングの影響：バングラデシュにおけるクラスター・ランダム化試験	71	村民	新型コロナコロナの発症は、介入群で有意に減少した。サージカルマスクの有意な効果は、50歳以上のサブグループでのみ観察された。なお、無視できないバイアスを指摘する解説がChikina et al.より提供されている。
デンマークのマスク着用者におけるSARS-COV-2感染を防ぐための他の公衆衛生対策にマスクの推奨を追加する効果：ランダム化比較試験。	49	地域	新型コロナの感染については両群間に有意差はなかった。家庭内でCOVID-19の感染が報告されたのは，マスク群52名，対照群39名であった。

※ILI,とはInfluenza like illness（インフルエンザ様疾患）のこと。

- 一般の人がするようなマスクで有効だとするRCT論文はほぼ無い
- インフルエンザの対策としてずっと効果は出ていなかった
- むしろ布マスクは悪影響を及ぼすという論文がある

図 3-3-4: マスクの有効性に関するRCT論文

3―3―4　マスクの有効性に関するＲＣＴ論文

教訓論文よりマスクの有効性に関するＲＣＴ論文を上に示します。一般の人がするようなマスクで有効だとするＲＣＴ論文はほぼ有りません。インフルエンザの対策としてずっと効果は出ていませんでした。むしろ布マスクは悪影響を及ぼすという論文があります。

以上、マスクは有害で効果が無いということがこの教訓論文で示されています。

参考文献
1　SHOBAKO, Naohisa. Lessons from the health policies for children during the pandemic in Japan. Frontiers in Public Health, 2022, 10.
2　満月たまご、「日本におけるパンデミック時の子どもの健康政策からの教訓」の論文紹介部分を訳してみた。2023/01/25

3―4　マスクに効果はあるのか？

3―4―1　マスク有効性議論において一番重視すべき情報

世界では去年２０２２年の段階でコロナ禍もマスク社会も終ったというのに、２０２３年７月現在、日本だけマスク社会が終りません。「人目を気にして」「慣れてしまったから」という方も多いでしょうが、未だに「マスクには効果あるのでは？　少しでも効果あるのなら着けた方がよいのでは？」と考えている方も多いのでしょう。

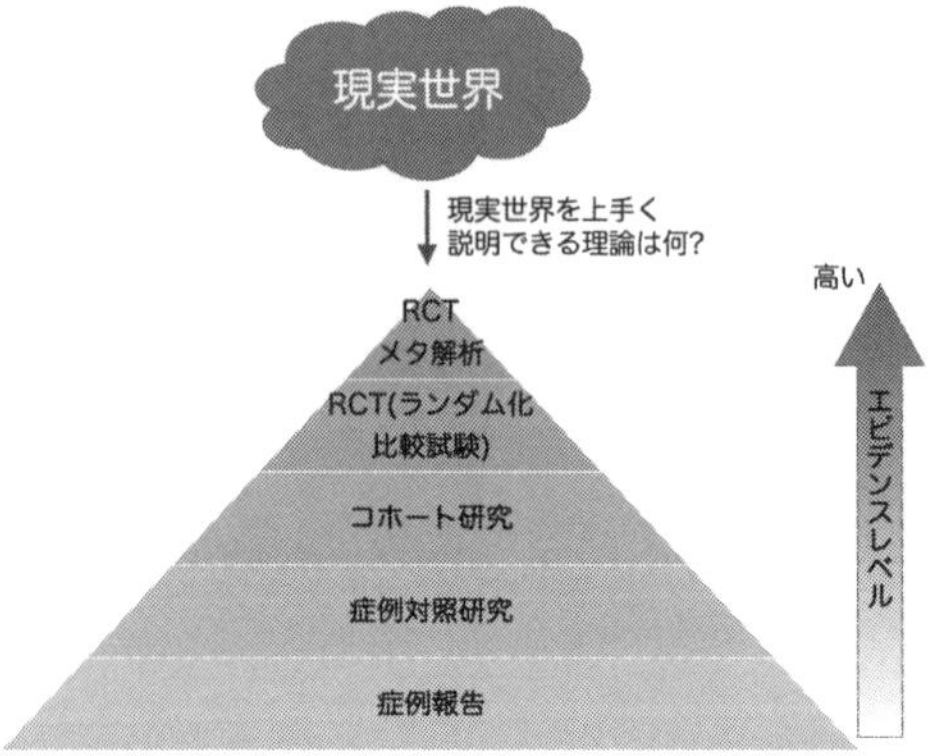

- 一番重視すべきは、マスクで感染が収まって対策やめた国は存在しないということ
- 論文の裏付けが欲しいとき参照するのがマスクRCTメタ解析論文
- コロナも含んだ何十年にも渡る研究のRCTメタ解析でマスクの効果は示されず
- つまり「効果が無い」

図 3-4-1: マスク有効性議論において一番重視すべき情報

改めてマスクの有効性について科学的に検証します。

一番重視すべき情報はマスクで感染が収まって対策やめた国は存在しないことです。陽性者・死者が出ようと対策やめた国だけが日常に戻れるという現実世界です。現実世界で起きていることや現実世界のデータが一番重視すべきことです。

これがほぼ全てであり、現実世界の現象を何よりも重視すべきで、これで話は終ってもよい位です。

どうしても論文の裏付けが欲しいときに参照するのがマスクに関するＲＣＴメタ解析論文です。コロナも含んだ何十年にも渡る研究のＲＣＴメタ解析でマスクの効果は示されていません。つまり効果が無いということです。

「結論は出ていない、今後の研究が必要」とい

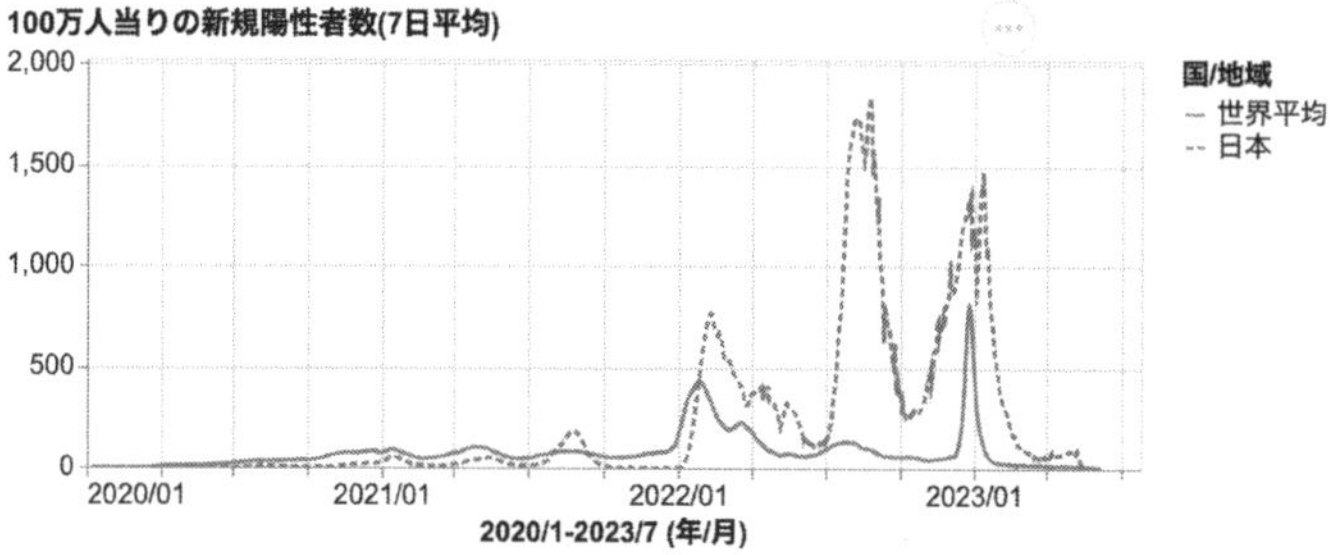

- 2021年夏の第5派から新規陽性者が世界平均を超え
- 2022年夏の第7派からは圧倒的な陽性者
- 2023年1月の第8派も世界平均超えの陽性者

図 3-4-2: マスク・感染対策を誇っていた日本の感染状況は世界平均超え

うのは「効果があるという結果が出るまで続ける。その間は効果があるかどうかは不明であって効果が無いと結論できない」と言っているのに等しく、つまり「効果が無い」と言えるタイミングは永遠に来ません。自チームが逆転できるまで延長戦をしているようなものです。

以下、現実世界のデータから見た側面と、RCTメタ解析や論文について解説していきます。

3―4―2　マスク・感染対策を誇っていた日本の感染状況は世界平均超え

日本は綺麗好きでマスクなどの感染対策が優れていので被害が少ないという認識を持っている方が多いと思います。しかし世界と比べると最早そんなことは言えないことが分ります。

グラフは横軸が日ごとの時間推移を示し、縦軸は上のグラフが人口当りの陽性者数で下のグラフが人口当りの死者です。2021年夏の第5波で新規陽性者数が世界平均を

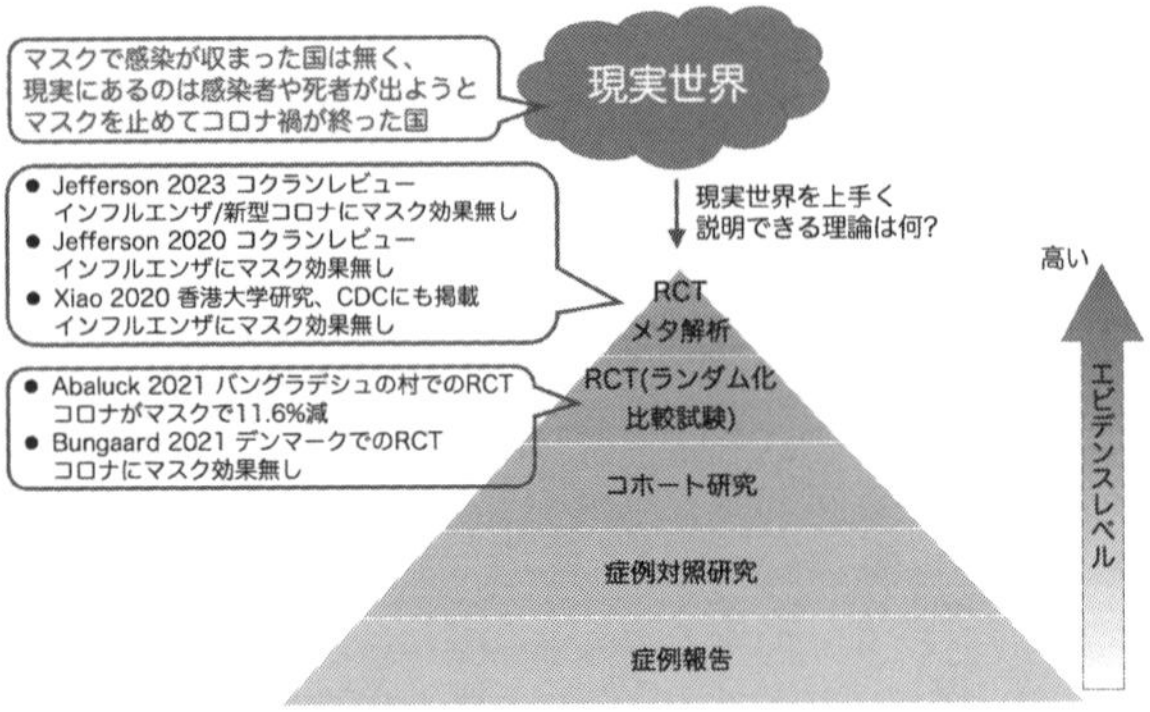

- 2020年5月、最高エビデンスのRCTメタ解析論文でマスクに効果無し
- 米国CDCのページにも載せられられている
- 2023年1月の最新のコクラン論文でもコロナ含めマスクに効果無し
- デンマークのRCTでは効果無し
- バングラディシュRCT効果有りだが僅か11.6% (コクランに含まれてる)
- 2022年と5月と10月に有効とする論文が出たが内容が怪しい。

図 3-4-3: マスク感染予防効果にRCTメタ解析のエビデンス無し

超えるようになり、第7波は圧倒的な陽性者数となっています。これでいてマスクに効果があったと言えるのでしょうか？

3-4-3 マスク感染予防効果にRCTメタ解析のエビデンス無し

コロナ禍が始まり、やたらとエビデンス、エビデンスと騒がしくなりましたが、一口にエビデンスといっても、図のようにレベルがあり、エビデンスレベルが高いもの、低いものがあります。なお富岳のシミュレーションはエビデンスとしては認められません。これは後ほど解説します。

最高レベルのエビデンスはランダム化比較試験（Randomized Controlled Trial, RCT）のメタ解析と言われるものです。これはＲＣＴの複数論文の質を評価し（システマティックレビュー）、質が高いとして選び出された複数の論文を統合して結果を出します。

インフルエンザなどの呼吸器系感染症の感染防止にマスクが効果あるのかについてのＲＣＴメタ解析論文として、２０２０年5月の香港大学 Xiao らの論文があります［1］。マスク着用に効果は認められないとなっています。この論文は驚くべきことに、マスクを推奨してきたＣＤＣ（米国疾病対策予防センター）のページ［2］にも載せられています。ＣＤＣはマスクに効果が無いことを知っていながらずっと推奨してきたことになります。

Jefferson も２０２０年11月に同趣旨のＲＣＴメタ解析論文を公開し、２０２３年1月にはコロナも含めて内容を更新した論文［3］を公開しました。やはりマスクに効果はありませんでした。後で詳しく解説します。

マスクに効果は認められないとするＲＣＴメタ解析論文があることは分りました。しかし逆の結果の論文が出ること自体は珍しくありません。そこでマスクは有効だとするＲＣＴメタ解析論文を探してみます。

16のＲＣＴ論文のメタ解析で、Ｎ95マスクをフィッティングテストをした場合33パーセント感染リスクが下がったという結果はありますが、有意な結果ではありませんでした［4］。フィッティングテスト無しや不織布を使った場合の感染リスク抑制効果はそれより更に劣っています。また数十、百以上の論文を解析した論文はあるのですが、ＲＣＴは無かったりごく僅

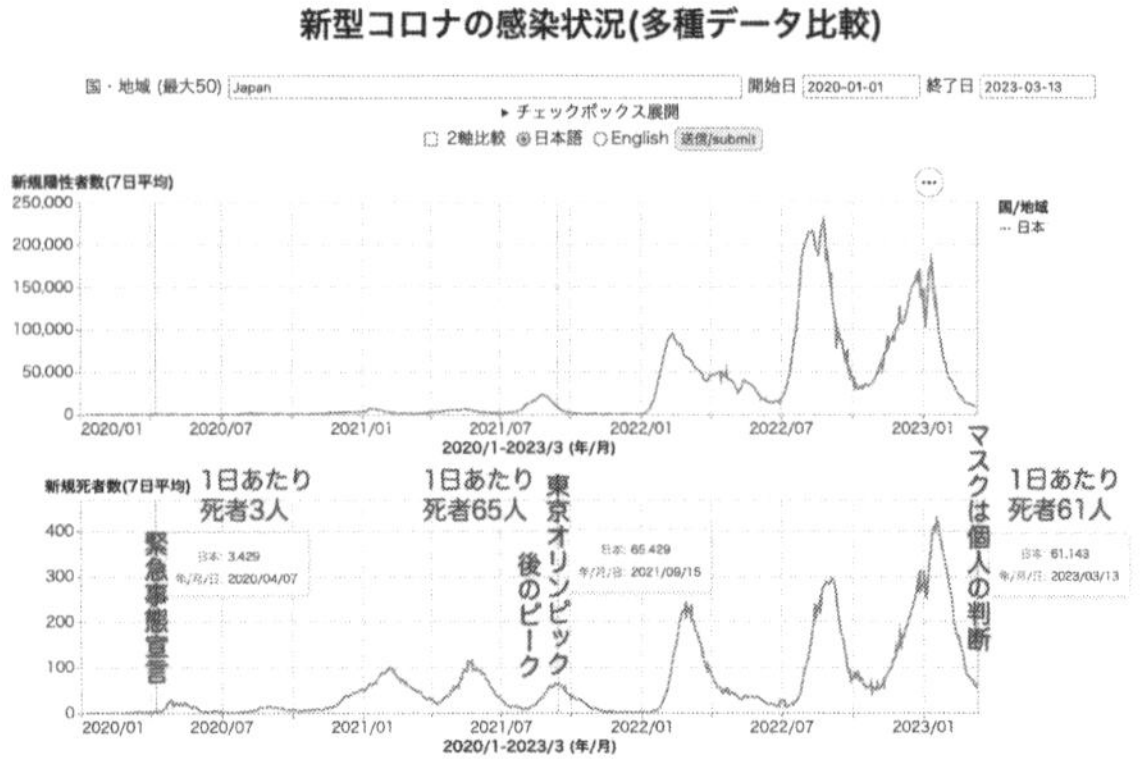

- マスクは個人の判断と改めて政府が通知した2022年3月13日の死者数61人
- 東京オリンピック開催時からの波のピーク65人、解除日死者数と変らず
- 最初の緊急自体宣言時は3人
- 専門家の提言で多くのインバウンドを見込めたオリンピックをふいに

図 3-4-4: 専門家のいう感染対策には全く効果は無かった

かであったりで、代りに症例対照研究ばかりを集めています［５、６、７］。

２０２１年に発表されたコロナ禍の研究として、有意差をもってマスクが有効だとするバングラデシュのＲＣＴ論文 Abaluck 2021［８］はあります。しかし一方で有意差は無かったとするデンマークでのＲＣＴ論文 Bundgaard 2021［９］もあります。Jefferson 2023［３］では両方を含めてメタ解析しても有効性は認められないと報告しています。

２０２２年にマスクが有効だとするＲＣＴメタ解析論文［10］も出ましたが、コロナ禍での論文は組込まれておらず、実施した実験期間で論文を分け、特定のＲＣＴ論文の比重を多くなるようにすることで有意な結果となる操作が行われています。こちらも後で解説します。

3-4-4　専門家のいう感染対策には全く効果は無かった

東京オリンピック開催時から続く波のピークは65人。解除の日の死者数とほとんど違いません。けれども海外来客不可、また無観客でオリンピックを開催していました。その後も波が3回来て1日４００人の死者を計上した後、マスクを解除することになったのです。最初の緊急自体宣言時に至っては1日に3人ほどです。

マスクに関する政府の判断基準に全く何の合理性もありません。専門家のいう感染対策には全く効果は無かったのです。その専門家の提言に従ってしまい多くのインバウンド、観光客が見込めたオリンピックをふいにしてしまったのです。

参考文献

1　XIAO, Jingyi, et al. Nonpharmaceutical measures for pandemic influenza in nonhealthcare settings—personal protective and environmental measures. Emerging infectious diseases, 2020, 26.5: 967.

2　https://wwwnc.cdc.gov/eid/article/26/5/19-0994_article

3　JEFFERSON, Tom, et al. Physical interventions to interrupt or reduce the spread of respiratory viruses. Cochrane database of systematic reviews, 2023, 1.

4　TRAN, Thach Quang, et al. Efficacy of face masks against respiratory infectious diseases: a systematic review and network analysis of randomized-controlled trials. Journal of Breath Research, 2021.

5　HOWARD, Jeremy, et al. An evidence review of face masks against COVID-19. Proceedings of the National Academy of Sciences, 2021, 118.4.

6　CHU, Derek K., et al. Physical distancing, face masks, and eye protection to prevent person-to-person transmission of SARS-CoV-2 and COVID-19: a systematic review and meta-analysis. The lancet, 2020, 395.10242:

1973-1987.
7 TALIC, Stella, et al. Effectiveness of public health measures in reducing the incidence of covid-19, SARS-CoV-2 transmission, and covid-19 mortality: systematic review and meta-analysis. bmj, 2021, 375.
8 ABALUCK, Jason, et al. Impact of community masking on COVID-19: A cluster-randomized trial in Bangladesh. Science, 2021, eabi9069.
9 BUNDGAARD, Henning, et al. Effectiveness of adding a mask recommendation to other public health measures to prevent SARS-CoV-2 infection in Danish mask wearers: a randomized controlled trial. Annals of internal medicine, 2021, 174.3: 335-343.
10 LI, Hui, et al. Efficacy and practice of facemask use in general population: a systematic review and meta-analysis. Translational Psychiatry, 2022, 12.1: 49.

3－5　富岳のシミュレーション

3－5－1　富岳のシミュレーション実験でもマイクロ飛沫では効果無し

スーパーコンピュータ富岳を使った実験でマスクの有効性が示されたと何となく思っている方が多いと思われますが、その資料には『ただし20ミクロン以下の小さな飛沫に対する効果は限定的であり，マスクをしていない場合とほぼ同数の飛沫が，気管奥にまで達する』と書いてあります［1］。

新型コロナウイルスが空気感染（エアロゾル感染やマイクロ飛沫感染など呼び方は色々ある）であることはＣＤＣ（米国疾病予防管理センター）でも２０２１年5月には認められてい

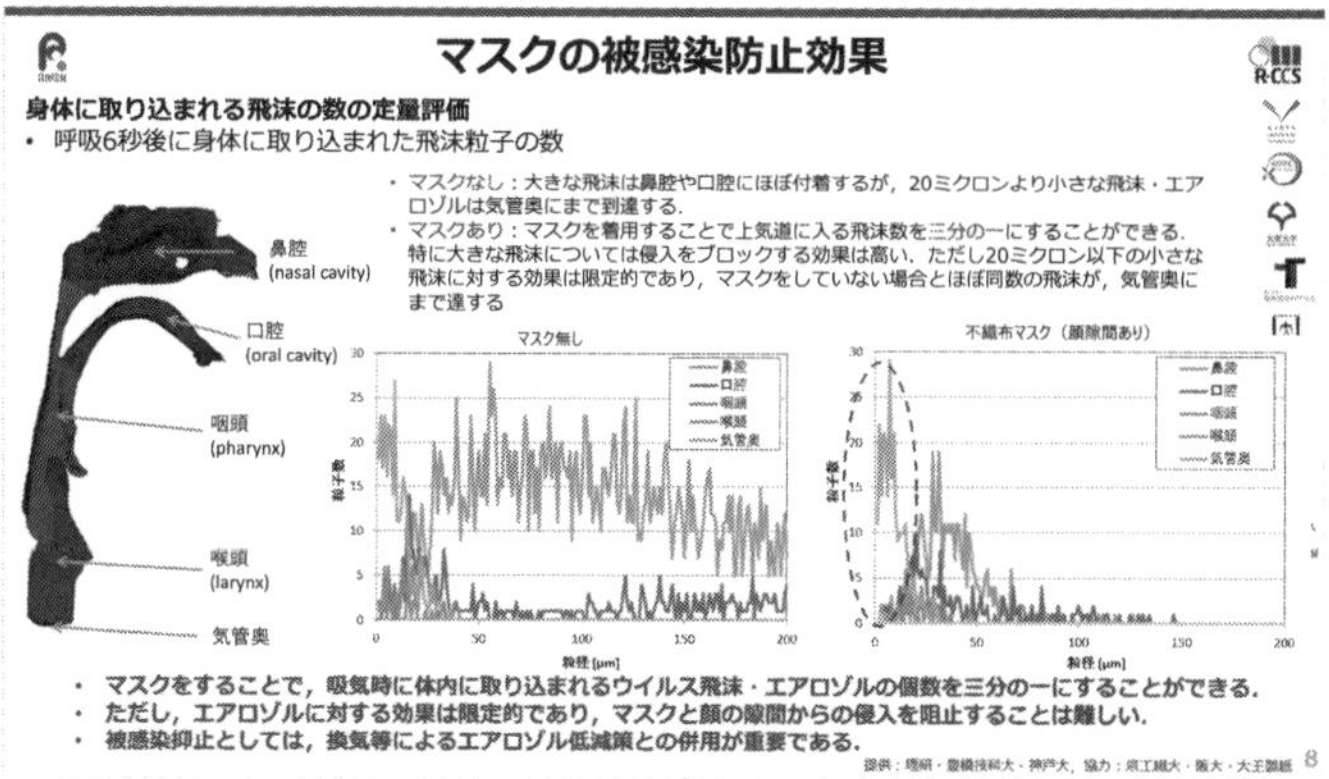

• 20ミクロン以下の小さな飛沫はマスクしていても気管奥まで達すると記載

図 3-5-1: 富岳のシミュレーション実験でもマイクロ飛沫では効果無し

ます［2］。

空気感染がある以上、マスクの効果は限定的です。

3—5—2　富岳のシミュレーションはパラメータによって結果が大きく変るので参考程度

話が少し逸れますが、情報処理技術者でもある筆者の観点からみて、富岳は素晴らしいスーパーコンピュータだと思います。特にその並列度は圧倒的で、並列に様々な感染状況などを想定して高速にシュミレーションを行うことができることが魅力です。実際、17ヶ月の期間のうちに、1000以上の様々な感染状況などを想定し結果を出したそうです［3］［4］。

更に特筆すべきは、富岳の使い勝手の良さです。富岳には市販のオペレーティングシステムRedHat/Linuxが、同等の使い易さを保ったま

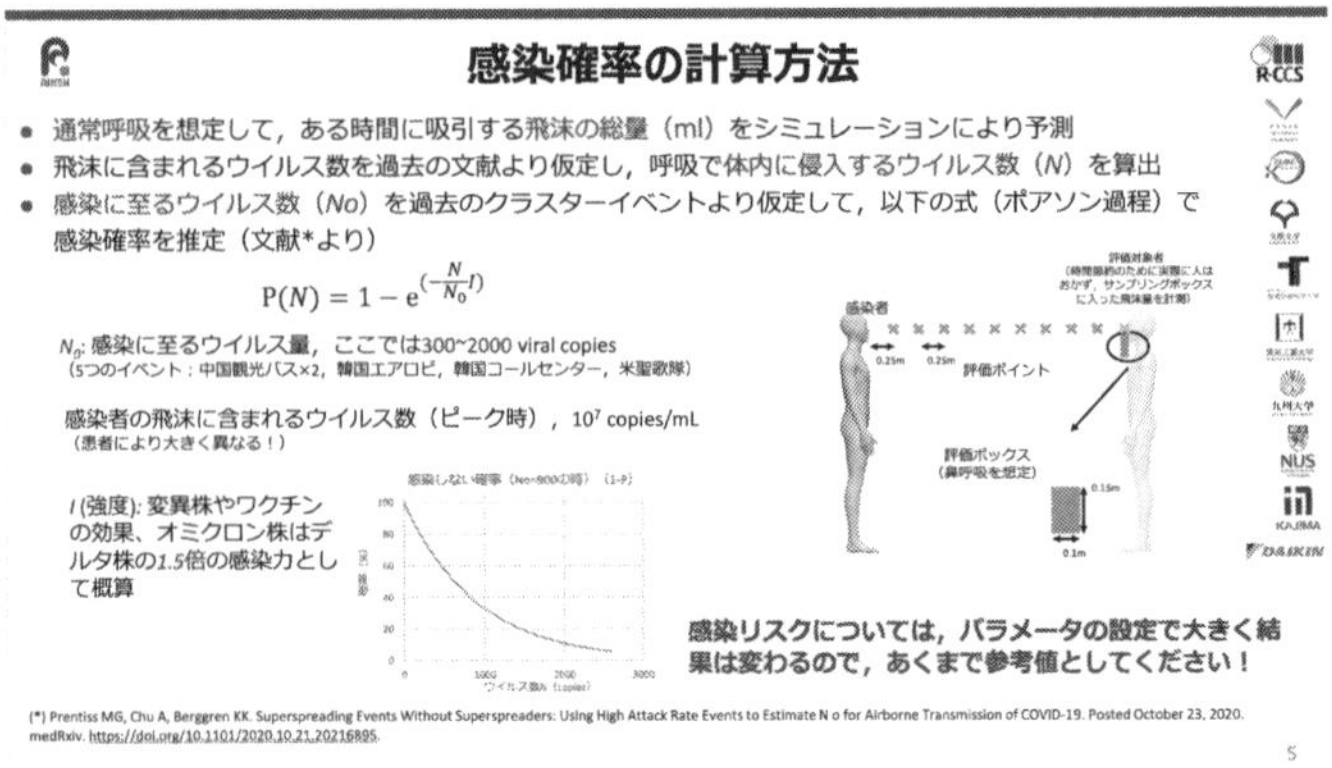
感染確率の計算方法
R-CCS
● 通常呼吸を想定して，ある時間に吸引する飛沫の総量（ml）をシミュレーションにより予測
● 飛沫に含まれるウイルス数を過去の文献より仮定し，呼吸で体内に侵入するウイルス数（N）を算出
● 感染に至るウイルス数（No）を過去のクラスターイベントより仮定して，以下の式（ポアソン過程）で感染確率を推定（文献*より）
$$P(N) = 1 - e^{(-\frac{N}{N_0}I)}$$
N_0: 感染に至るウイルス量，ここでは300~2000 viral copies
（5つのイベント：中国観光バス×2，韓国エアロビ，韓国コールセンター，米聖歌隊）
感染者の飛沫に含まれるウイルス数（ピーク時），10^7 copies/mL
（患者により大きく異なる！）
I (強度): 変異株やワクチンの効果、オミクロン株はデルタ株の1.5倍の感染力として概算
感染者
0.25m
0.25m
評価ポイント
評価ボックス
（鼻呼吸を想定）
0.15m
0.1m
NUS
KAJIMA
DAIKIN
感染リスクについては，パラメータの設定で大きく結果は変わるので，あくまで参考値としてください！
(*) Prentiss MG, Chu A, Berggren KK. Superspreading Events Without Superspreaders: Using High Attack Rate Events to Estimate N o for Airborne Transmission of COVID-19. Posted October 23, 2020. medRxiv. https://doi.org/10.1101/2020.10.21.20216895.
5

- 富岳の素晴しい点は並列に様々な感染状況のシュミレーションが可能
- しかし個々のシミュレーションであれば家庭用コンピュータでも計算可能
- 恰好よいCG含め家庭用コンピュータでも計算可能
- 富岳の論文内での評価は並列計算やアルゴリズム。マスクの有効性では無い

図 3-5-2: 富岳のシミュレーションはパラメータによって結果が大きく変るので参考程度

ま富岳用に拡張されインストールされています。皆さんがよく御存知のあの恰好よいCG（コンピュータグラフィックス）も、富岳を使って描かれています。これには筆者も富岳のその汎用性の高さに驚きました（一般的には、スーパーコンピュータではシミュレーションの計算だけをさせて、手元のパソコンでCGを作ります。これには利用料金の問題も絡んできて、料金が問題とならないであろう理研自身の研究だからという面もあるとはいえ、です）。

ただし誤解して欲しくないのですが、一つの感染状況だけであれば、皆さんが入手可能なレベルのPCでも、富岳が使ったものと同じソフトウェアとデータさえあれば、シミュレーション計算し結果を得ることも、CGで恰好よい動画を作成することも可能です。繰り返しになりますが、あくまで富岳は様々なシチュエーショ

ンを並列かつ高速で実行することが可能なことがその特長なのです。

しかもその結果は、富岳シミュレーション資料に御丁寧に『感染リスクについては，パラメータの設定で大きく結果は変わるので，あくまで参考値としてください！』と書かれています。つまりパラメータ（現実世界の挙動を仮定した数値）によって結果は大きく変ることに留意する必要があります。

このことを知らずに「富岳でマスクが有効だと結論が出た」と誤解している人が多いのではないでしょうか。

もう一つ、世間一般との乖離が大きいと思う点を一点指摘します。理研の報道陣向け発表、特にそれを受けてもメディアの報道発表は、「マスクに有効性があった」という論調が多かったと思います。しかし富岳の論文の中身は富岳がシミュレーションの実行を厖大な数できることやアルゴリズムを工夫して計算速度を向上させたことなどが主です。論文の結論としてマスクの有効性を謳ってはいないことにも注意して下さい。

参考文献
1 坪倉誠、〝室内環境におけるウイルス飛沫感染の予測とその対策〟、2020年10月13日資料、2020/10
2 CDC, "Scientific Brief: SARS-CoV-2 Transmission," 2021/05
3 理化学研究所、〝「富岳」を用いたCOVID-19の飛沫・エアロゾル拡散モデルシミュレーションが、2021年ゴードン・ベル賞COVID-19研究特別賞受賞〟、2021/11/19
4 ANDO, Kazuto, et al. Digital transformation of droplet/aerosol infection risk assessment realized on"

Fugaku" for the fight against COVID-19. arXiv preprint arXiv:2110.09769, 2021.

3－6　海外のマスク事情

3－6－1　ノーマスクのスウェーデンでもインフルエンザは流行せず

マスクなどの感染対策でインフルエンザが激減したという言説が日本では広がっているように思います。しかしこれは簡単に反証が可能です。

図はスウェーデンにおける、2016・2017年シーズンから、新型コロナが流行した2020・2021シーズンのインフルエンザの観測結果をグラフにしたものです。横軸は第何週であるかを示しています。縦軸はインフルエンザの定点観測結果を示しています。2020年から2021年初めまで、ロックダウン無しでほぼノーマスクのスウェーデンでもインフルエンザは流行しませんでした。

マスクの有無でインフルエンザが減ったわけではないのです。

インフルエンザが減った理由は海外からの旅行者が減ったこととウイルス干渉ではないかと筆者は考えています。

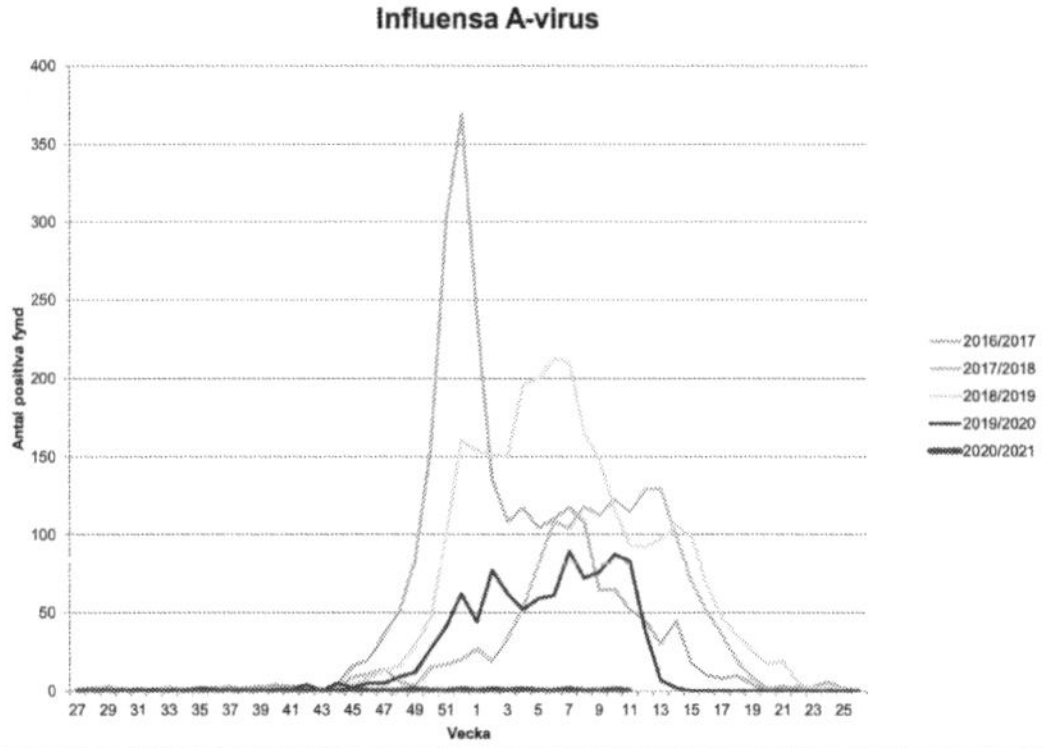

- ノーマスクのスウェーデンでもコロナ禍中インフルエンザは流行せず
- マスクで感染が減ったわけでは無い
- 減った理由は海外からの旅行者減とウイルス干渉では無いか?

図 3-6-1: ノーマスクのスウェーデンでもインフルエンザは流行せず

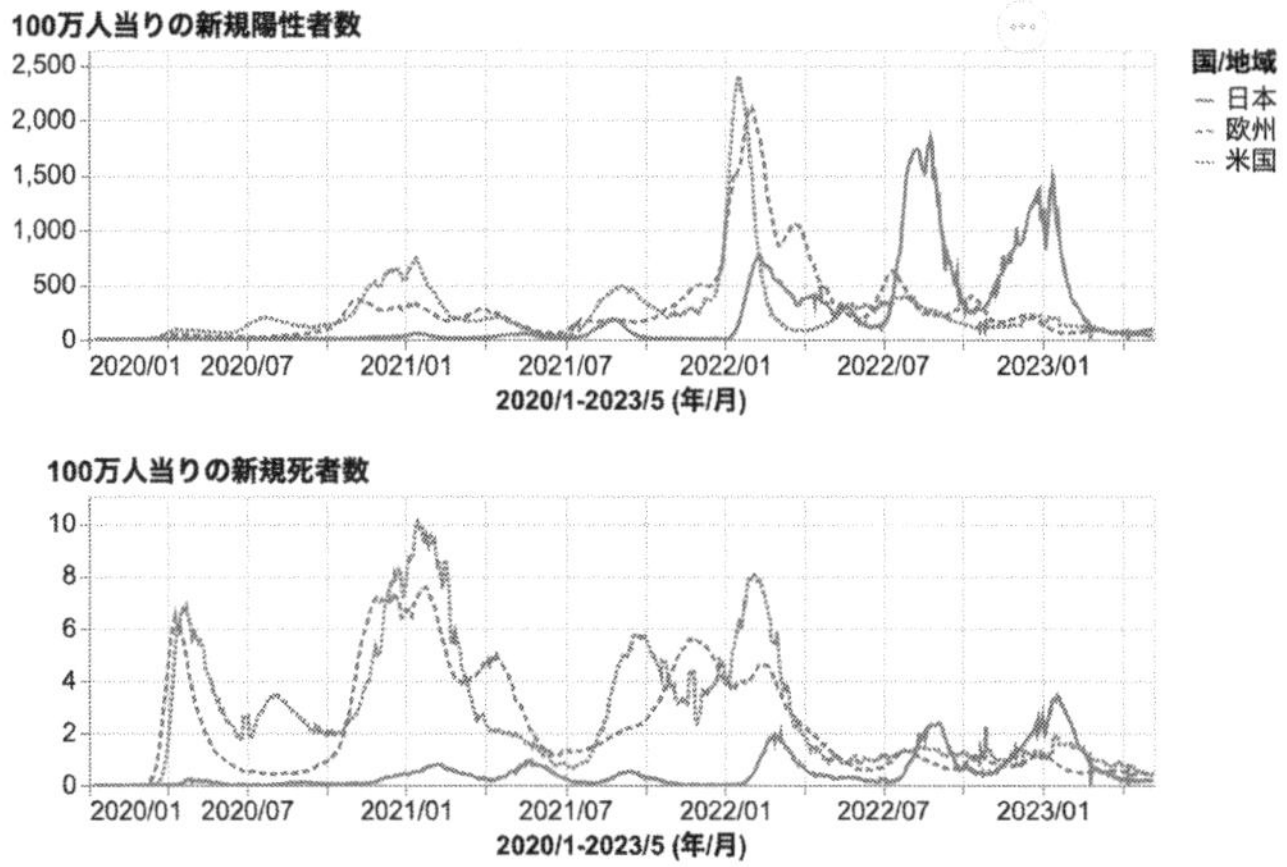

- 2022年2月から欧米は脱マスクが進んだ
- 「対策は無駄」また「マスクは不健康」と考える人が多かったのでは
- 子供が大人の目を気にして外せなくなるので日本でも脱マスクが進んで欲しい

図 3-6-2: 2022年2月から脱マスクが進んだ欧米

3—6—2　2022年2月から脱マスクが進んだ欧米

グラフは横軸が日ごとの時間推移を示し、縦軸は上のグラフが人口当りの陽性者数で下のグラフが人口当りの死者です。陽性者でも死者でも世界平均を超えるようになった日本ですが、欧米と比べると死者に関しては大した違いはありません。

それでも日本と違い欧米は２０２２年の２月あたりから、もうマスク着用の推奨も義務もやめマスク姿を見ることは無くなっています。この違いはどこから生まれるのでしょうか。

論理的に考えてマスクは不要と考えた人も居たでしょうし、いわゆる陰謀論に嵌ってマスク着用は支配者層の陰謀と考えた人も居たでしょう。しかし、そこは余り関係ないのではないかと筆者は考えます。単に「対策は無駄だった」また「マスクなんかしてて健康に過ごせるわけが無い」と考える人が多かったのではないでしょうか。

日本人も人の目を気にしてではなく、自分の健康をまず第一に考えてマスクを外しましょう。そうでないと子供がかわいそうです。いくら先生がマスクを外すように言っても外さないということが起きていると聞きます。これは先生始め、大人が外さないからです。多くの大人が外すようにならないと子供が外せません。子供たちの健康と未来を考えて大人が効果のないマスクを外しましょう。

3-7　マスクRCT（ランダム化比較試験）の難しさ

3-7-1　そもそも何故RCTが必要になるのか

RCTより二段階低い研究手法としてCase Control Studies（症例対照研究）があります。例えば肥満になった人がどのような生活をしていたかを調べ、肥満になっていない人とどのような違いがあったかを見付け原因を探ろうとするものです。過去に遡って調べるので、後向き研究と呼ばれます。

筋トレが原因かどうかを調べるには、患者に筋トレの有無や頻度を訊く必要があります。しかし訊いても過去の記憶なので間違っているかもしれないし、医者に運動嫌いであることを知られたくなくて過大申告することも考えられます。このようなバイアス、報告バイアスが避けられません。

また肥満になった筋トレ愛好家、筋トレ非愛好家、肥満になっていない筋トレ愛好家、筋トレ非愛好家を、現実の比率に近くなるように集めないといけませんが、それだけでも難しいのです。肥満で何らかの症状がある人は病院に来てますが、なってない人は病院には来ないのですから。

症例対称研究よりもエビデンスレベルが高い研究がCohort Studies（コホート研究）です。

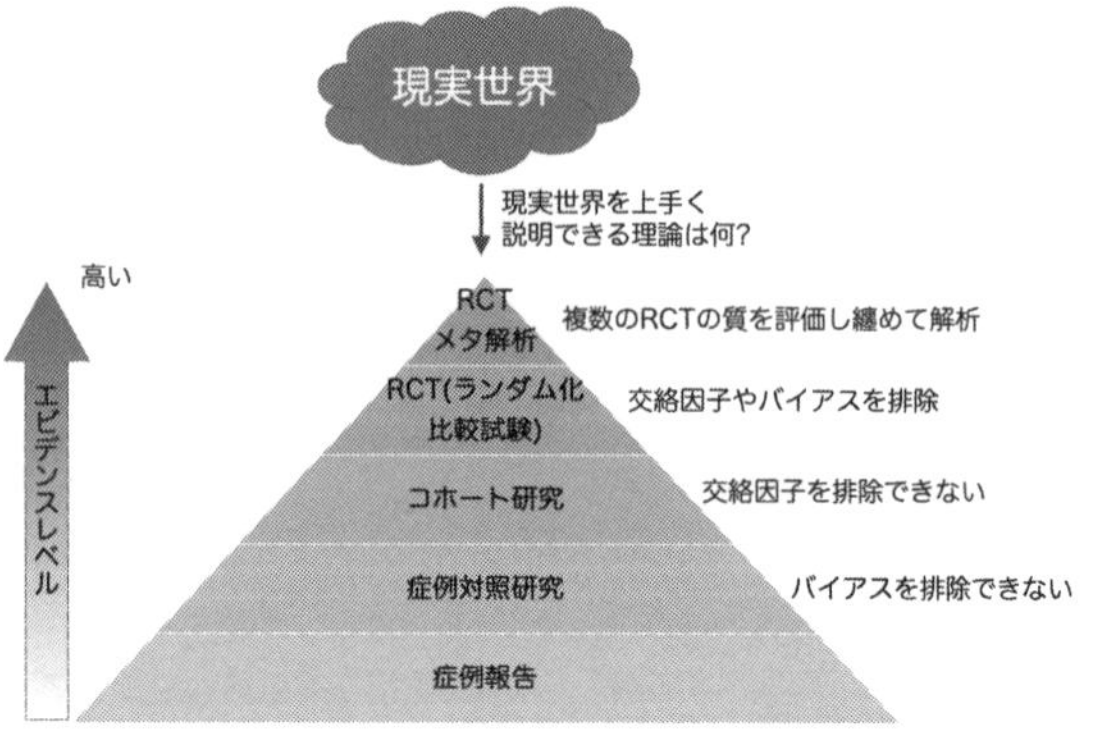

- 後からアンケート調査する「症例対照研究」はバイアスが入り込み易い
- 例) 肥満の発生は筋トレ不足が原因? つい過大申告してしまう可能性
- 集団に分け未来に向かう調査の「コホート研究」でも交絡因子排除できず
- 例) 肥満は筋トレ不足が原因? 筋トレする人はジャグリングもしていてこちらが肥満を防ぐ真の要因

図 3-7-1: そもそも何故RCTが必要になるのか

アンケートを実施し、筋トレ愛好家、筋トレ非愛好家との集団に分け、何十年もかけてそれぞれの集団の中での肥満の発生率を調べるというものです。未来に向かう研究なので前向き研究と呼ばれます（後向きのコホート研究もありますが説明は省略します）。しかしこれでも、筋トレ愛好家に肥満が少ないという結果が出ても、実は筋トレ愛好家はジャグリング愛好家が多く、ジャグリングこそが肥満を防ぐ真の原因という可能性が残ります。これを交絡因子と呼びます。

なお筋トレもジャグリングも筆者の趣味なので例としてこの二つを出しただけで、それ以上特別な意味は無いことにご留意下さい。

3−7−2　新薬や新ワクチンのＲＣＴ

バイアスと交絡因子を排除する実験としてＲＣＴがあります。ＲＣＴでは集団をランダム

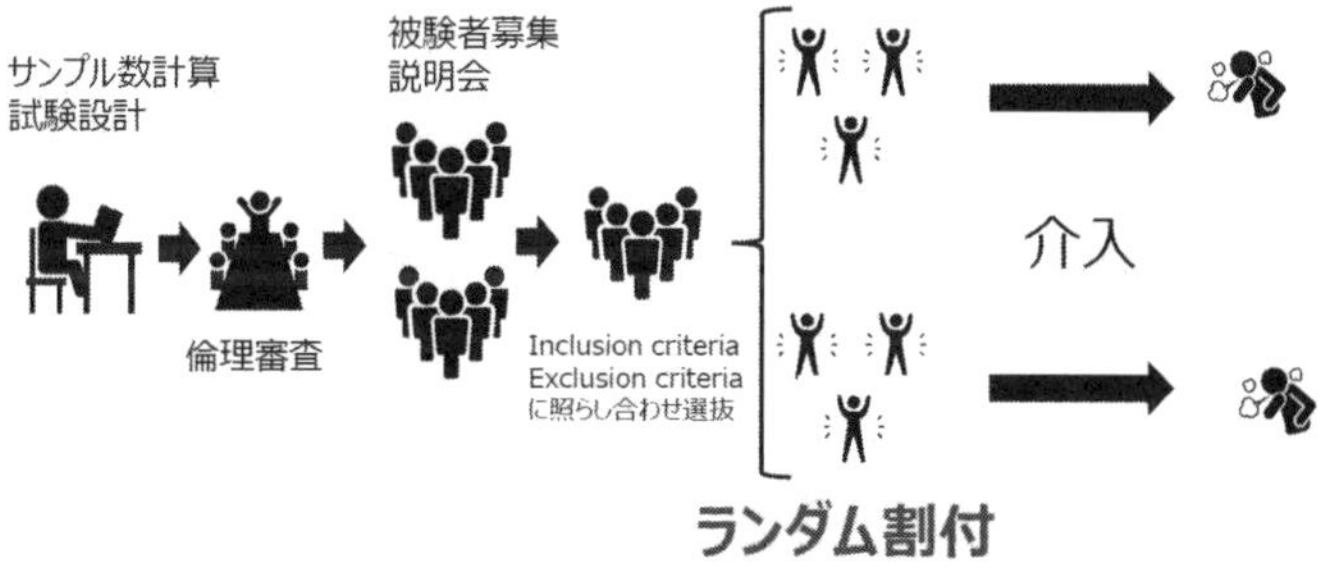

- 集団をランダムに二つの群に分ける
- ランダムに割付けることでバイアスの入る余地を減らす
- 交絡因子も二つの群に均等に振分けられることが期待

図 3-7-2: 新薬や新ワクチンの RCT

（無作為）に二つの群に分けます。上の例でいうと、被験者を集めて、これから筋トレしてもらう群とそうでない群とにランダムに振分けます。ランダムに振分け未来に調査することでバイアスが入る余地が減らせます。また筋トレ群と非筋トレ群のどちらにも、元から筋トレ愛好家も非愛好家もジャグリング愛好家も非愛好も同様の比率で含まれ交絡因子を排除することが期待できます。他の要因についても同じです。そして何十年もかけて肥満の発生率を調べることになります。

新薬の治験の例なら、薬を飲んでもらう群と、薬だと称した見た目がそっくりな偽薬を飲んでもらう群とに分けます。その際、被験者には自分が飲むのが薬なのか偽薬なのか分からないようにします。更に薬を処方する医師にもどちらか分からないようにすることを二重盲検法と呼びます。

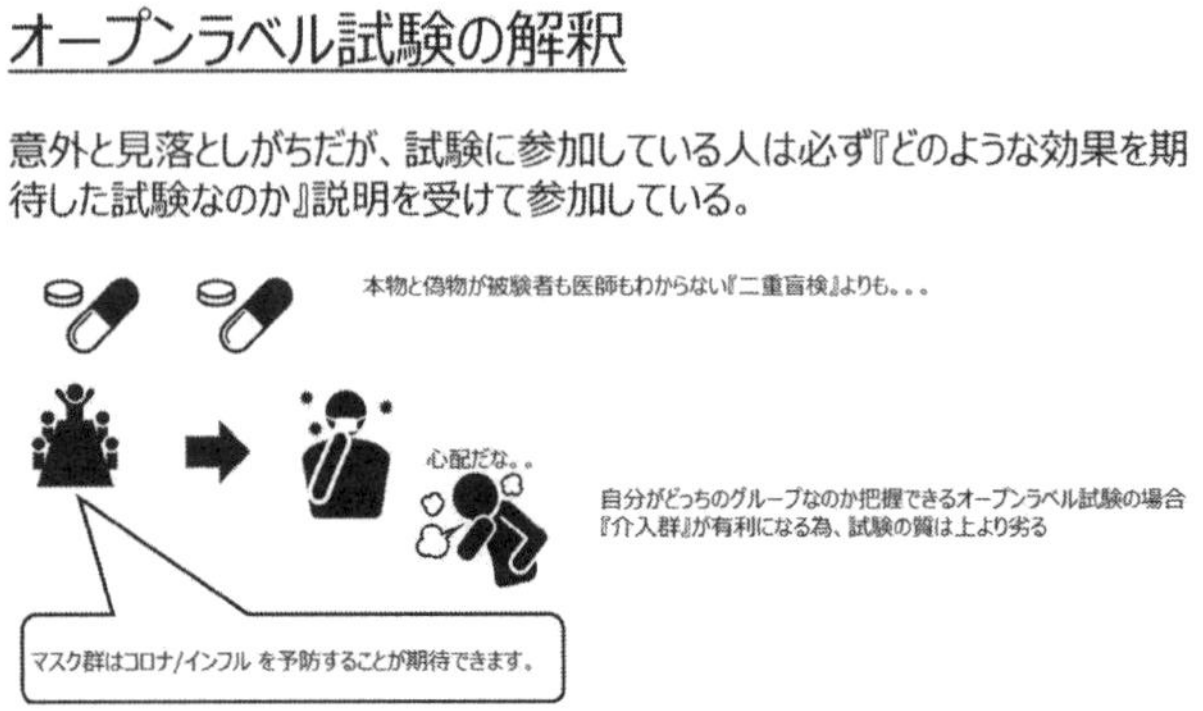
オープンラベル試験の解釈
意外と見落としがちだが、試験に参加している人は必ず『どのような効果を期待した試験なのか』説明を受けて参加している。
本物と偽物が被験者も医師もわからない『二重盲検』よりも。。。
心配だな。。
自分がどっちのグループなのか把握できるオープンラベル試験の場合
『介入群』が有利になる為、試験の質は上より劣る
マスク群はコロナ/インフル を予防することが期待できます。

- マスクRCTは着用群と非着用群への振分けが明白なオープンラベル試験
- 偽薬であっても効かない薬であってもプラセボ効果が期待、差が出にくい
- 薬・偽薬・マスク着用にだけはプラセボが期待でき、差が出やすい
- マスク非着用にだけプラセボが期待できない

図 3-7-3: マスクのRCTは介入群に有利な結果が出やすい

3―7―3　マスクのRCTは介入群に有利な結果が出やすい

前置きが長くなりましたが、RCTのエビデンスレベルが高いという説明が終りました。ようやくこれで新薬と違い、マスクのRCTは介入群に有利な結果が出やすいという説明ができます。

RCTでは試験に参加する人達は「どのような効果を期待した試験なのか」説明を受けて参加しています。これがマスクのRCTの場合、マスク群はコロナやインフルを予防することを期待し試験だと十分な説明を受けます。そこまでは薬と偽薬を使うRCTと同じなのですが、マスクRCTの場合は自分がマスク着用群に振り分けられたのか、非着用群に振り分けられたのか分かってしまう、オープンラベル試験とならざるを得ません。偽マスクは作れませんから。

これが偽薬を使える薬のＲＣＴとマスクＲＣＴとの大きな違いです。偽薬であってもどんなに効かない薬であったとしてもプラセボ効果はあり得るので、マスクにもプラセボはあり得るのです。薬、偽薬、マスク着用にだけはプラセボが期待でき、マスク非着用にだけプラセボが期待できないということになります。

このこともマスク論文を解釈する上で念頭に入れるべきでしょう。

3―8　コクランのＲＣＴのメタ解析論文で効果無し

3―8―1　コクランのＲＣＴのメタ解析論文で効果無し

コクラン［1］は、英国に本部を置き、国際的なネットワークを持ち、質の高い情報を用いて健康上の意思決定をしたいと考える人に情報を提供する非営利団体です。

特に医学の統計情報に関する情報は特筆すべきものがあります。

Jefferson らは２０２３年1月に、マスクに効果は認められなかったとするＲＣＴメタ解析論文を出しました。２０２０年11月にも同様のものが公開されていますが、２０２３年版には新型コロナを対象とした実験も追加されました。

何十年もインフルエンザや新型コロナなどの呼吸器系疾患に対するマスクの効果を調べるＲＣＴが行われてきて効果が認められないのですから、効果はないのです。

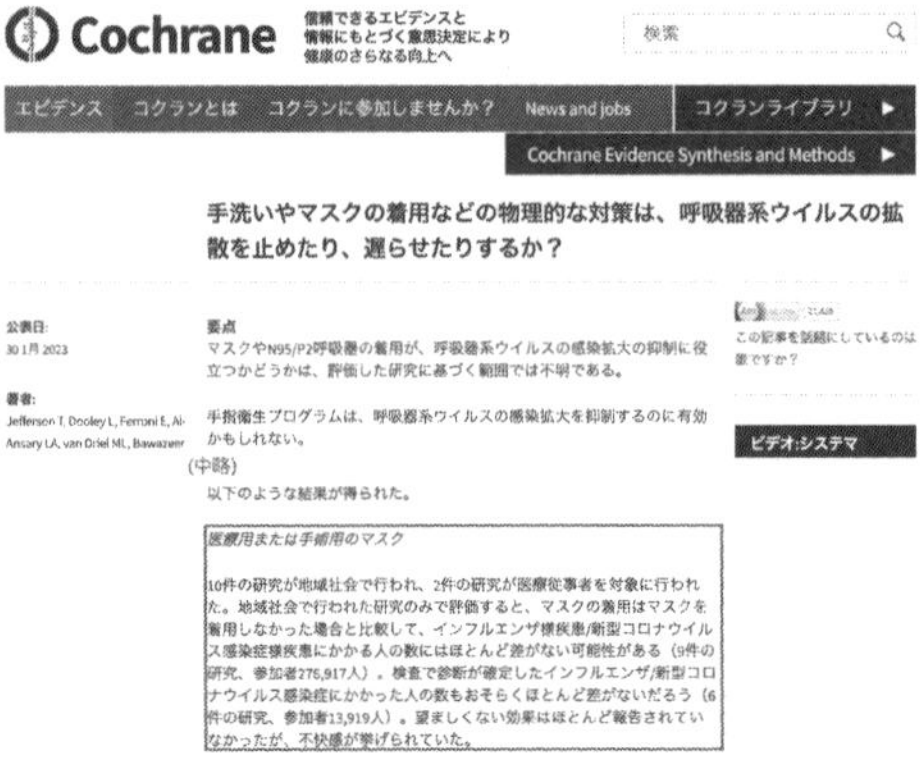
Cochrane 信頼できるエビデンスと情報にもとづく意思決定により健康のさらなる向上へ

検索

エビデンス　コクランとは　コクランに参加しませんか？　News and jobs　コクランライブラリ

Cochrane Evidence Synthesis and Methods

手洗いやマスクの着用などの物理的な対策は、呼吸器系ウイルスの拡散を止めたり、遅らせたりするか？

公表日:
30 1月 2023

著者:
Jefferson T, Dooley L, Ferroni E, Al-Ansary LA, van Driel ML, Bawazeer

要点
マスクやN95/P2呼吸器の着用が、呼吸器系ウイルスの感染拡大の抑制に役立つかどうかは、評価した研究に基づく範囲では不明である。

手指衛生プログラムは、呼吸器系ウイルスの感染拡大を抑制するのに有効かもしれない。

この記事を話題にしているのは誰ですか？

ビデオ:システマ

(中略)

以下のような結果が得られた。

医療用または手術用のマスク

10件の研究が地域社会で行われ、2件の研究が医療従事者を対象に行われた。地域社会で行われた研究のみで評価すると、マスクの着用はマスクを着用しなかった場合と比較して、インフルエンザ様疾患/新型コロナウイルス感染症様疾患にかかる人の数にはほとんど差がない可能性がある（9件の研究、参加者276,917人）。検査で診断が確定したインフルエンザ/新型コロナウイルス感染症にかかった人の数もおそらくほとんど差がないだろう（6件の研究、参加者13,919人）。望ましくない効果はほとんど報告されていなかったが、不快感が挙げられていた。

- 2023年1月マスクに効果は認められないとするRCTメタ解析論文公開
- 何十年もインフルエンザや新型コロナなどの呼吸器系疾患に対するマスクRCTで効果が認められ無いのだから「効果は無い」
- 「結論は出ていない、今後の研究が必要」は現実を認めたくない詭弁
- 少なくとも害もあるマスクを推奨してよい理由にはならない

図 3-8-1: コクランのRCTのメタ解析論文で効果無し

「結論は出ていない、今後の研究が必要」というのは現実を認めたくない人の詭弁にしか過ぎません。「効果があるという結果が出るまで続ける。その間は効果があるかどうかは不明であって効果が無いと結論できない」と言っているのに等しく、つまり「効果が無い」と言えるタイミングは永遠に来ないということです。こんな言説を信用するのでしょうか？

少なくとも害もあるマスクを推奨してよい理由にはなりません。

3–8–2　編集長が謝罪したことに筆者らは怒っている

「コクランレビューの著者達を招集して緊急会議が開催され対応について議論された。私（ジャーナリスト）には彼ら（著者達）

Many commentators have claimed that a recently-updated Cochrane Review shows that 'masks don't work', which is an inaccurate and misleading interpretation.

It would be accurate to say that the review examined whether interventions to promote mask wearing help to slow the spread of respiratory viruses, and that the results were inconclusive. Given the limitations in the primary evidence, the review is not able to address the question of whether mask-wearing itself reduces people's risk of contracting or spreading respiratory viruses.

The review authors are clear on the limitations in the abstract: 'The high risk of bias in the trials, variation in outcome measurement, and relatively low adherence with the interventions during the studies hampers drawing firm conclusions.' Adherence in this context refers to the number of people who actually wore the provided masks when encouraged to do so as part of the intervention. For example, in the most heavily-weighted trial of interventions to promote community mask wearing, 42.3% of people in the intervention arm wore masks compared to 13.3% of those in the control arm.

The original Plain Language Summary for this review stated that 'We are uncertain whether wearing masks or N95/P2 respirators helps to slow the spread of respiratory viruses based on the studies we assessed.' This wording was open to misinterpretation, for which we apologize. While scientific evidence is never immune to misinterpretation, we take responsibility for not making the wording clearer from the outset. We are engaging with the review authors with the aim of updating the Plain Language Summary and abstract to make clear that the review looked at whether interventions to promote mask wearing help to slow the spread of respiratory viruses.

多くのコメンテーターが、最近更新されたコクラン・レビューで「マスクは効果がない」と主張しているが、これは不正確で誤解を招く解釈である。

このレビューでは、マスク着用を促進するための介入が呼吸器系ウイルスの拡散を遅らせるのに役立つかどうかを検討し、その結果は結論が出なかったというのが正確なところでしょう。一次エビデンスの限界を考えると、このレビューは、マスク着用自体が呼吸器系ウイルスの感染や拡散のリスクを減らすかどうかという問題に取り組むことができない。

レビューの著者は、要旨でその限界について次のように明言している：『試験における高いバイアスリスク、アウトカム測定のばらつき、試験中の介入に対する比較的低いアドヒアランスが、確固たる結論を導き出す妨げとなる』。この文脈でのアドヒアランスとは、介入の一環として奨励されたときに、提供されたマスクを実際に着用した人の数のことである。例えば、地域住民のマスク着用を促進するための介入に関する最も重みのある試験では、介入群では42.3%の人がマスクを着用したのに対し、対照群では13.3%の人がマスクを着用しました。

このレビューの当初のPlain Language Summaryでは、「マスクやN95/P2呼吸器の着用が、呼吸器系ウイルスの拡散を遅らせるのに役立つかどうかは、評価した研究からは不明である」と記載されていました。この表現は誤解を招きやすいものであったため、お詫び申し上げます。科学的根拠が誤解を招くことは決してありませんが、当初からこの表現をより明確にしていなかったことに責任を感じています。私たちは、マスク着用を促進するための介入が呼吸器系ウイルスの拡散を遅らせるのに役立つかどうかを検討したレビューであることを明確にするために、平易な言葉による要約と抄録を更新する目的で、レビュー著者と協力しています。

- SOARES-WEISER 編集長は論文が誤解を起こしたとして謝罪した
- 論文筆者らに知らされてず、コクラン幹部に苦情を出すことを決定
- 編集長が何といおうと何十年分のRCTメタ解析論文で効果が示せないのだから「効果は無い」

図 3-8-2: 編集長が謝罪したことに筆者らは怒っている

が〝すべて合意に達した〟と伝えられた。〝我々（著者達）はこの扱いについてコクラン幹部に苦情を申し立てることを決定した〟」ですね。https://t.co/jOceY9xZH0
—藤川賢治（FUJIKAWA Kenji）@医療統計情報通信研究所（@hudikaha）
March 17, 2023

２０２３年３月にSOARES-WEISER編集長はマスクRCTメタ解析論文が誤解を起こしたとして謝罪しました［３］。２文抜粋してツッコミを入れます。

「多くのコメンテーターは、最近更新されたコクランレビューが『マスクは機能しない』ことを示していると主張していますが、これは不正確で誤解を招く解釈です」と編集長は言っています。しかし繰り返しになりますが、何十年分

のＲＣＴメタ解析で効果が示せてないのですから、効果は無いのです。
「一次エビデンスの限界を考えると、このレビューでは、マスク着用自体が呼吸器系ウイルスに感染したり拡散したりするリスクを軽減するかどうかという問題に対処することはできません」とも言っていますが、マスクで呼吸器系ウイルスを軽減できたというエビデンスも出せないのだから話は同じです。効果は有りません。

3―8―3　リスクバイアス図

コクランレビューでは43のマスクＲＣＴ論文を見付け、その質をバイアスの観点から評価しています。図は先頭部分の抜粋です。

Aiello 氏の論文が２０１０年と２０１２年とあり、これは後の解説でも重要な役割を果たすので、例にとってここではコクランでどのようなバイアスの評価となっているか少し解説します。Aiello 論文それ自体については別途、解説します。

Aiello（2010）はどのようにランダム化しているか分らないが、Aiello（2012）はランダム化の手法で書かれています。Aiello（2010）はランダム割付が被験者や研究者に隠蔽されていないが、Aiello（2012）は隠蔽されているという評価となっています。

このようにＲＣＴ論文ごとに質を評価し、質の高いものだけメタ解析に組込みます。Aiello（2012）は質が高いという評価となりメタ解析に組込まれていますが、Aiello（2010）

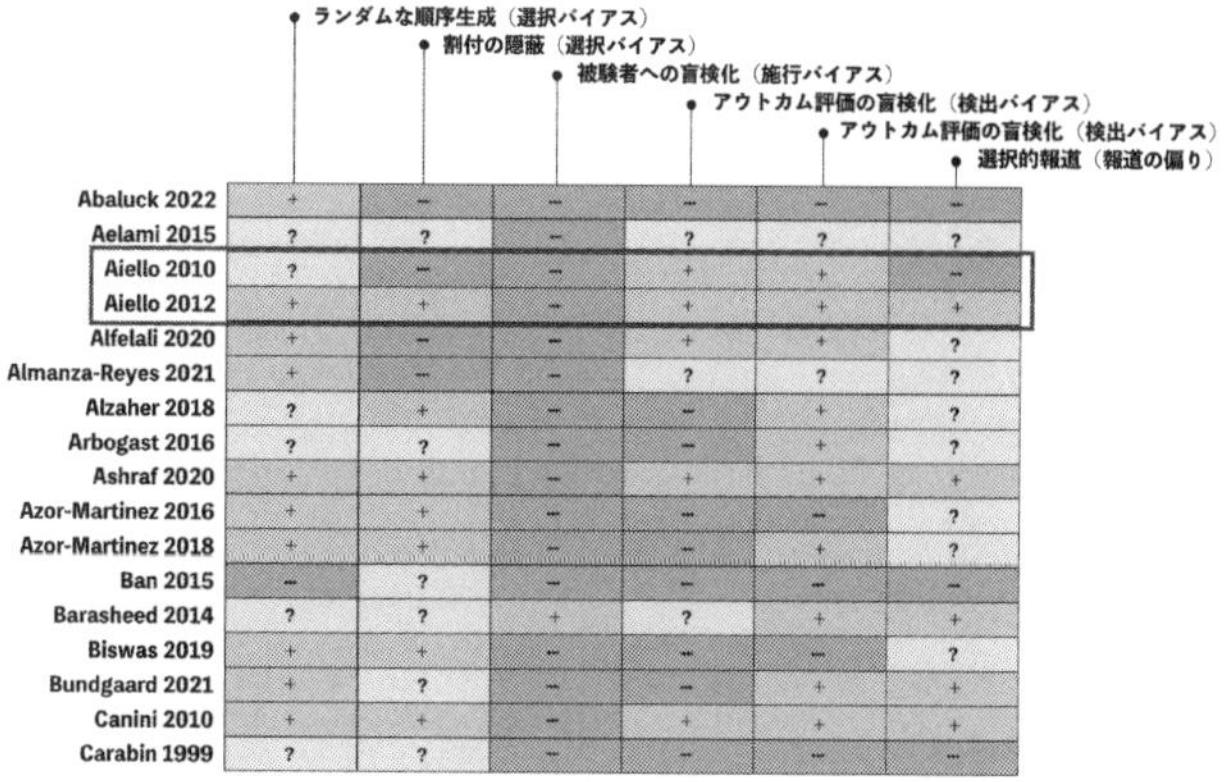

- 43のRCT論文のリスクバイアスを評価。以下例
- Aiello2010はどのようにランダム化がしているか分らない
- Aiello2010はランダム割付が被験者や研究者に隠蔽されず
- Aiello2012はランダム化の手法が書かれている
- Aiello2012はランダム割付が被験者や研究者に隠蔽

図 3-8-3: リスクバイアス図

は評価が低くメタ解析には組込まれていません。この判断は他のRCTメタ解析論文を読む上で重要な情報となるので強調しておきます。

3-8-4 メタ解析のフォレストプロット

図がJefferson（2023）のメタ解析のフォレストプロットです。やはりAiello論文を例に取り説明します。

Aiello（2012）の論文では、インフルエンザやコロナ感染症の様な症状では、Risk Ratioは1・10（95％信頼区間0・88〜1・38）となっておりマスクの方が10％悪く、信頼区間が1を跨いでいるので有意差無しと読めます。そしてその他の論文もまとめて解析した結果は、Risk Raito 0・95（0・84〜1・09）と、マスクの方が5％良く有意差無

Study or Subgroup	log[RR]	SE	Medica/surgical masks Total	No masks Total	Weight	Risk Ratio IV,Random,95% CI
1.1.1 Influenza/COVID-like illness						
Abaluck 2022(1)	-0.135	0.036	111525	155268	41.4%	0.87[0.81,0.94]
Aiello 2012	0.095	0.115	392	370	19.8%	1.10[0.88,1.38]
Alfelali 2020	0.095	0.105	3864	3823	21.9%	1.10[0.90,1.35]
Barasheed 2014	-0.55	0.3	75	89	4.6%	0.58[0.31,1.04]
Canini 2010	0.025	0.342	148	258	3.6%	1.03[0.51,2.00]
Cowling 2008	-0.128	0.483	61	205	1.9%	0.88[0.34,2.27]
MacIntyre 2009	0.1	0.28	186	100	5.2%	1.11[0.64,1.91]
MacIniyre 2016	-1.139	1.16	302	295	0.3%	0.32[0.03,3.11]
Suess 2012	-0.494	0.571	26	30	1.4%	0.61[0.20,1.87]
Subtotal(95% CI)			**116579**	**160338**	**100.0%**	**0.95[0.84,1.09]**

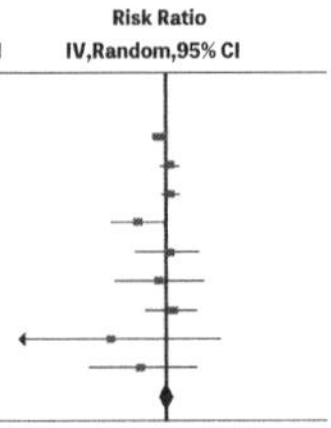

Heterogeneity Tnu²=0.01;Chi²=11.44,df=8(P=0.18);I²=30%
Test for overall effect:Z=0.71(P=0.48)

- AIELLO 論文を例に説明
- インフルエンザやコロナ感染症では、Aiello2012 の Risk Ratio は 1.10 (95%信頼区間 0.88〜1.38),マスクの方が10%悪く有意差無し
- 他の論文も纏めた解析0.95(0.84〜1.09) マスクが5%良く有意差無し
- Aiello2010は組込まれずAiello2012は全体に対するWeightは19.8%

図 3-8-4: メタ解析のフォレストプロット

しということになります。またAiello（2012）は全体に対するWeightは19・8%となっています。

他の論文もそれぞれのRisk RatioとWeightが書いており、インフルエンザやコロナ感染症の様な症状では、他の論文もまとめた解析はRisk Ratioが0・95（0・84〜1・09）でマスクが5%良く有意差無しとなります。インフルエンザやコロナ感染症の様な症状でマスクRCTのメタ解析では、有意差のある効果は認められませんでした。

参考文献

1 コクラン（Cochrane）

2 JEFFERSON, Tom, et al. Physical interventions to interrupt or reduce the spread of respiratory viruses. Cochrane database of systematic reviews, 2023, 1.

3 SOARES-WEISER, Statement on 'Physical interventions to interrupt or reduce the spread of respiratory viruses' review, 2023, 3.

4 AIELLO, Allison E., et al. Mask use, hand hygiene, and seasonal influenza-like illness among young adults: a randomized intervention trial. The Journal of infectious diseases, 2010, 201.4:

491-498.

5 AIELLO, Allison E., et al. Facemasks, hand hygiene, and influenza among young adults: a randomized intervention trial. PloS one, 2012, 7.1: e29744.

3–9 Aiello 博士のマスク研究

3–9–1 Aiello 博士のマスク研究の概要

Aiello 博士は２０１０年と２０１２年に代表的なマスク介入のＲＣＴ論文［１］［２］を掲載しています。

Aiello（2010）では、学生寮を、マスクを着ける寮、マスクと手洗い消毒をさせる寮、何もしない寮とに分け、２００６～２００７年のインフルエンザシーズンでの６週間のインフルエンザ様疾患（ＩＬＩ）の罹患率を調べています。しかしマスクのみの介入では有意差のある結果は出ませんでした。

Aiello（2012）は、２００７～２００８年のインフルエンザシーズンでの実験で、上記の問題点を改良して実施しています。しかし結果としてはマスク介入のみでは有意差のある結果は出せませんでした。

マスクと手洗い消毒をさせた群では、２０１０年の論文では４～６週間目で効果有り、２０

Aiello2010	Face mask vs control
WEEK	RR(95% CI)
Adjusted Model	
1.	0.98 (0.65-1.46)
2.	0.88 (0.65-1.20)
3.	0.80 (0.61-1.04)
4.	0.72 (0.53-0.98)
5.	0.65 (0.43-0.98)
6.	0.58 (0.34-1.00)
Week x treatment	0.90 (0.77-1.05)

Aiello2012	Face mask vs control
WEEK	RR(95% CI)
Adjusted Model	
1.	0.64 (0.34-1.19)
2.	0.70 (0.44-1.14)
3.	0.77 (0.51-1.17)
4.	0.85 (0.53-1.36)
5.	0.93 (0.51-1.71)
6.	1.02 (0.46-2.25)
Cumulative Rate Ratio	1.10 (0.88-1.38)

- 2010年の論文でマスクのみの介入では有意差出せず
- 2012年の論文でもマスクのみの介入では有意差出せず
- 両論文ともマスクと手洗い消毒させた群では期間後半に効果有り
- Aiello2010はランダム化の不備等でメタ解析RCT論文で組込まれない傾向

図 3-9-1: Aiello博士のマスク研究の概要

12年の論文では3~6週間目で効果有りとなっています。

Aiello（2010）では学生寮のランダムな割振りをどうやったのか分らない、またＩＬＩを示した患者の検査が不十分だとの指摘があり、コクランを始め、メタ解析ＲＣＴ論文で組込まれない傾向にあります。「組込まれない傾向」はＲＣＴメタ解析論文を比較する上で重要な指標になりますので強調しておきます。

また前述の通り繰返しになりますが、Aiello（2012）論文はそれ単体でマスクの有効性は示せておらず、全体の19・8％としてメタ解析に組み込まれています。強調しておきます。

参考文献

1 AIELLO, Allison E., et al. Mask use, hand hygiene, and seasonal influenza-like illness among young adults: a randomized intervention trial. The Journal of infectious diseases, 2010, 201.4: 491-498.

2 AIELLO, Allison E., et al. Facemasks, hand hygiene, and influenza among young adults: a randomized intervention trial. PloS one, 2012, 7.1: e29744.

3-10　専門家がマスク有効と根拠にするRCTメタ解析論文の怪しさ

3-10-1　専門家が参照するRCTメタ解析論文は効果あり？

西浦氏や尾身氏が「新型コロナウイルス感染症対策アドバイザリーボード」に提出した資料で参照されている、マスク有効とするRCTメタ解析論文の怪しさを解説します。名を連ねてる人達は、読めばおかしな論文だと分るはずなので、おそらく中身を読んでいないと思われます。

この論文は2022年査読済み論文ですが、2016年までの論文の再解析であり、解析においてコロナ禍での知見は含まれていません。2016年までの論文を再解析するとマスクに効果はありましたという内容です。この時点でおかしな話です。

一方で既に紹介した2023年1月のコクランレビューJefferson（2023）ではコロナ禍でのマスク論文も解析に組込まれています。

3-10-2　RCTメタ解析でマスク有効論文Li（2022）の怪しさ

Li（2022）ではマスクRCTメタ解析で有意な予防効果が認められた（OR＝0・84：95％CI）としています。

- 西浦氏や尾身氏がマスク着用が有効だとする資料を提出
- 参照されているメタ解析RCT論文は効果ありだが中身がおかしい
- 2022年の論文だが2016年までの論文の再解析でコロナ禍の知見含まず

図 3-10-1: 専門家が参照するRCTメタ解析論文は効果あり？

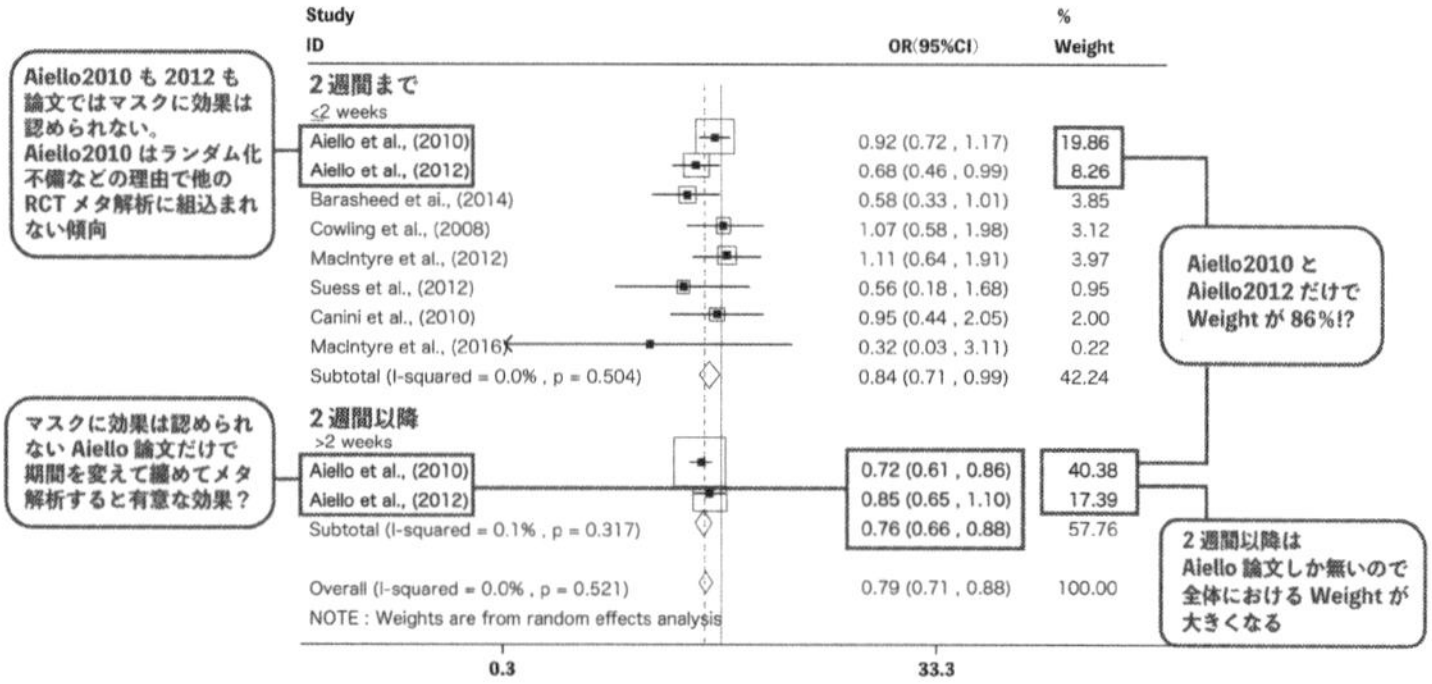

- Li2022 ではマスクRCTメタ解析で有意な予防効果が認められた?
- Aiello博士の二つの論文の Weight は合計で86%
- Aiello博士の二つの論文でマスク介入で有意な効果は示せず
- 他のメタ解析論文で含まれない傾向のAiello2010を組込んでる

図 3-10-2: RCTメタ解析でマスク有効論文 Li2022 の怪しさ

Aiello2010

WEEK	Face mask vs control RR(95% CI)
Adjusted Model	
1.	0.98 (0.65-1.46)
2.	0.88 (0.65-1.20)
3.	0.80 (0.61-1.04)
4.	0.72 (0.53-0.98)
5.	0.65 (0.43-0.98)
6.	0.58 (0.34-1.00)
Week x treatment	0.90 (0.77-1.05)

有意では無い

Aiello2012

WEEK	Face mask vs control RR(95% CI)
Adjusted Model	
1.	0.64 (0.34-1.19)
2.	0.70 (0.44-1.14)
3.	0.77 (0.51-1.17)
4.	0.85 (0.53-1.36)
5.	0.93 (0.51-1.71)
6.	1.02 (0.46-2.25)
Cumulative Rate Ratio	1.10 (0.88-1.38)

有意では無い

比較的良い
比較的悪い
比較的良い
比較的悪い
組み合わせると
有意な効果？

- 2週間以降の論文がAiello論文しか無いことで、 Aielloだけでsubtotal
- 2週間と2週間以降(3週目〜6週目)と期間の長さ違うので、2週間以降はweightが大
- Aiello 2010は比較的、前半が悪く、後半がよい
- Aiello 2012は比較的、前半がよく、後半が悪い
- 前半と後半をそれぞれ組合せることで、有効性を捻出

図 3-10-3: Li2022 はどういう操作をしているのか

しかしまずフォレストプロットを見て分ることは、これは本当に複数論文のメタ解析ですか？　ということです。論文全体でAiello博士の2つの論文のWeightは合計で86％です。特に2週間以降の解析にはAiello博士の論文で100％を占めています。

そもそもAiello博士は2つの論文で、マスク介入で有意な効果は示せなかったというのが結論です。更にAiello博士の2010年の論文は、コクランなど、他のメタ解析論文はランダム化が不十分との理由で採用されていません。

3-10-3　Li（2022）はどういう操作をしているのか

ではLi（2022）はどういう操作をして有効性を出しているのでしょうか？

まず前述の通り、他のRCTメタ解析論文では弾かれているAiello（2010）を組込みます。2週間以降の論文がAiello論文しかないことで、Aielloだけで2週間以降のsubtotalを出します。2週間と2週間以降（3週目～6週目）後者の

方が期間が長いのでWeightが大きくなります。

　またAiello（2010）では1~2週間の結果は比較的前半が悪く、後半がよくなっています。逆にAiello（2012）は前半の結果は比較的前半がよく、後半が悪くなっています。Aiello（2010）とAiello（2012）との2週間以降をまとめて解析することで2週間以降の有意な効果が示されるということが起きたようです。これは統計では人週が増えるとCIの範囲が狭まるので起きうる現象です。2週間に関しても他の論文を組み込んでいますが話は同じです。

　まとめると元の論文執筆者が有効ではないとしている論文に他の論文を少し組入れて期間を分割して解析し直すと有意な結果が出せる、というメタ解析論文で、恣意的な結果は幾らでも出せるという悪例となっています。

参考文献
1　LI, Hui, et al. Efficacy and practice of facemask use in general population: a systematic review and meta-analysis. Translational Psychiatry, 2022, 12.1: 49.

3-11　RCTでマスク有効のバングラデシュ論文の怪しさ

3-11-1　RCTでマスク有効性のバングラデシュ論文の怪しさ

マスクでコロナ感染拡大防止にRCTで効果有りの有意差が出たとする論文として、バング

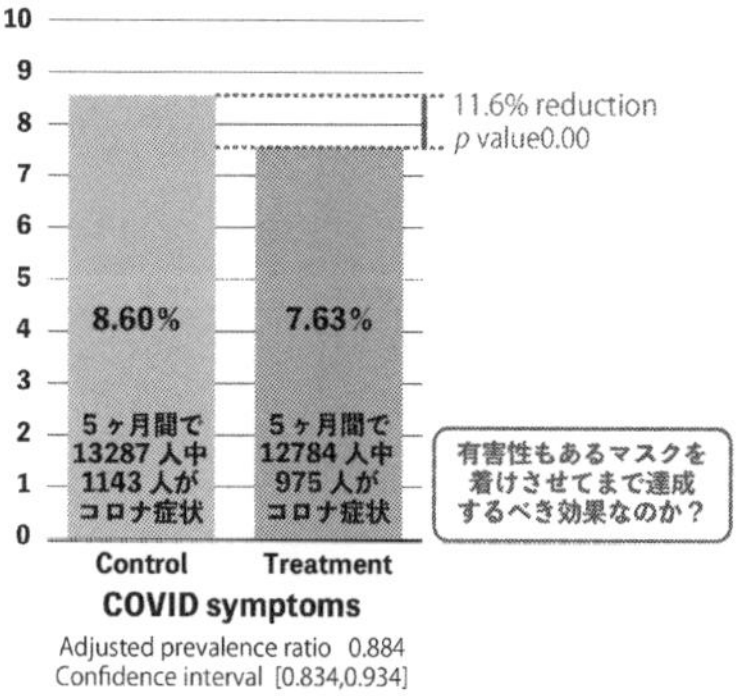

- マスク介入でコロナ患者が11.6%減という僅かな差しか出せてない
- 5ヶ月マスクさせて、1万人中860人のコロナ患者が760人になる程度

図3-11-2: そもそも11.6%減という僅かな差しか出せてない

ラデシュの村で2020年11月から2021年4月にかけてRCTを行った論文ABALUCK（2022）［1］があります。しかしこの論文には疑問点が多々ありますので解説していきます。

3−11−2　そもそも11・6%減という僅かな差しか出せてない

バングラデシュ論文では、マスク介入でコロナ患者が11・6%減という僅かな差しか出せていません。実数に直すと、5ヶ月間で、マスク非介入では1万3287人中1143人がコロナ症状が出て、マスク介入群では1万2784人中975人にコロナ症状が出たことになります。数値的に有意な減少となっていますが、マスクには既に述べたようにデメリットもあるのに、11・6%減という結果が正しいとしても、この程度の減少で介入すべきだとは筆者には考えられません。

60 歳以上のサージカルマスク
35% 減の効果？でも他は？

	全て	40 歳未満	40 歳台	50 歳台	60 歳以上
不織布マスクの血清有病率	0.889 [0.780 , 0.997]	0.967 [0.834 , 1.100]	**1.009** [0.817 , 1.200]	0.772 [0.595 , 0.949]	**0.647** **[0.448 , 0.845]**
布マスクの血清有病率	0.942 [0.781 , 1.103]	1.058 [0.870 , 1.247]	0.7[illegible] [0.4[illegible]967]	0.838 [0.524 , 1.153]	**1.084** **[0.769 , 1.399]**

40 代のサージカルマスクでは
僅かに悪化（有意差無し）

60 歳以上の布マスク
では悪化（有意差無し）

- 布マスクでは駄目だし、子供にマスクをさせる根拠にはならない。
- 60歳以上の布マスクでは悪化(有意差無し)
- 40代のサージカルマスクでは悪化(有意差無し)

図 3-11-3: 60歳以上サージカルマスク35%減の効果? でも他では?

3-11-3　60歳以上サージカルマスク35％減の効果？でも他では？

　更に論文では、サージカルマスクを使用した村では、60歳以上の血清有病率が35・3％有意に減少したとあります。しかし60歳以上の布マスクや、40代のサージカルマスクではむしろ悪くなっています（ただし有意ではありません）。

　これでは少なくとも布マスクの効果があったといえませんし、子供にマスクをさせる根拠になりません。更に言えば、60歳以上など特定の年代にだけ有意にサージカルマスクの効果があるという結果はおかしいと感じます。筆者は、これは区分を細かくした結果、たまたまある集団にだけ有意な結果が出ただけだと考えています。

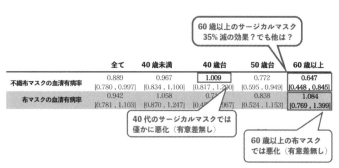

3-11-4　この研究はそもそもマスクのRCTなのか？

この研究はクラスター（集団）RCTというもので、ある村ではスタッフがマスク着用を促し、その他の村では促していません。マスク着用を促した村では、スタッフは他にもソーシャルディスタンスを促しており、仮に効果が出たとしても純粋なマスクの効果といえるかは疑問です。

この疑問点は、論文としてもChikina（2022）［2］は無視できないサンプリングバイアスとして指摘しています。

参考文献

1　ABALUCK, Jason, et al. Impact of community masking on COVID-19: a cluster-randomized trial in Bangladesh. Science, 2022, 375.6577: eabi9069.

2　CHIKINA, Maria; PEGDEN, Wesley; RECHT, Benjamin. Re-analysis on the statistical sampling biases of a mask promotion trial in Bangladesh: a statistical replication. Trials, 2022, 23.1: 1-5.

3-12　東大マネキン実験のおかしさ

3-12-1　東大マネキン実験の概要

内閣官房が提供する新型コロナウイルス感染対策で参照されている研究としては、いわゆる東大マネキン実験と富岳での一連のシミュレーションがあります。

COVID-19の感染拡大を防ぐためCDC（Centers for Disease Control and Prevention: アメリカ疾病対策予防センター）やWHO（World Health Organization: 世界保健機構）のガイドラインにおいてマスクの着用が奨励されており、医療現場を含め様々な場所でマスクの使用が求められています。しかしながら、マスクの性能についてはラテックスビーズや塩化ナトリウムを試験粒子として捕集効率が評価されており、感染性を持ったウイルス飛沫やエアロゾルに対するマスクの防御効果についてはわかっていませんでした。

本研究では、空中に浮遊するSARS-CoV-2に対してマスクがどの程度の防御効果を持つかを検討するために、感染性のSARS-CoV-2を用いてウイルスの空気伝播をシミュレーションできる特殊チャンバーを開発しました（図1）。

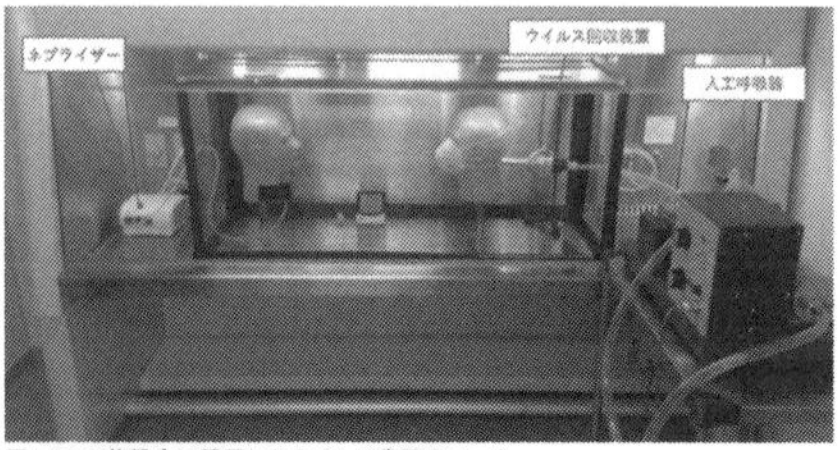

図1 BSL3施設内に設置したウイルス噴霧チャンバー

左側のマネキンの口からSARS-CoV-2が噴出されチャンバー内に拡散する。右側のマネキンには人工呼吸器が繋がれており、吸い込んだウイルス粒子はウイルス回収装置に捕集される。

- 東大マネキン実験では効果有りだが日本はマスクして陽性者世界一
- 現実に則していない何かがあるのではと考えるべき

図 3-12-1: 東大マネキン実験の概要

まず既に説明したように、現実社会では全く効果を出せていません。しかし東大マネキン実験では効果有りとなっています。ここで、東大マネキン実験は現実に則していない何かがあるのではないかと考えるべきです。検証していきます。

まずは東大マネキン実験の概要を、東大のページ［2］から抜粋します。

> 東京大学医科学研究所感染・免疫部門ウイルス感染分野の河岡義裕教授らの研究グループは、新型コロナウイルス（SARS-CoV-2）の空気伝播におけるマスクの防御効果とマスクの適切な使用法の重要性を明らかにしました。
>
> （中略）
>
> 本研究では、バイオセーフティーレベ

ル（BSL）3施設内に感染性のSARS-CoV-2を噴霧できるチャンバーを開発し、その中に人工呼吸器を繋いだマネキンを設置して、マネキンに装着したマスクを通過するウイルス量を調べました。その結果、マスクを装着することでSARS-CoV-2の空間中への拡散と吸い込みの両方を抑える効果があることがわかりました。また、N95マスクは最も高い防御性能を示しましたが、適切に装着しない場合はその防御効果が低下すること、また、マスク単体ではウイルスの吸い込みを完全には防ぐことができないことがわかりました。

3―12―2　現実と何が乖離しているのか？

さて、実験の設定はどこが現実と乖離しているのでしょうか？

まずN95や更にN95をフィットテストしてマスクを装着する人は現実にはほとんどいませんので、この結果は現実世界には全く反映されません。布マスクと不織布の結果だけ見ればよいでしょう。

「聞き手だけがマスクを着用」や「話し手だけがマスクを着用」した場合、布マスクや不織布で47％から70％の削減効果があったとしています（なお英語の元論文では「Spreader（拡散者）」と「Receiver（受け側）」ですが、内閣官房の資料で「話し手」と「聞き手」となっているので本稿でもこちらの表記を採用します）。

論文中では「simulating a mild cough at a flow speed of 2 m/s（2）for 20 min」つまり

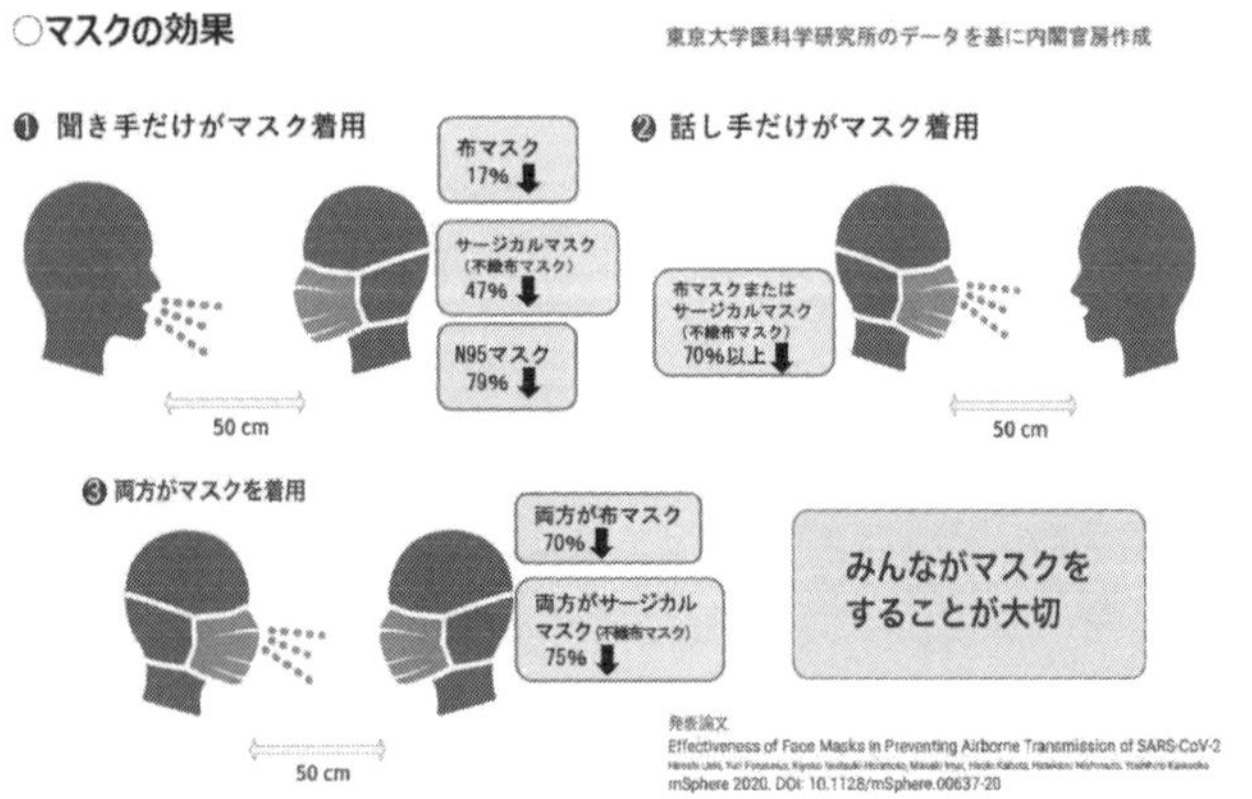

- N95を装着する一般人はほとんどいないから現実世界とは関係無い
- 20分間咳をする人と向かい合うのもどうかと思うが置いておく
- 時間がもっと経過した場合はどうなるのか
- 10個のウイルスでも50％が感染。マスクに削減効果が仮にあっても無意味

図 3-12-2: 現実と何が乖離しているのか?

「2メートル毎秒のおだやかな咳を20分間」と書かれています。20分間咳をする人と向かい合うのもどうかと思いますが、それは置いておきます。ともかく20分間の実験結果に過ぎません。

時間経過と時間が経てば結局は空気中にウイルスが充満していきますが、その考察がありません。例えば論文3では、マスクに防御効果がありそれがずっと継続するにせよ、換気をせず時間が経てば結局は感染率が話し手がマスクをしていてもマスク無しの場合と同程度になっている結果が示されています。

また感染価という問題があります。実際にどのくらいの数のウイルスに曝露すると感染するのかを調べたところ、10 TCID50という結果のもの［4］があります。つまり10個のウイルスに曝露するだけで50％の人が感染

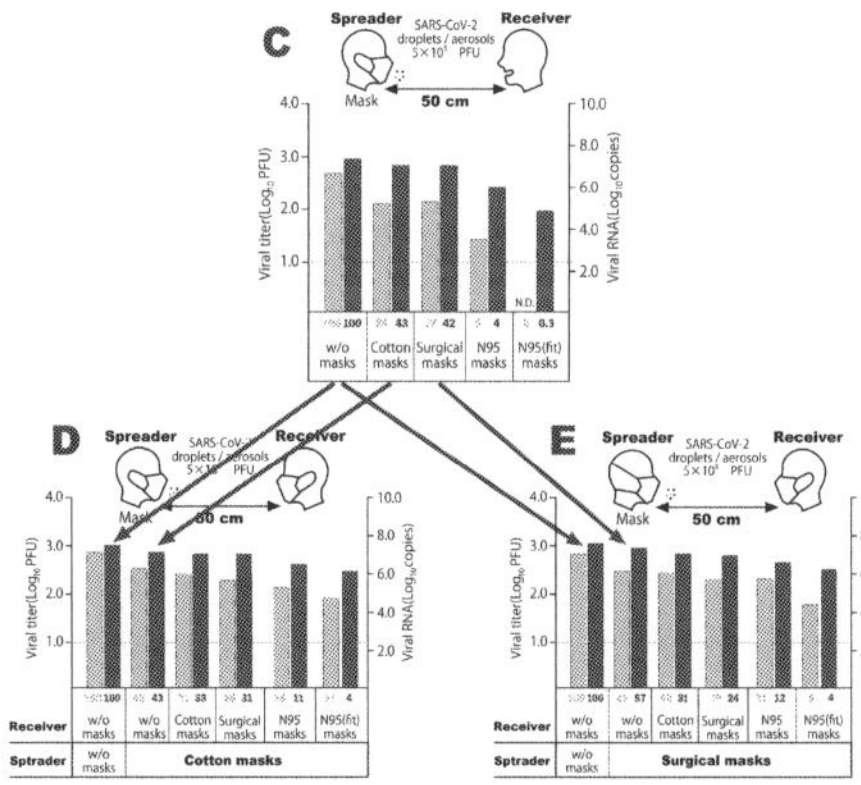

- Cの図とDとEの図で同じ項目なのに違う値になっている箇所がある
- Cの図の値を採用すれば聞き手はマスクをしない方が受けるウイルス量が少ない
- 感染源になるからという理由でナースキャップが廃止された
- 長時間のマスクがむしろ感染源になるのは当り前

図 3-12-3: 聞き手側のグラフの不思議

してしまうということです。これではマスクで数十%の削減効果があったとしても感染率に影響は出ないでしょう。

3―12―3　聞き手側のグラフの不思議

聞き手側の結果をよく見ると、むしろ陽性者数世界一となった現実世界の現象を示唆する結果であることが分ります。

論文から抜粋したCの図での話し手が、マスク無し、布マスク、不織布マスク、である場合は、図Dと図Eでは矢印で示す対応になっている筈です。しかし何故か絶対値、つまり各棒グラフの高さが異なっており、高くなってしまっています。

上の図Cの棒グラフを採用してもよいのなら、話し手が布マスクをしている場合（図D）、話し手が不織布マスクをしている場合（図E）、どちらにおいても、聞き手がマスクをしない方が、布マスクや不織布マスクに比べて受けるウイルス量が少ないという結果になってしまっています。

マスクを付けていた方が感染し易いという結果が出ることはむしろ自然で、ナースキャップが何故廃止されたかといえば、ナースキャップがむしろ感染源となることが分ったからです。口元を覆った物をずっと取り替えずに使い続けるとどうなるか、少し考えれば分ると思うのですが、いかがでしょうか。

3–12–4 結論には論文の限界も書いてある

ウイルスの空気中での安定性は、無機物、タンパク質、界面活性剤などの飛沫・エアロゾル成分によって変化することが報告されており、マスクの透過効率もウイルス飛沫・エアロゾルの成分によって影響を受けることが示唆されている。

結論には、論文の限界も書いてあることが一般的です。東大マネキン論文においても、右のように書かれており、空気中でウイルスが残る可能性が示唆されています。本来であれば更に長い時間が経った場合は別途検討する必要があるということを書くべきだと筆者は考えます。

いずれにせよ、繰り返しますが、まず現実世界での整合性が取れているかが一番大事なことで、違う結果が出ているのなら、何故その乖離が起きたのか考察が重要です。東大マネキン研究は仕組みの解明を目指した研究とはいえても、エビデンスレベルとしては最低ランクの研究

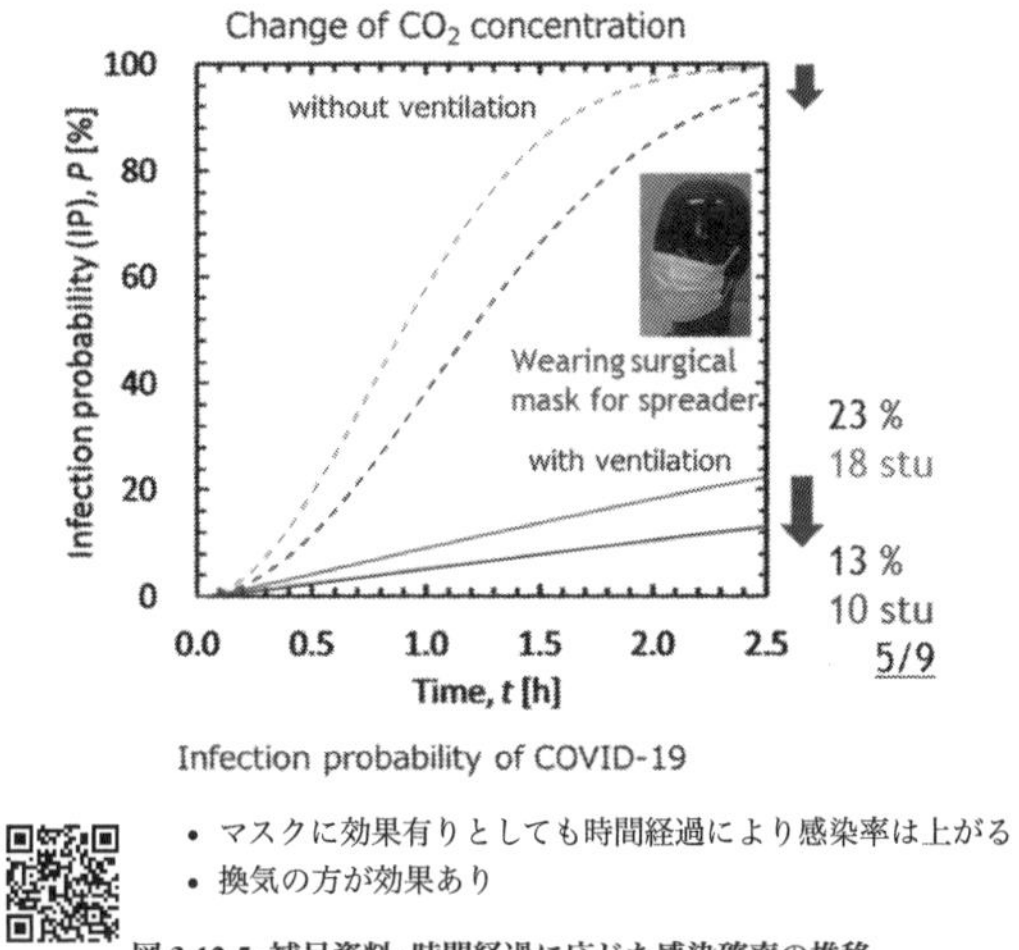

• マスクに効果有りとしても時間経過により感染率は上がる
• 換気の方が効果あり

図 3-12-5: 補足資料: 時間経過に応じた感染確率の推移

であることに注意が必要です。

3-12-5　補足資料：時間経過に応じた感染確率の推移

Higashi（2022）［3］の実験では、実験室で様々な種類のマスクをしてもらった状態で声を出してもらい飛沫の透過率を計測。その結果を元にシミュレーションにより感染者が講義室にいたときに時間推移による感染確率をプロット。不織布マスクによる感染確率低下が10％と計算されているものの、結局は換気の効果に比べれば非常に低いことも同時に示されています。

参考文献
1　UEKI, Hiroshi, et al. Effectiveness of face masks in preventing airborne transmission of SARS-CoV-2. MSphere, 2020, 5.5: e00637-20.
2　東京大学医科学研究所新型コロナウイルスの空気伝播に対するマスクの防御効果

3 HIGASHI, Hidenori, et al. Measuring the effects of respiratory protective equipment and other protectors in preventing the scattering of vocalization droplets. Industrial Health, 2023, 2022-0180.
4 KILLINGLEY, Ben, et al. Safety, tolerability and viral kinetics during SARS-CoV-2 human challenge in young adults. Nature Medicine, 2022, 28.5: 1031-1041.

3-13 行動制限に効果はあったのか？

3-13-1 駅の人流と新規陽性者の傾向にほぼ相関無し

マスクと共に実施された自粛、すなわち行動制限に効果はあったのでしょうか？ 行動制限により新規陽性者・死者に関連性は無かったという論文は出ています［1］［2］［3］。

ここではGoogleが提供する人流データを用いて、その時期、駅や住宅街に人が多かったのか少なかったのか、というグラフと陽性者や死者のグラフを重ね合せてみます。グラフは横軸が日ごとの時間推移で、2020年1月からまん延防止等重点措置があった2022年3月までを示しています。縦軸には2つの値をプロットしており、青い線（実線）が駅の人流（%）で、朱色（網かけに見える部分）が人口当りの新規陽性者数です。例として日本、東京、大阪、沖縄を取り上げます。

まず、緊急自体宣言やまん延防止等重点措置により行動制限をしましたが、感染の波は起こり、波が高くなっていたことが分ります。オリンピックを開催するしないで揉めていた202

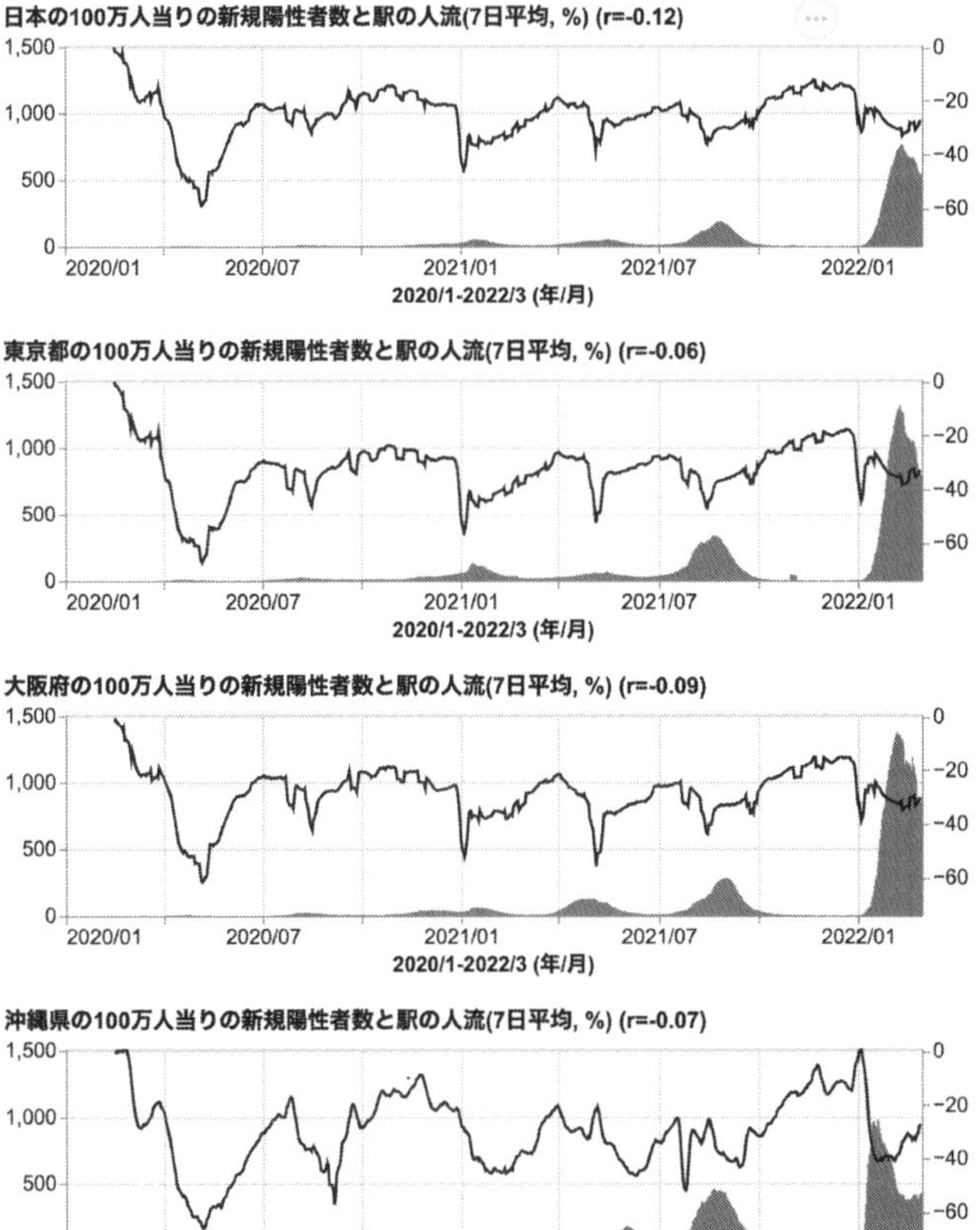

- 行動制限と新規陽性者・死者に関連性は無かったという論文は出ている
- 駅の人流と新規陽性者、日本・東京・大阪は相関無し、沖縄は弱い正の相関

図 3-13-1: 駅の人流と新規陽性者の傾向にほぼ相関無し

1年6月ごろの第5波より2022年1月からの第6波やそれが下がり切らないうちに始まった2022年7月からの第7波の方がずっと高くなっています。そして下がったといっても、もはや第5波のピークを超えるようになりました。

行動制限と感染の波には関連性があるのでしょうか？ 詳しく見ていきます。

rで示している数値は相関係数です。rが-0・2から0・2の範囲にあるときは、相関が無いと見做せますので、日本、東京、大阪には相関がなく、沖縄には弱い正の相関があるといえます。

3―13―2 駅の人流と死者の傾向にほぼ相関無し

次に図に駅の人流を青い線で示しているのは同じですが、網かけを死者としたグラフを示します。2つの値に相関は無しと出てるのですが、沖縄以外は全部マイナスの値であることが気になります。といいますのは、次の図を見て下さい。

3―13―3 住宅街の人流と死者の傾向に相関無しだが……

朱色が死者なのは同じですが、青い線は住宅地の人流、つまり人が家かその付近にどのくらいいたかを示しています。

2つの値に相関があると、家に居た方（ステイホーム）が死者が増える傾向であることを示

日本の100万人当りの新規死者数と駅の人流(7日平均, %) (r=-0.04)

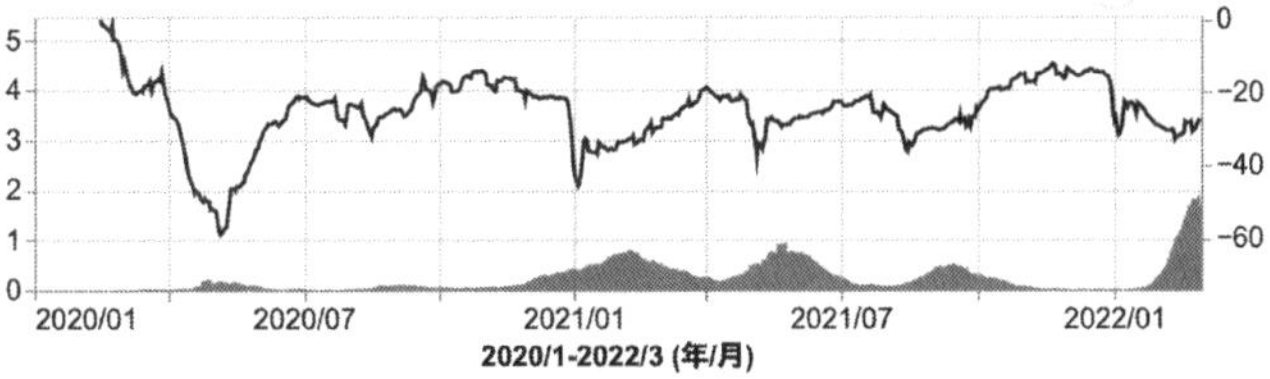

東京都の100万人当りの新規死者数と駅の人流(7日平均, %) (r=-0.04)

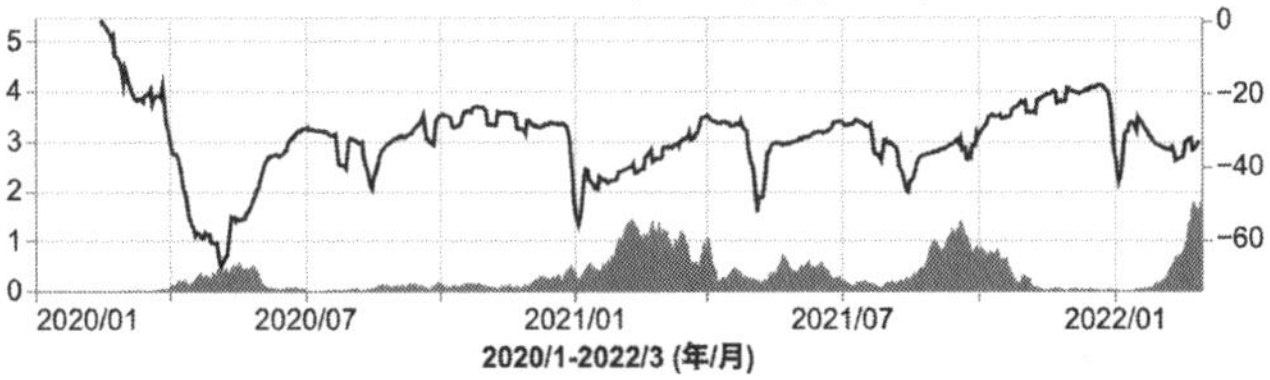

大阪府の100万人当りの新規死者数と駅の人流(7日平均, %) (r=-0.15)

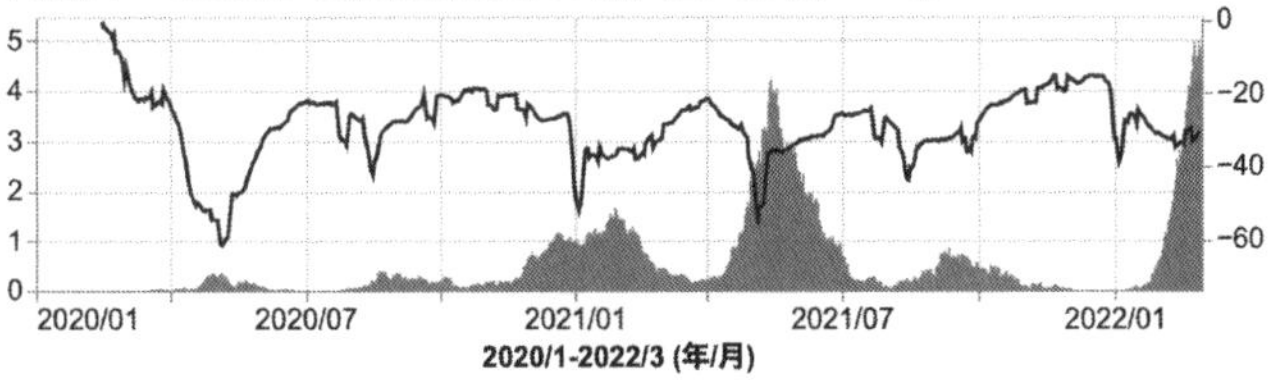

沖縄県の100万人当りの新規死者数と駅の人流(7日平均, %) (r=0.01)

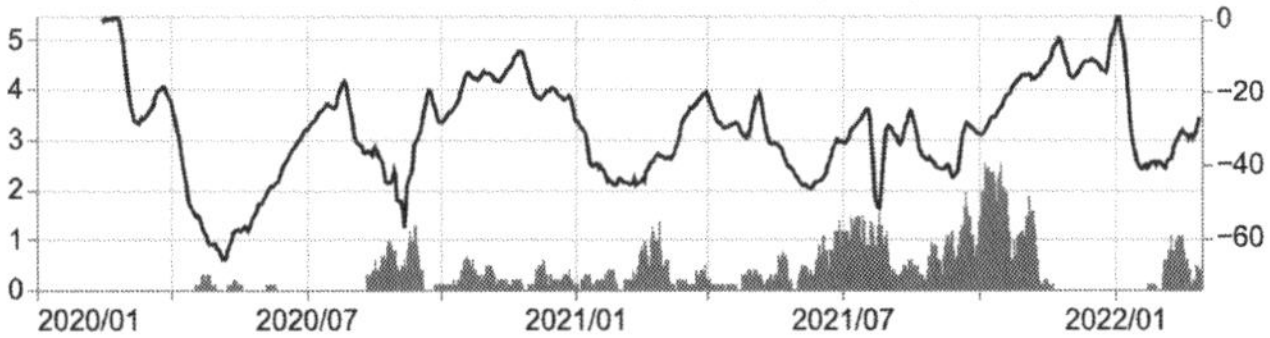

- ただし沖縄以外は全部マイナスであることが気になる(次ページ参照)

図 3-13-2: 駅の人流と死者の傾向にほぼ相関無し

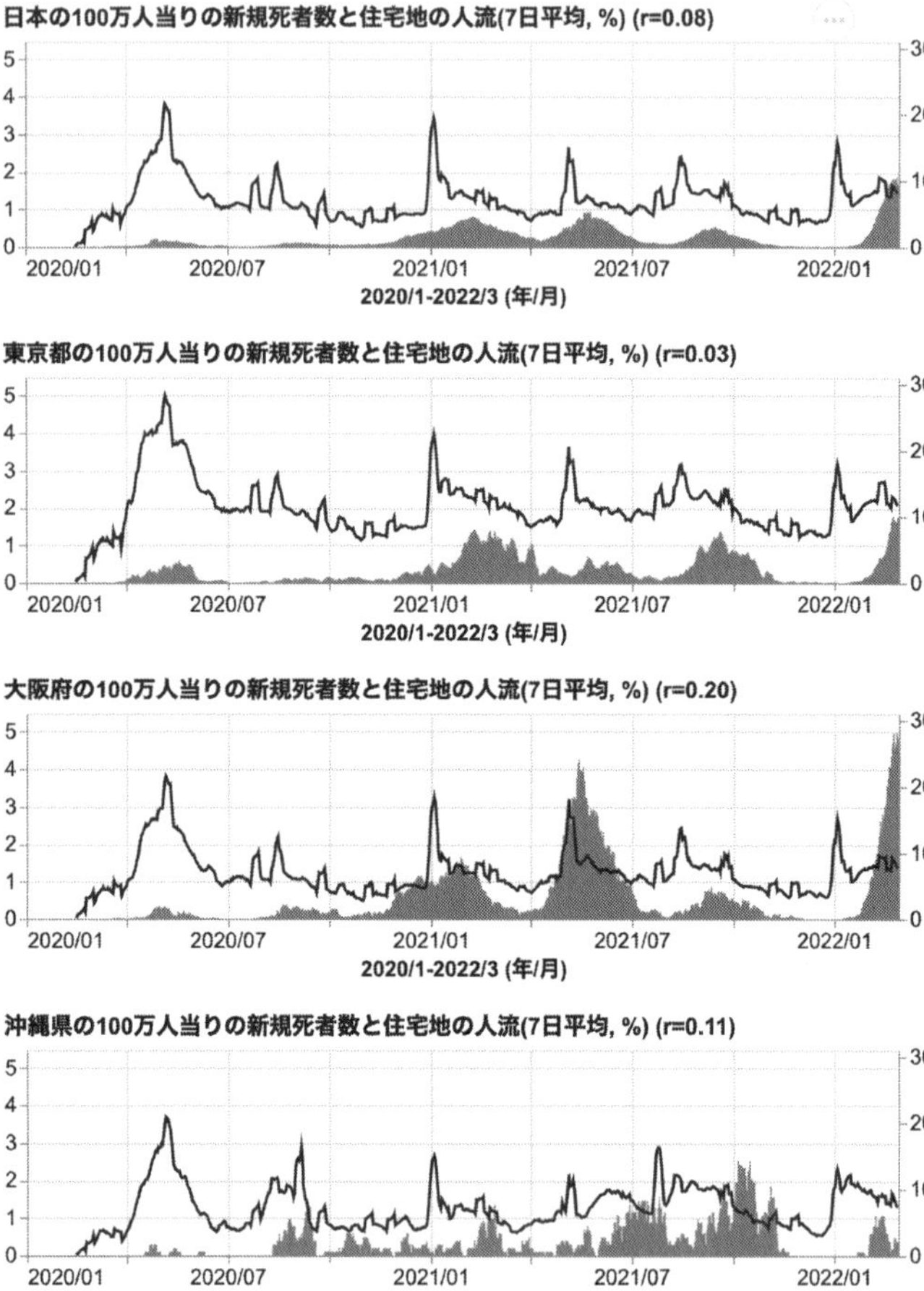

- r=0.03〜0.20と相関無しだが、全部プラス
- 仮に相関があるとすると家に居た方が死者が増える傾向にある

図 3-13-3: 住宅街の人流と死者の傾向に相関無しだが……

します。相関無しとはやはり出ているのですが、こちらは全てプラスになっています。駅の人流とは逆の結果になるであろうことは容易に想像できるのですが、駅の人流より住宅街の方が値が大きくて値がプラスになってしまうのは、何かあるのではと疑わざるを得ません。

まとめると、行動制限が新規陽性者や死者にグラフを見る限り関連があったとはいえません。また死者に関しては気になる結果が出ています。

皆さんも御自身で考えてみて下さい。

参考文献

1 BERRY, Christopher R., et al. Evaluating the effects of shelter-in-place policies during the COVID-19 pandemic. Proceedings of the National Academy of Sciences, 2021, 118.15.

2 KANDASAMY, Ambika, et al. A LITERATURE REVIEW AND META-ANALYSIS OF THE EFFECTS OF LOCKDOWNS ON COVID-19 MORTALITY-II. 2021.

3 HERBY, Jonas; JONUNG, Lars; HANKE, Steve. A literature review and meta-analysis of the effects of lockdowns on COVID-19 mortality-II. 2022.

3—14 祭りを開催しても感染者は特に増えない

3—14—1 徳島の阿波踊りで感染が増えたという人がいるが

12～15日、大勢がノーマスクで声を出しながら練り歩いた阿波踊りを行ってしまった徳島県、心配されていた通りに感染爆発してしまいました。感染リスクの高い巨大イベントを、しっかりとした対策をせずに行えば、当然メガクラスターが生じます。どうか各自治体は慎重な対策をお願いいたします。
—知念実希人　小説家・医師（@MIKITO_777）August 18, 2022

徳島新聞、マジでバカだな。記者のレベル低すぎ。クラスターなんて全国どこでも発生してるわ。これでまた振り出しに戻ったわ。祭り・フェス・イベントはすべて悪者。はいはい↓阿波踊り参加の有名連で感染広がる　徳島市で3年ぶりに演舞場開設（徳島新聞）#Yahooニュース https://t.co/jEWIv30NIO
—中川淳一郎（@unkotaberuno）August 19, 2022

ツイッター上では、コロナ対策やワクチン推進派として有名な小説家兼医師の知念実希人氏が2022年8月に『12～15日、大勢がノーマスクで声を出しながら練り歩いた阿波踊りを行ってしまった徳島県、心配されていた通りに感染爆発』と断言しました。

またクラスターが発生したことを批難する報道もあるようです。阿波踊りが原因で感染が拡大したのか、検証していきます。

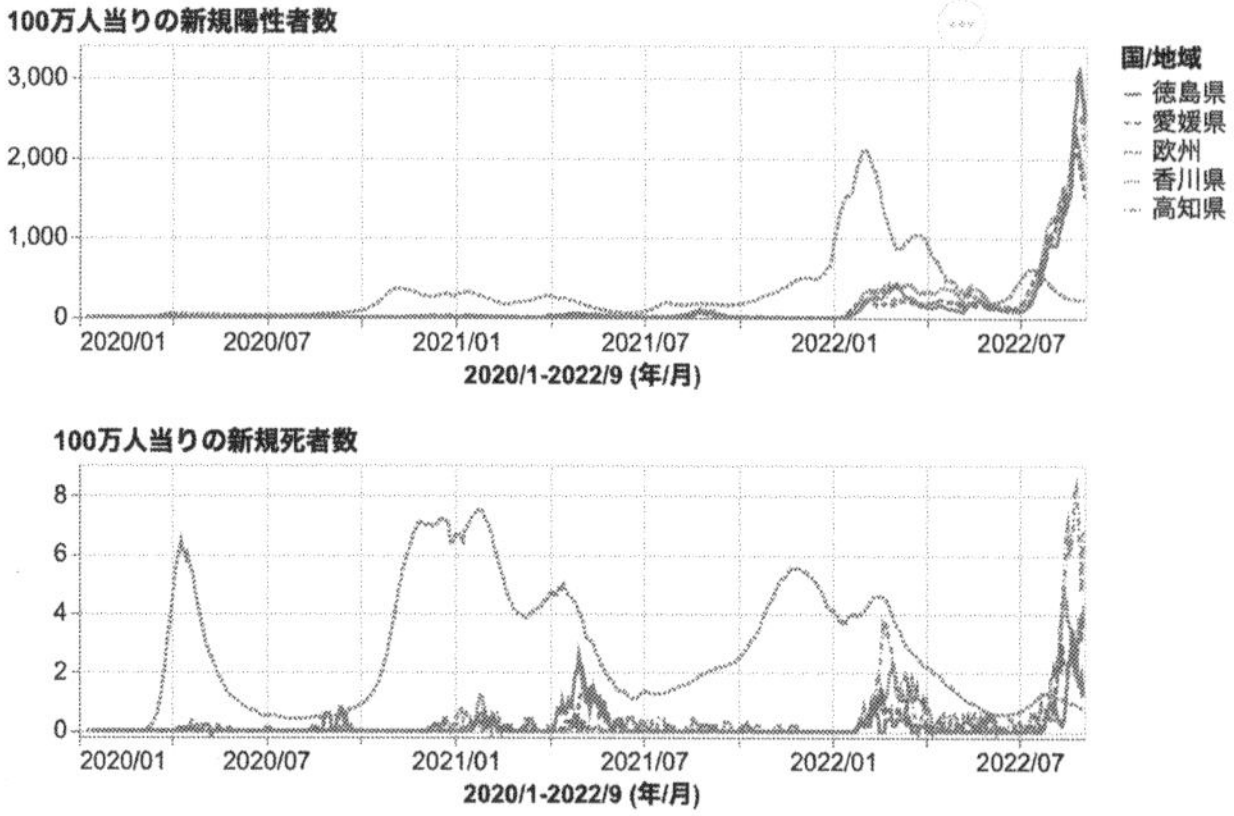

- 徳島が一番高くなったといっても他の県と動きは同じ
- 高くなった後は急激に下がっている
- 他の県も欧州(ノーマスクでイベント通常開催)から見れば高い

図 3-14-2: 四国4県の動きは同じ

3-14-2　四国4県の動きは同じ

グラフは横軸が日ごとの時間推移で2022年9月まで、縦軸は一番目のグラフが人口当りの陽性者数、二番目の日ごと人口当りの死者数です。四国4県とヨーロッパ平均をプロットしました。

四国4県の人口当りの陽性者はどの県もほとんど同じ波を描いて推移してきました。8月も同様の動きです。グラフからは8月12〜15日の阿波踊りを契機として徳島だけが感染が増えたという情報をツイートされた8月18日の時点では読みとることはできません。

死者も波の高さが違うとはいえ、波が高くなったり低くなったりすのが同じタイミングのところが多くなっています。むしろ8月は徳島の人口あたり死者が一番少なくなっています。

8月22～25日ごろ、徳島が一番高くなっていますが、急激に下がっており、動きという観点からは同じです。このころの徳島の数値を批判するツイートも見られましたが、行動制限無しマスク無しで大規模イベントを常時行っているヨーロッパの平均と比べれば、どの県も何倍も高くなっています。祭りで感染拡大というのには無理があるでしょう。

福岡の山笠や、京都の祇園祭でも同様の指摘がSNSや報道であったようです。これらも検証していきましょう。

3－14－3　九州7県の動きも同じ

グラフは沖縄を除いた九州7県のものです。動きはやはり同じで、7月1～15日の福岡での山笠を契機として福岡だけ感染が増えたという情報は読み取れません。

それとも福岡県以外の県でも山笠をやってたのでしょうか？「山笠のあるけん博多たい」がキメ台詞のCMを博多に住んでいた子供のころによく見ていたので、山笠は福岡県特有のものだと思っていました。

なお山笠の正式名称は博多祇園山笠で、「祇園祭」は京都発祥で日本中にあります。次は祇園祭が開催された京都と近畿を見てみましょう。

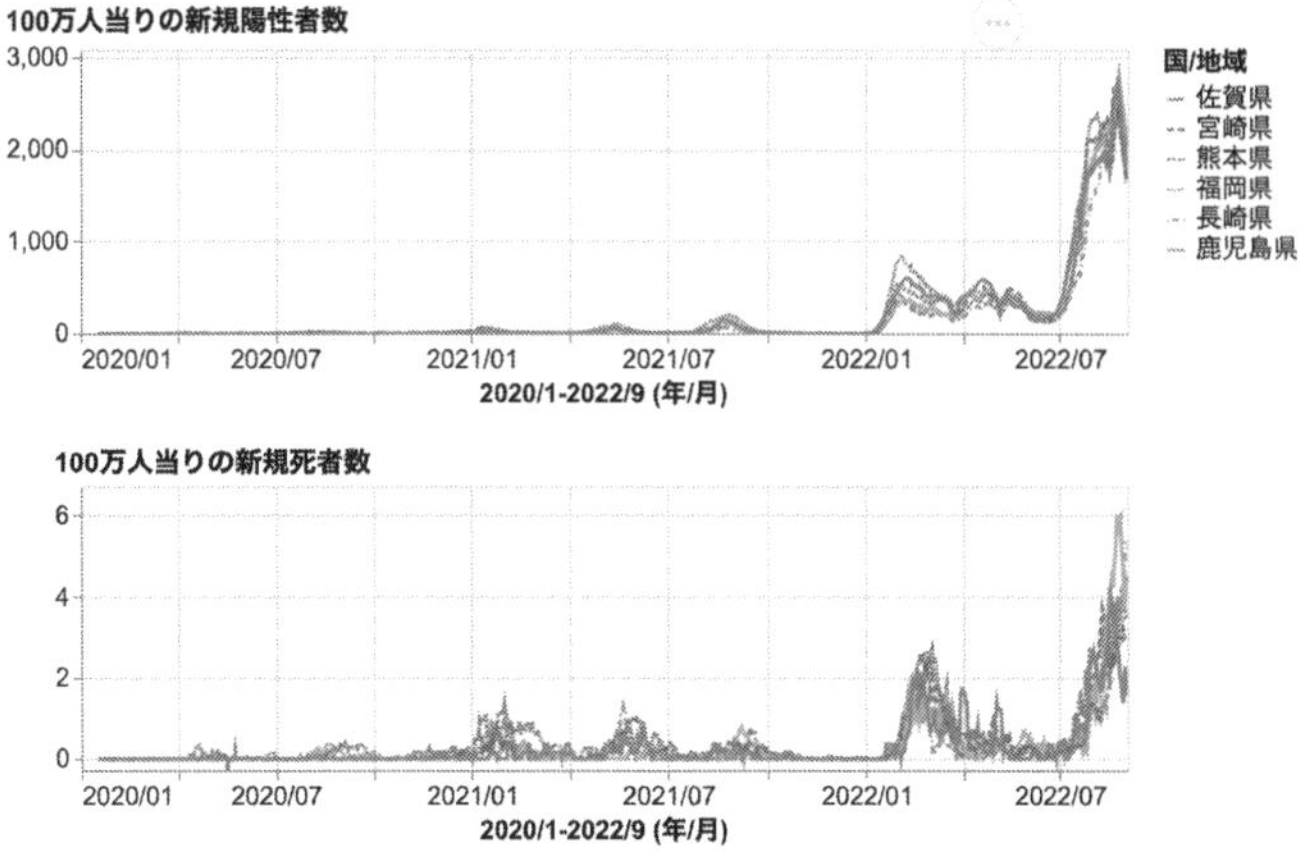

- 九州7県の動きも同じで、福岡も山笠で高くなった事実は無い

図 3-14-3: 九州7県の動きも同じ

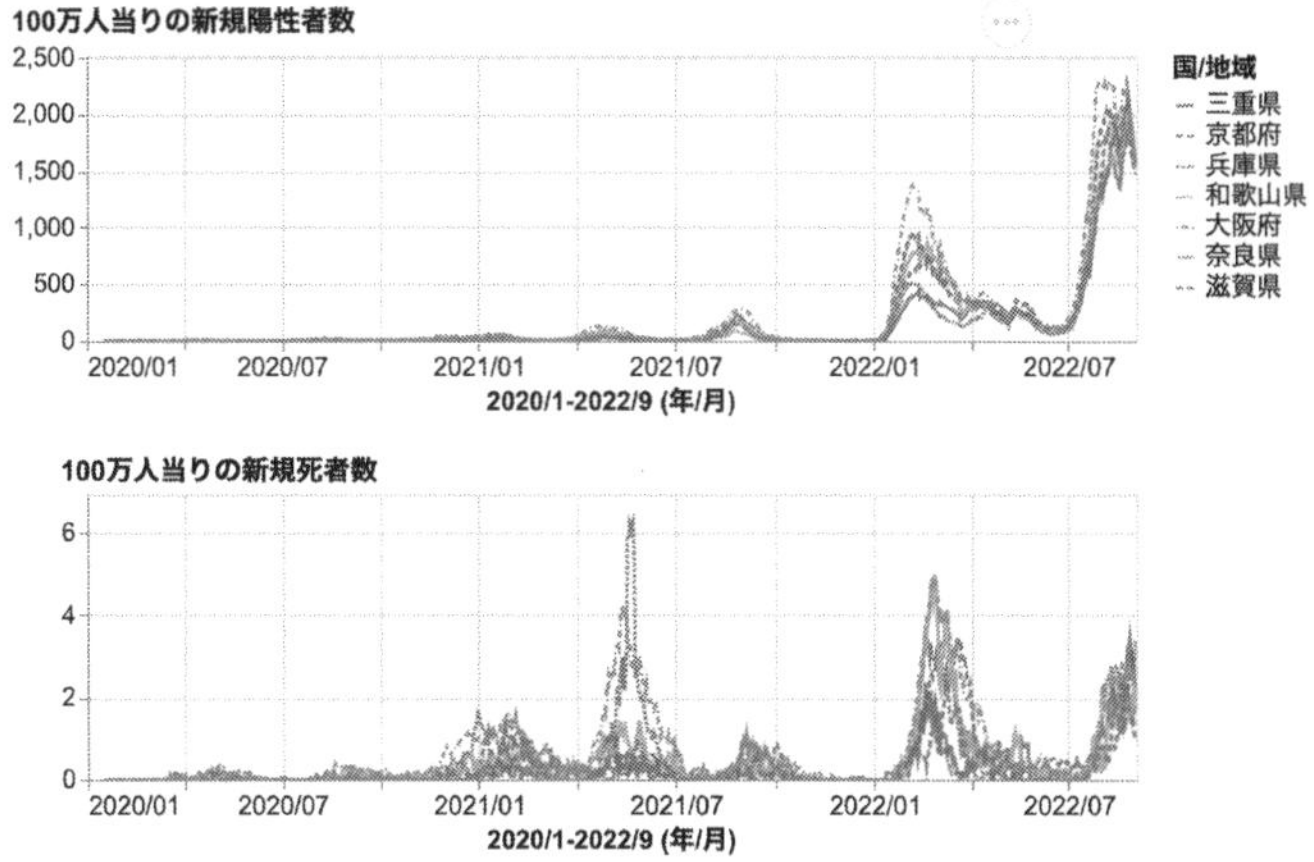

- 京都も祇園祭で高くなった事実は無い
- マンボウを出さなかった奈良も他の近畿の府県と同じ動き

図 3-14-4: 近畿7県の動きも同じ

3-14-4　近畿7県の動きも同じ

グラフは近畿7県のものですが、動きはやはり同じです。7月中場が京都の祇園祭の見所で一番人が集る時期です。祇園祭を契機に京都だけ感染が増えたという情報は読み取れません。ところで2021年9月ごろ奈良県の荒井知事だけがマンボウを出さずに随分と批難されました。しかし波は御覧の通り同じような推移です。

以上、グラフからは祭りを開催した所だけが祭りを契機に感染が拡大したという情報は読み取れないということを見てきました。しかしこれでも「今年の夏はどの地域でも祭りを開催したから感染が広がったんだ！　感染対策を！」という人達がいますが、真底呆れます。

こういう方々は元の生活に戻れる方法を示しませんでした。私は常に、検査、マスク、ワクチン、あと行動制限しても感染は抑えられないのだから、元の生活に戻りましょう。高齢者がコロナで亡くなるのは許容するしかない、と言っていました。これ以外の解決策はないのです。

3-15　ロン・デサンティスフロリダ州知事の闘い

3-15-1　多くの共和党知事の州では2021年4月とっくに規制解除

2021年4月にCDC（米国疾病管理予防センター）がワクチンを接種すれば外ではマスクをしなくてよいという指針を出したというニュースがNHKで報道［1］されましたが、こ

- 2021年4月にCDC屋外マスクを外してよい指針とNHKは報道
- しかし共和党州ではその時点で多くの州が規制解除していた
- サウスダコタ州のようにずっとロックダウンしてない州もあった
- 画像は@KBirb さんより

図 3-15-1: 多くの共和党知事の州では2021年4月とっくに規制解除

れは米国の一面しか報道していません。

ＣＤＣの指針に従わず、とっくにマスク義務を撤廃し、また話題のワクチンパスポート発行をも禁止した州が米国には沢山あります。２０２１年４月12日の時点で、図の通りほとんど共和党です（ただし州内での州民に対する利用禁止であり、外国人の渡航に関しては不明）。

サウスダコタ州は、昨年２０２０年春のロックダウンを行わず、それ以降もロックダウンを行っていません［２］。

以下は、サウスダコタ州知事のノエム氏がワクチンパスポート禁止例に署名したときのアナウンスです。

「私たちは連邦政府の命令に抵抗してきたが、私たちは彼らよりも強い。私は州民全員にコロナ予防接種を受けることを勧めるが、そのような活動を義務付けるつもりはない。そしてワクチンパスポートのような非アメリカ的政策によって自由を制限するつもりもない。」

感染状況はどうだったのでしょうか？　サウスダコタは人口89万人と少なくて参考にできない！　と思うかもしれませんので、人口２１００万人のフロリ

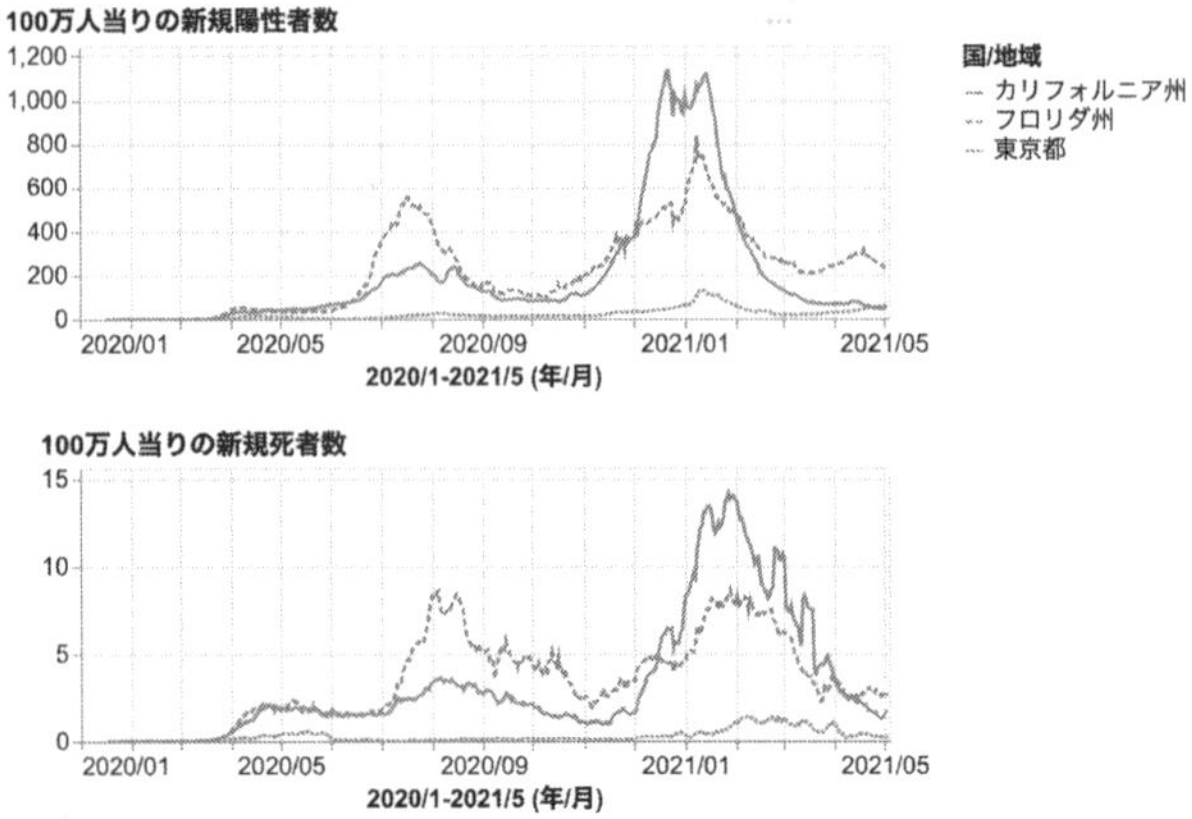

- フロリダ州の人口2100万は東京と大阪を合せた程度
- デサンティス知事の英断により昨年2020/9/25からコロナ規制撤廃
- 規制解除のフロリダ州も非解除のカリフォルニア州も感染状況は類似
- 東京はさざ波で規制の必要は無かった

図 3-15-2: デサンティスフロリダ州知事の英断で2020年9月規制解除

ダ州を見てみましょう。

3―15―2　デサンティスフロリダ州知事の英断で2020年9月規制解除

フロリダ州ではロン・デサンティス知事の英断により昨年2020年9月25日から基本的にコロナ規制を撤廃し学校とビジネスを再開しています。米国CDCの方針に逆らっていますし、コロナを恐れる人が多かったため様々なバッシングが巻き起こりましたが、全て跳ねのけ、規制解除を最後までやり遂げました。

2021年2月2日の演説では、「他州の多くがロックダウンで州民を閉じ込めていますが、フロリダ州民は自由です。フロリダ州は全職種を重要と考えます。（中略）子供たちが学校で学ぶ権利を保証します。ロックダ

- 2021年2月に人数制限2万5000人とはいえスーパーボウル屋外開催
- 2021年4月にコロナ禍で米国初の1万5000人規模屋内イベント開催
- アドバイザーはグレートバーリントン宣言を出した専門家グループ
- 州知事デサンティス氏と専門家グループとの会合はYoutubeから削除
- 画像はCBSより

図 3-15-3: フロリダでは2021年2月にはイベント復活

ウンは効果がありません。」と語っています。

群ごとに独自の規制を設けることは可能でしたが、２０２１年５月３日にそれも禁止されました。

フロリダ州の人口２１００万は東京と大阪の人口を足したくらいの人数です。東京・カリフォルニア州と比較します。グラフの横軸は２０２０年１月から２０２１年５月まで時間推移を示しています。縦軸は上のグラフが人口当りの新規陽性者数で下が死者数です。

フロリダやカリフォルニアは陽性者も死者もそれほど変りません。規制解除された２０２１年９月以降を含めてです。東京はこの二州に比べれば、この時期はずっと「さざなみ」でした。フロリダ州が規制解除できたのですから日本も規制解除可能だったのです。

3-15-3　フロリダでは２０２１年２月にはイベント復活

フロリダでは２０２１年２月７日には人数制限２万５０００人とはいえ米国最大イベントのスーパーボウルが屋外開催されましたし、２０２１年４月24日には総合格闘技ＵＦＣ１万５０００人の屋内でのイベント を開催しました［４］。

コロナ禍開始以降、米国最大の屋内イベントです。

何故このようなことが可能なのか、不思議に思うかもしれませんが、元から気にさえしなければ多くの人にとってコロナでの死というのはそこまで身近なものでは有りません。

コロナ以前から米国では1年間で1000人中10人くらいの方が様々な理由で亡くなっていました。新型コロナが流行った2020年はコロナのせいで2人多く亡くなり計12人亡くなったくらいの出来事です。988人には活動できる社会が必要です。

デサンティス知事のアドバイザーは、ロックダウンに異を唱える、グレートバーリントン宣言を出した専門家グループです。ハーバード大、オックスフォード大、スタンフォード大に所属する、感染症も専門とする教授陣が筆頭となっています。

筆者はロン・デサンティス氏に称賛の拍手を送りたいと思います。日本では知名度は低いと思いますが、氏の世界への功績は測り知れないと考えています。規制などしなくてもコロナ禍は乗り越えられると示したのです。フロリダ州はスウェーデンよりも人口が多く国レベルの人口で、かつ全米トップクラスの高齢化地域であるということを付記しておきます。

なおデサンティス知事とアドバイザーの会議模様の Youtube 動画は Google から検閲され削除されました。コロナ禍ではSNSが正しい情報を伝えるという役目を果しませんでした。

3-15-4　規制解除で順調だったフロリダで2021年8月死者増、何故？

２０２０年の超過死者をみても、全米平均の20%増、フロリダ州17%増と、全米平均より若干少ないくらいです。17%増の超過死亡は近年にはなく、確かに多いのですが、全人口からすれば１０００人中年間２人くらいの死者なのです。親族がコロナで亡くなることは稀、知り合いにいる可能性も少ない、くらいでしょう。

しかし規制解除しても順調だったフロリダも、その後２０２２年末までのグラフも描くと分るように２０２１年８月ごろから感染状況が悪化しコロナ死者が激増してしまいました。一体何があったのでしょうか？

筆者は３番目のグラフが示すように２０２１年８月ごろから始まったコロナワクチンのブースター（３回目）接種を疑っています。次章ではワクチンのトリックについて詳しく解説していきます。

参考文献
1　NHK, 〝接種完了した人 屋外ではマスク着けなくてもよい〟新指針 , Apr 2021.
2　In Deep, サウスダコタ州知事の「わが闘争」：四人の大統領に見守られる中、米国で唯一ロックダウンとマスクを拒否し、何の対策もしなかった「アメリカのスウェーデン」の闘いは勝利に終わるか , Sep 2020.
3　フロリダ州政府 , Governor Ron DeSantis Signs Landmark Legislation to Ban Vaccine Passports and Stem Government Overreach, May 2021.
4　CBS, LOOK: Fans flock to UFC 261 for first full-capacity UFC event in more than a year, April 2021.
5　Great Barrington DECLARATION, グレートリントン宣言 , Jun 2020

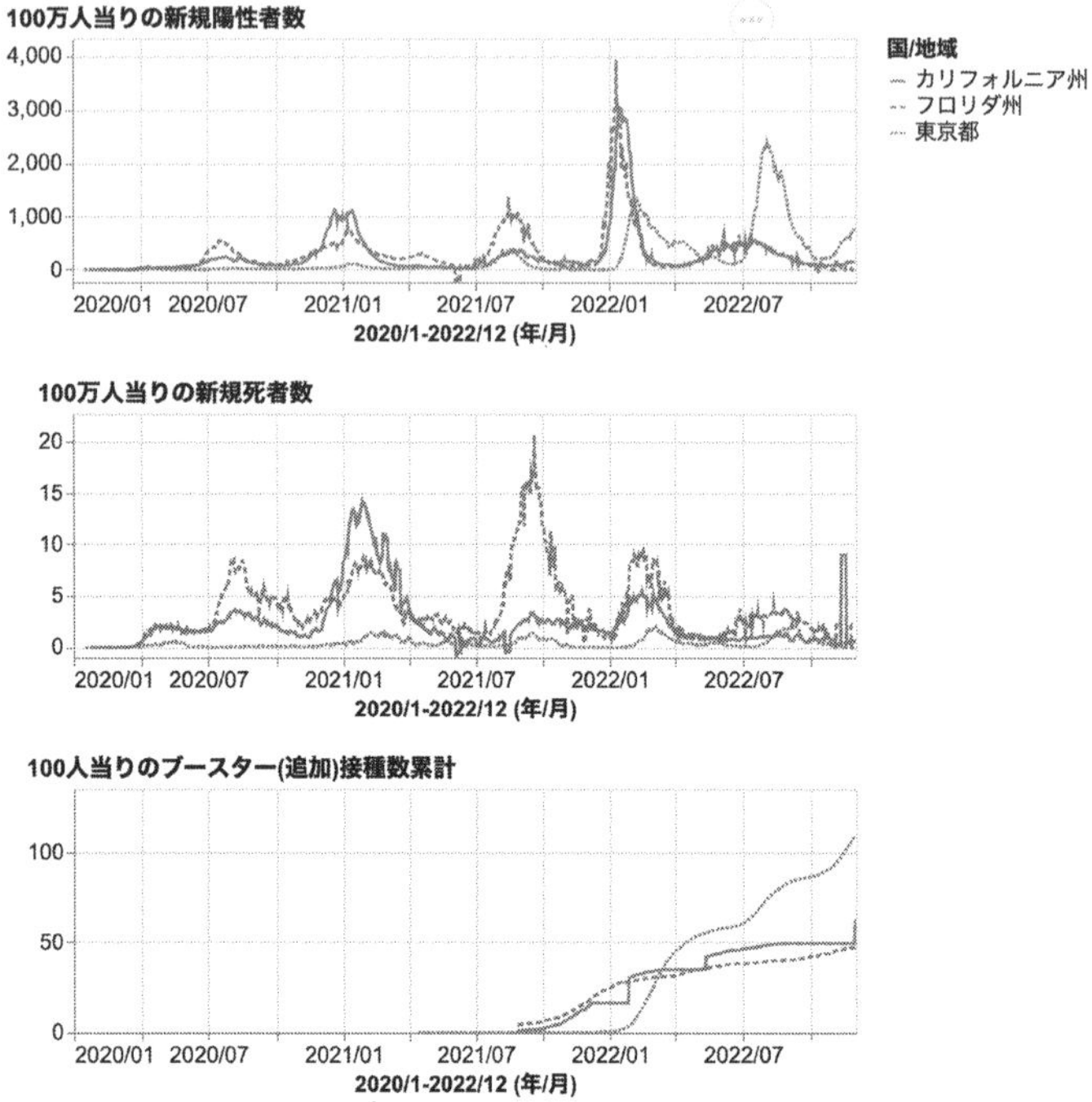

- 2020年のフロリダ州17％増と超過死者は全米平均より若干少ない
- 規制解除で順調だったフロリダで2021年8月から死者増
- 2021年8月から始まったブースター(3回目)接種が疑わしい

図 3-15-4: 規制解除で順調だったフロリダで2021年8月死者増、何故?

4　新型コロナワクチンのトリック

政府や専門家は、新型コロナワクチンは95％の効果があり、かつ安全だとしきりに宣伝してきました。感染予防効果があるといったことは集団免疫が達成できるということを言ってきた専門家もいました。ワクチンの効果や安全性が宣伝文句通りだったのか検証していきます。

4―1　ワクチンは有効なのか？

4―1―1　オミクロンでは子供の重症化率0・00〜0・02％

2章では子供のデルタ時の重症化率や致死率がワクチン接種した親世代より低いことを示しましたが、更にオミクロンになって、10代20代の重症化率が0・00％となりました。それなのに射て射てというのは狂気の沙汰としかいいようがありません。

4―1―2　当初からワクチンでの感染予防効果も集団免疫も不明

それでも周りの人のために射てと散々宣伝されていたり報道されていたと思います。しかし

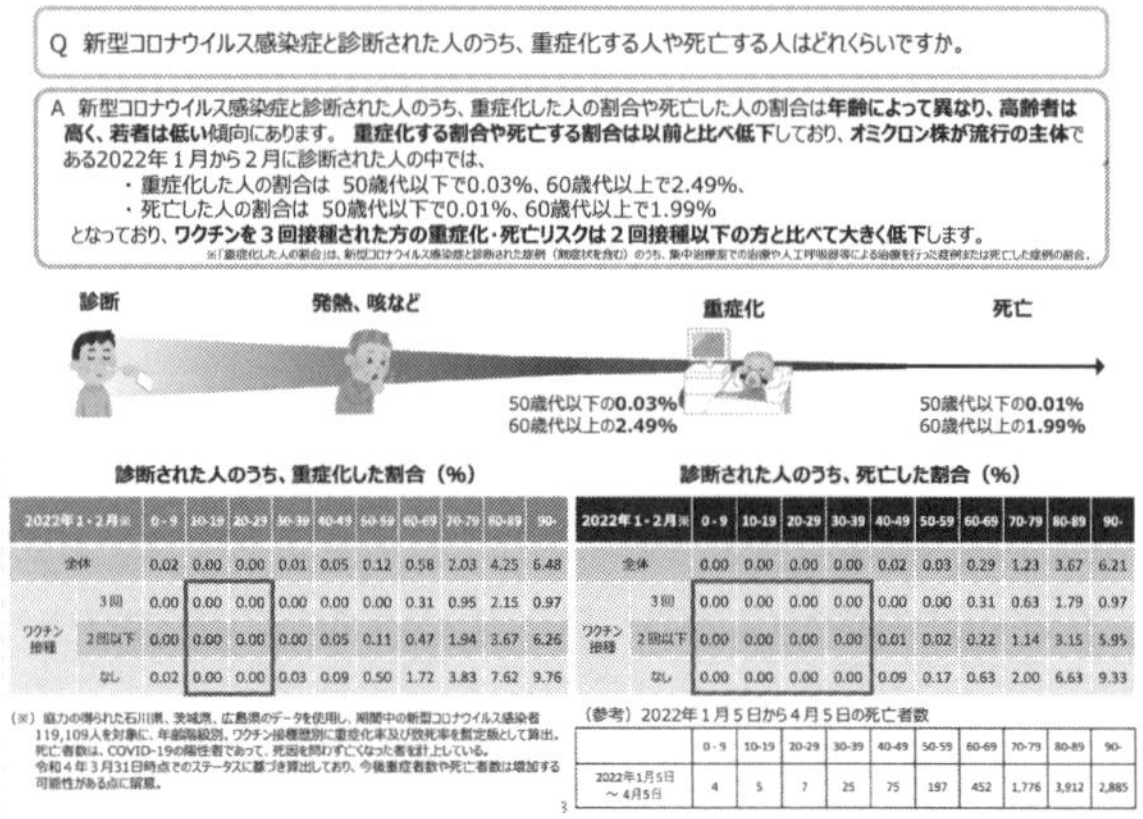
Q 新型コロナウイルス感染症と診断された人のうち、重症化する人や死亡する人はどれくらいですか。

A 新型コロナウイルス感染症と診断された人のうち、重症化した人の割合や死亡した人の割合は**年齢によって異なり、高齢者は高く、若者は低い**傾向にあります。 **重症化する割合や死亡する割合は以前と比べ低下**しており、**オミクロン株が流行の主体**である2022年１月から２月に診断された人の中では、
・重症化した人の割合は 50歳代以下で0.03%、60歳代以上で2.49%、
・死亡した人の割合は 50歳代以下で0.01%、60歳代以上で1.99%
となっており、**ワクチンを３回接種された方の重症化・死亡リスクは２回接種以下の方と比べて大きく低下**します。
※「重症化した人の割合」は、新型コロナウイルス感染症と診断された症例（無症状を含む）のうち、集中治療室での治療や人工呼吸器等による治療を行った症例または死亡した症例の割合。

診断された人のうち、重症化した割合（%）

2022年1・2月※		0-9	10-19	20-29	30-39	40-49	50-59	60-69	70-79	80-89	90-
全体		0.02	0.00	0.00	0.01	0.05	0.12	0.58	2.03	4.25	6.48
ワクチン接種	3回	0.00	0.00	0.00	0.00	0.00	0.00	0.31	0.95	2.15	0.97
	2回以下	0.00	0.00	0.00	0.00	0.05	0.11	0.47	1.94	3.67	6.26
	なし	0.02	0.00	0.00	0.03	0.09	0.50	1.72	3.83	7.62	9.76

（※）協力の得られた石川県、茨城県、広島県のデータを使用し、期間中の新型コロナウイルス感染者119,109人を対象に、年齢階級別、ワクチン接種歴別に重症化率及び致死率を暫定版として算出。死亡者数は、COVID-19の陽性者であって、死因を問わず亡くなった者を計上している。
令和４年３月31日時点でのステータスに基づき算出しており、今後重症者数や死亡者数は増加する可能性がある点に留意。

診断された人のうち、死亡した割合（%）

2022年1・2月※		0-9	10-19	20-29	30-39	40-49	50-59	60-69	70-79	80-89	90-
全体		0.00	0.00	0.00	0.00	0.02	0.03	0.29	1.23	3.67	6.21
ワクチン接種	3回	0.00	0.00	0.00	0.00	0.00	0.00	0.31	0.63	1.79	0.97
	2回以下	0.00	0.00	0.00	0.00	0.01	0.02	0.22	1.14	3.15	5.95
	なし	0.00	0.00	0.00	0.00	0.09	0.17	0.63	2.00	6.63	9.33

（参考）2022年１月５日から４月５日の死亡者数

	0-9	10-19	20-29	30-39	40-49	50-59	60-69	70-79	80-89	90-
2022年1月5日～4月5日	4	5	7	25	75	197	452	1,776	3,912	2,885

3

- 10代20代の重症化率 0.00%
- 10歳未満の重症化率 0.02%
- 重症化率だけからみてもデルタにもオミクロンでも子供に接種不要

図 4-1-1: オミクロンでは子供の重症化率 0.00〜0.02%

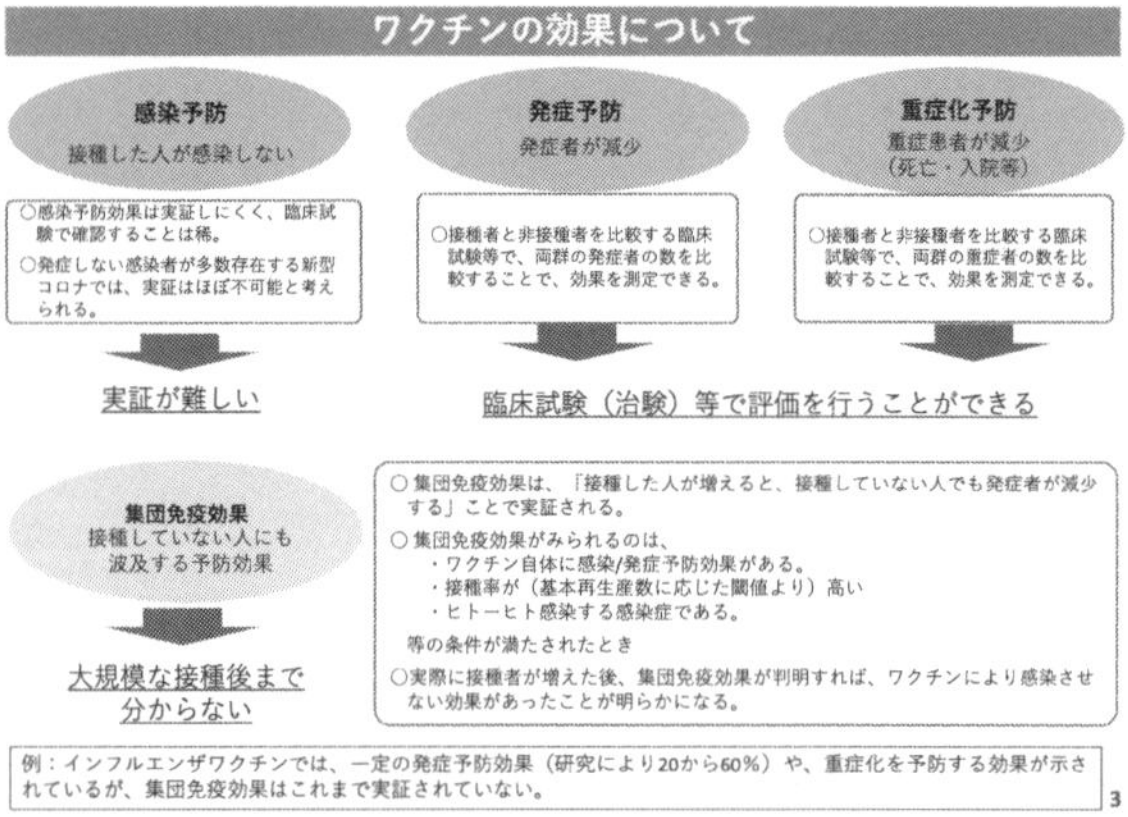

- 厚労省資料によると感染予防効果も集団免疫も不明
- 感染予防効果に関しては途中から「確認されている」と見解を変更
- メディアが曲解したといって責任逃れするかもしれない

図 4-1-2: 当初からワクチンでの感染予防効果も集団免疫も不明

２０２０年10月の厚労省の資料を見ても分るように、感染予防効果は不明でかつ集団免疫が達成できるかも不明というのが厚労省の当初からの見解です。このことを知って驚くかもしれませんが、確かに当初からそう言っていたのです。

感染予防効果に関しては途中から「確認されている」と見解を変えたようです［4］。しかし集団免疫に関しては効果不明という見解であり変更されてはいないようです。メディアが曲解した、といって責任逃れするつもりかもしれません。

4-1-3　ワクチンでの感染予防効果はマイナス入り

ワクチンで感染予防効果があることを官邸は公報していました。しかし2回接種者がむしろ罹り易くなることが世界中で観測されていて、日本でも浜松市のデータではそうなっていたので、日本全体での計算方法がおかしいのではないかと２０２１年末からツイッターではずっと話題でした。接種歴不明の方を未接種者に組み込んできた詐欺的計算手法をしているのではと指摘されていました。

厚労省と政府は遂に隠し切れなくなり、２０２１年4月にこれまでの接種歴不明の方を未接種者に組み込んで計算していたことを白状しました。世代によってはマイナス効果になっています。そしてこの後、広報をやめてしまいました。

ワクチン接種歴別の新規陽性者数
(4/25～5/1)

※10万人当たり

	未接種	2回目接種済み	3回目接種済み
0-11歳	322.0		
12-19歳	287.1	> 215.7	78.9
20-29歳	214.0	> 165.2	87.3
30-39歳	179.4	> 179.3	107.1
40-49歳	111.2	< 147.9	78.6
50-59歳	130.4	> 95.4	42.7
60-64歳	62.4	< 80.6	31.6
65-69歳	24.1	< 68.8	25.7
70-79歳	43.7	< 57.4	18.0
80-89歳	209.9	> 59.2	19.4
90歳以上	4119.5	> 73.1	32.9

注：これまでの集計では、ワクチン接種歴が未記入のまま登録された場合、「未接種」に分類していたが、今回の集計より「接種歴不明」に分類する方法に変更

出典：第83回新型コロナウイルス感染症対策アドバイザリーボード 事務局提出資料 資料2－5 P2を基に作成

- 接種歴不明を未接種者に組込んできた詐欺的計算手法ではと以前から指摘
- 認めて広報すると感染予防効果がマイナスになることが示された
- そして官邸は公報をやめた

図 4-1-3: ワクチンでの感染予防効果はマイナス入り

有効なワクチンが備えるべき条件と今回のmRNA型ワクチン

	有効なワクチンの特徴	今回のmRNA型ワクチンでは
安全性	ワクチン自身が病気や死を招いてはならない	ワクチン自身が病気や死を招いている ×
防御能	ワクチンは生きた病原体に曝露されても病気を起こさぬよう防御できなければならない	オミクロン型の登場によりほとんど防御できなくなった ×
防御効果の持続	病気に対する防御能が数年は続かなければならない	効果は数ヶ月（最近では三ヶ月） ×
中和抗体の産生	いくつかの病原体（例えばポリオウイルス）は再生不能な細胞（例　神経細胞）に感染する。それらの細胞の感染を防ぐためには、中和抗体がなければならない	中和抗体は誘導されるがすぐに減衰してしまう。△～×
防御に働くT細胞の誘導	いくつかの特に細胞内寄生型の病原体は、細胞性免疫応答によって、より効率的に処理される	細胞性免疫は誘導されるが効果は疑問 △
実用化に向けて考慮がいる点	接種あたりの費用が低いこと。生物学的に安定であること。接種が容易であること。副作用がほとんどないこと。	コストは安いが生物学的安定性に課題あり。顕著な副作用。×

Janeway 免疫生物学第9版　第16章

- 有効なワクチンは病気に対する防御能が「数年は続かなければ」ならない
- しかし追加接種が必要になるのだから効果が続かないことは明白
- この観点から、また安全性に関しても新型コロナワクチンは、ワクチン失格
- 表は @molbio08氏ツイートより

図 4-1-4: 3回でも何回でも接種すれば有効というのは根本的に間違い

4-1-4　3回でも何回でも接種すれば有効というのは根本的に間違い

2回接種での感染予防効果が落ちても「3回射てば」「何回でも射てば」と反論してくる人がいるのですが、根本的に間違いです。表はJaneway「免疫生物学」第9版（2019年）からのものですが、「有効なワクチン」の定義として、病気に対する防御能が「数年は続かなければ」ならない、とあります。

こういったワクチンや免疫の基本を無視して推進しているのが現状のワクチン行政なのです。また定義に当然のように含まれる「安全性」についても大いに疑問であり、解説していきます。

参考文献

1　厚労省資料新型コロナウイルス感染症の〝いま〟に関する11の知識（リンク切れ）

2　厚労省資料新型コロナウイルス感染症の〝いま〟に関する11の知識（2022年7月版）

3　第48回厚生科学審議会感染症部会 2020/10/9

4　新型コロナワクチンQ&A

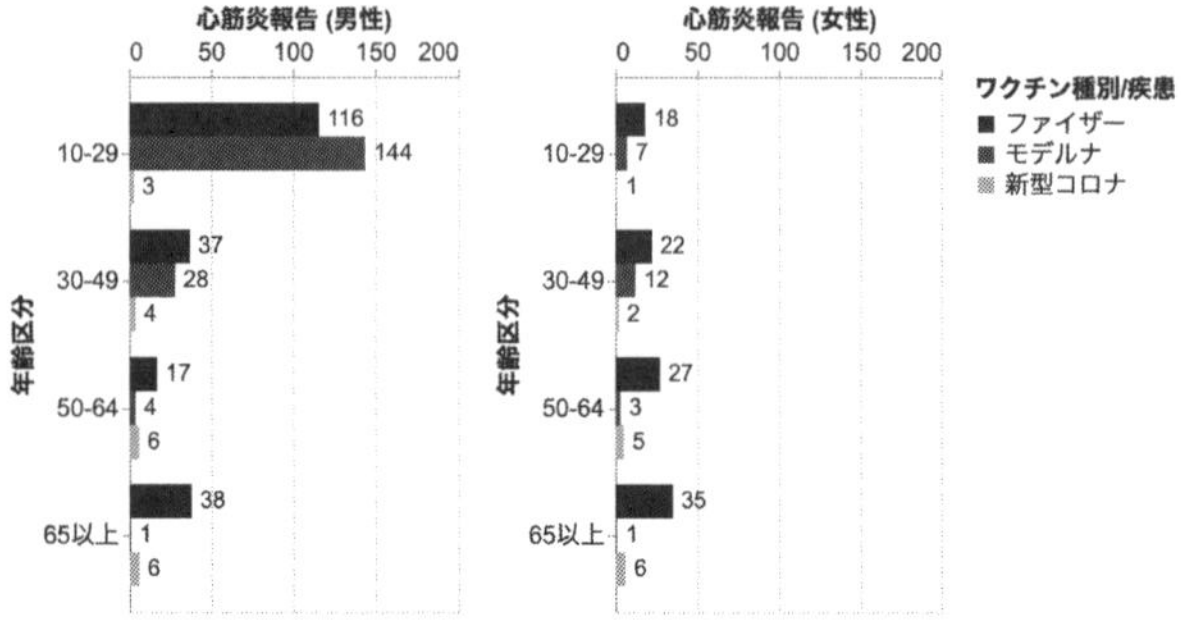

- 若い男性での心筋炎患者はワクチン接種後が260人
- 厚労省が把握しているコロナ感染後心筋炎患者は3人に過ぎない
- 若い人へのデメリットが甚大
- 第73回厚生科学審議会予防接種・ワクチン分科会副反応検討部会 資料1-7-1 副反応疑い報告の状況について（2021/12/3）
- 第74回資料（2021/12/24）の心筋炎が第73回資料（2021/12/3）の心筋炎（心膜炎含む）報告より多い場合は、第74回資料の数値を利用
- 第47回新型コロナウイルス感染症対策アドバイザリーボード（令和3年8月11日）資料3-3 西浦先生提出資料 124ページ

図 4-2-1: 心筋炎患者はワクチン接種後が圧倒的多数

4―2 ワクチンは安全なのか？

4―2―1 心筋炎患者はワクチン接種後が圧倒的多数

若い人にはメリットは無く、周りのためという理屈も成り立たないということを見てきました。それでいて若い人へのデメリットが甚大なのが今回のｍＲＮＡワクチンです。ワクチン接種後に心筋炎になる率は圧倒的です。

特に10代20代の若い男性が顕著なのですが、厚労省が把握しているワクチン接種後の心筋炎患者は２０２１年12月末までで２６０人です。一方でコロナ感染後は３人しか厚労省は把握していません。これでどうしてメリットが上回ると強弁するのでしょうか。

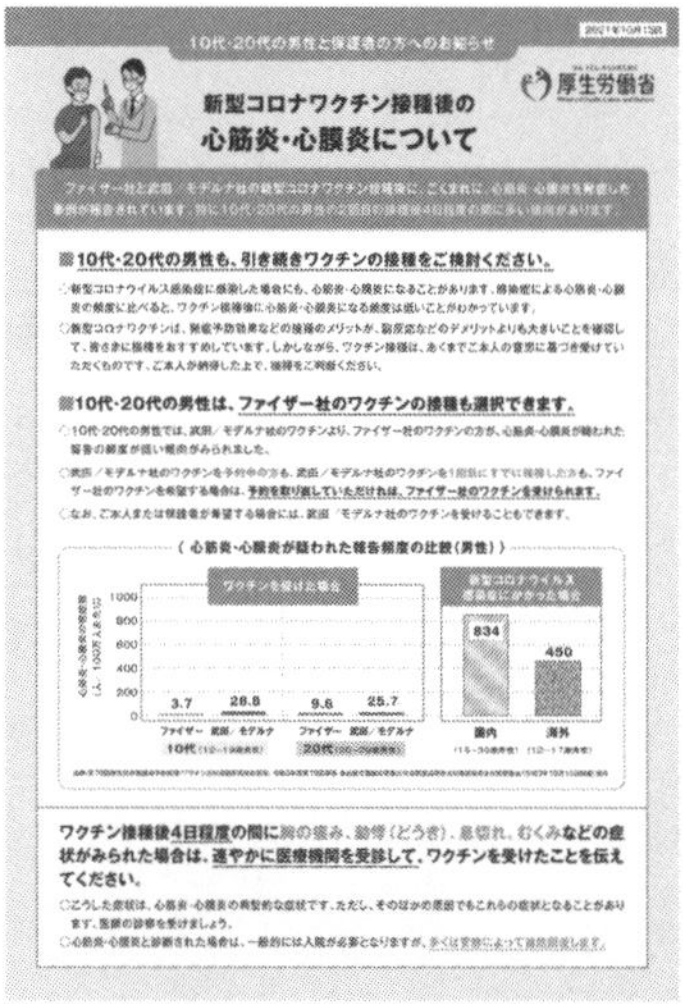

- パンフレットにはコロナに感染すると100万人中834人が心筋炎と記載
- しかし実際には厚労省が把握しているコロナ感染後心筋炎患者は3人のみ
- 若い男性だけでなく女性でも年齢が高くても接種後の心筋炎の方が多い

図 4-2-2: 厚労省の心筋炎パンフレットは詐欺

4-2-2　厚労省の心筋炎パンフレットは詐欺

パンフレットにはコロナに感染すると１００万人中８３４人となっています。しかし繰返しになりましが、10代20代の厚労省資料で把握しているのは実数で３人（10月15日の資料で10-39歳で４人）です。10月15日の資料によると入院患者４７９８人から計算すると１００万人あたり８３４人になりますが、ここで「入院患者」を対象としていることこそがおかしいのです。

10-29歳の男性の陽性者は２０２１年12月までで33万人、入院率は10％以下なので、１００万人あたり８３４人の心筋炎が起こったとしても推計28人以下にしかなりません。

またこれは若い男性だけの問題でもありません。同様に厚労省の資料に10-29歳女性の新型コロナ「入院患者2949人中1人」の心筋炎をもって「100万人あたり339人」と書いてあります。しかし10-29歳の女性の陽性者は全期間で27万人、入院率は10%以下なので、心筋炎患者の推計は9人となります。女性の推計を加えても10-29歳男女ともワクチン後の心筋炎発症の方が多いと推計されます。

そもそもワクチンは健康な人に接種するのですから、比較できる桁になっていること自体がワクチン接種事業として大いに疑問です。厚労省で把握してる実数で考えると、全世代で、男女ともワクチン接種後の方が心筋炎のリスクが高くなっています。

4-2-3 ファイザーワクチン6ヶ月追跡論文の重症者

ファイザーがワクチン接種後の6ヶ月追跡論文を2021年7月に出しています［1］。治験として約2万人の接種群と2万人のプラセボ群（非接種群）とを比較しています。ワクチンの発症予防効果も重症化予防効果も90%以上あり、深刻な有害事象もありませんでした、という論文の結論になっています。

しかし論文に付録（Appendix）として掲載しているデータも併せて表にすると、とんでもないことが分ります。

確かに接種群でコロナで重症化した人は1人とプラセボ群30人より少ないというデータに

なっています。しかし接種群でコロナ以外で重症化した人は262人となっており、プラセボ群の150人よりも、112人も多くなっており、7割増しです。コロナで重症化しなければ、他のどんな病気で重症化してもよいのでしょうか？

プラセボ群でも有害事象が計上されていることを不思議に思うかもしれませんが、ヒトは生きていれば病気になります。ですからプラセボ群であっても追跡すればワクチンの副反応かもと思える症状が出るヒトは現れることがあります。二重盲検定という方法が前提ですので、治験者にも医師にも接種したものがワクチンなのか生理食塩水なのか分りませんし、症状が出た人にワクチンを接種していたのかも治験終了まで分りません。

この表をSNSで公表したとき「コロナの重症化と、ワクチン接種後有害事象の重症化は違う！」と散々批判されました。確かに違うのですが、ワクチン接種後有害事象での重症化はSevere Grade 3といわれるもので、定義は、日常生活に不具合があり医療介入や入院が必要というものであり、一般の方が考える重症の定義とは齟齬は無いと思います。人口呼吸器やICU利用を必ずしも必要とするものでは確かにありませんが、コロナの重症と定義が違うからといって無視してよいものでしょうか？

また批判として、この論文は有害事象を評価するものではない、とも言われました。論文が導き出そうとする答えと違うことをデータから読み取って公表することを、何故批判されるのかも分りません。医学論文の作法として間違っているといわれるのなら、それは医学論文の作法が間違っているのではとしか筆者には思えません。

4-2-4　ファイザーワクチン6ヶ月追跡論文の死者

ファイザーワクチン6ヶ月追跡論文の死者に関しても興味深いデータが出ています。まず全体の死者は接種群は15人でプラセボ群は14人と、減っていません。むしろ増えています。これだけなら統計的な誤差に過ぎないといえるのですが、治験終了後、接種群で更に3人増えています。またプラセボ群に接種して2人の死者が計上されています。

ファイザーワクチン6ヶ月追跡論文からだけでも、ワクチン接種すると死者が増える可能性が高いと言わざるを得ません。

4-2-5　コロナ特有の後遺症といわれているものはインフルにもある

ワクチン接種した方が重症化するし、死者も増える可能性があるというと「コロナには後遺症もある！」と反論する人が出てきます。

しかし後遺症はインフルエンザにもあり、その頻度は、新型コロナであってもインフルエンザの多くて2倍程度にしか過ぎないという研究があります［2］［3］。年間でのインフルエンザの患者数の多さから考えれば、今までもインフルエンザ後に後遺症を患っていた患者はコロナよりも多かったと考えられます。注目されなかったのでしょう。

参考文献
1　THOMAS, Stephen J., et al. Six Month safety and efficacy of the BNT162b2 Mrna Covid-19 vaccine. MedRxiv, 2021.
2　ASRIATI, Sindi Qistina. 6-month neurological and psychiatric outcomes in 236 379 survivors of COVID-19: a retrospective cohort study using electronic health records. Jurnal Latihan, 2021, 1.2: 1-12.
3　TAQUET, Maxime, et al. Incidence, co-occurrence, and evolution of long-COVID features: A 6-month retrospective cohort study of 273,618 survivors of COVID-19. PLoS medicine, 2021, 18.9: e1003773.

4－3　ワクチンで免疫が破壊された東アジア・オセアニア

4－3－1　日本2022年7月23日：世界最大の新規陽性者を出す国に

グラフは横軸が100人当りのブースター（3回目もしくは4回目）接種数累計、縦軸が新規の陽性者で、世界の国々をプロットしています。

2022年7月23日、絶対数でみると世界の陽性者のトップが日本という感染状況になりました。その日に計上された世界全体の陽性者が63万人、日本は20万人で、世界の1／3を占めます。グラフは8月1日の状況ですが、7日間の平均でも日本が20万人となりダントツで陽性者絶対数が多くなっています。

そして感染者が多いのはグラフの右の方に片寄っていることが分るかと思います。これは、3回目接種率が高い国の方が感染者が多いことを示しています。3回目接種率が5％程度と低

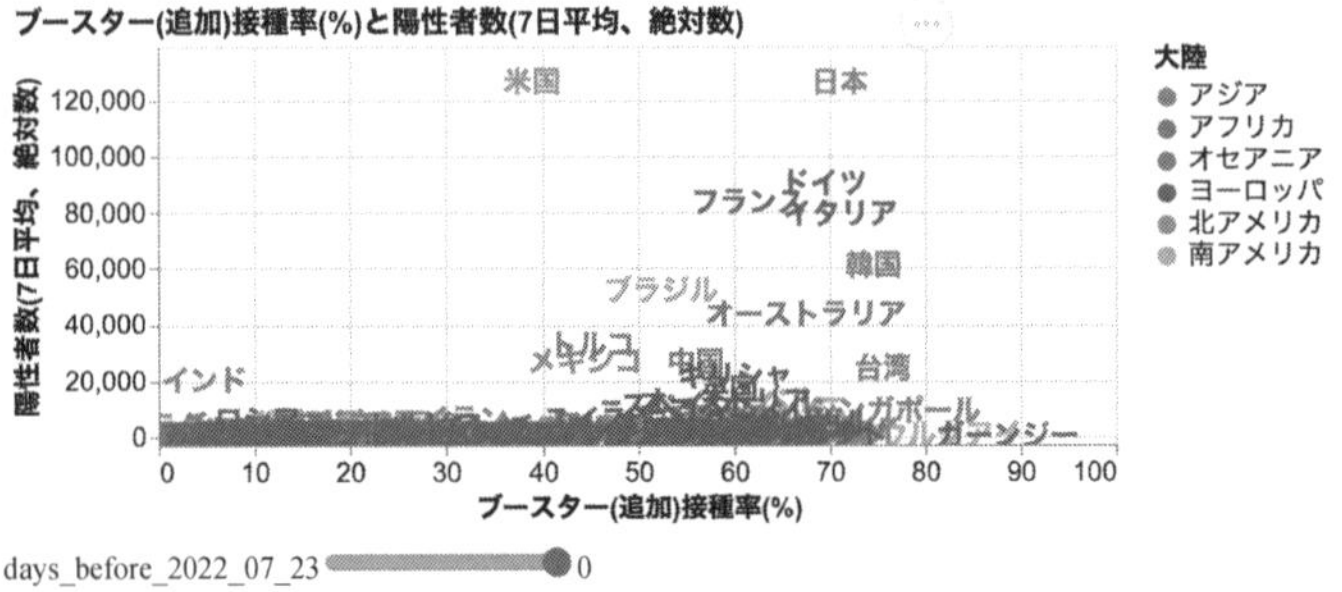

- 世界の1/3の陽性者が日本!(7日平均では 1/9)
- 人口10倍のインドは3回目を「ほとんど接種してないから」陽性者も少ない
- 人口当りでも右の方 NZ、オーストラリア、シンガポール、韓国、日本、台湾、と元々被害が少なかった国が見える

図 4-3-1: 日本 2022/07/23: 世界最大の新規陽性者を出す国に

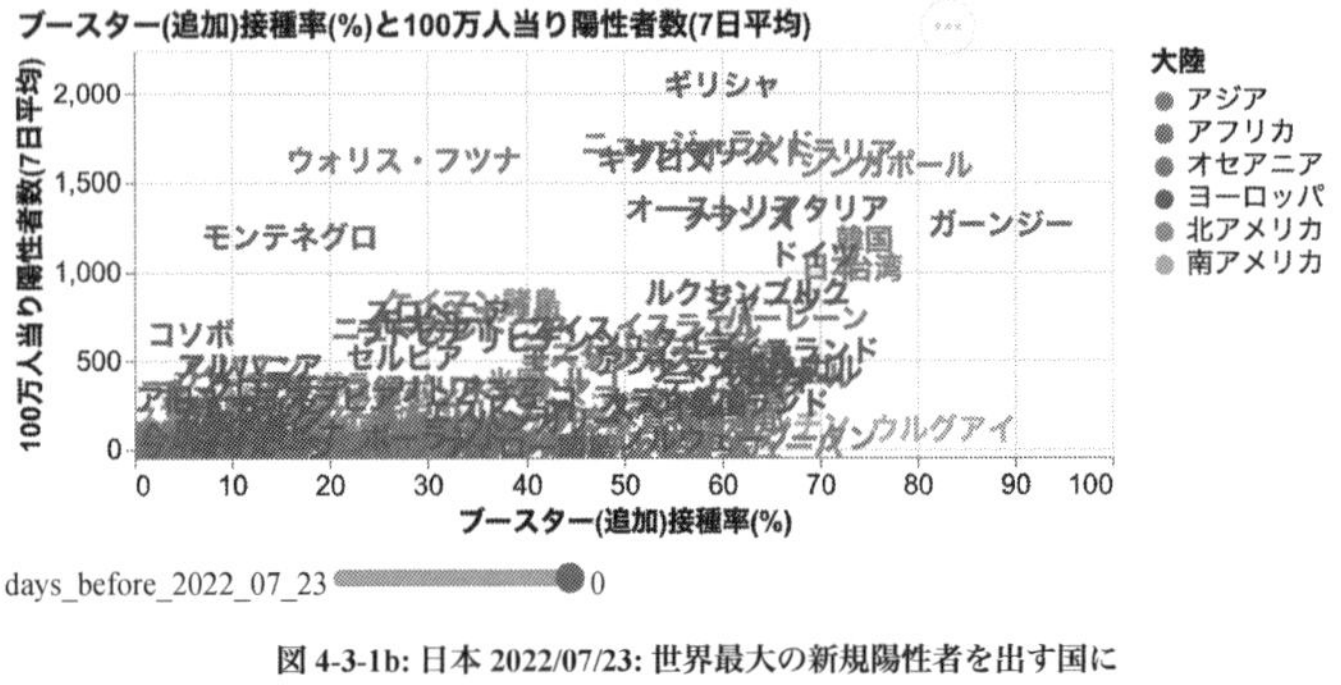

図 4-3-1b: 日本 2022/07/23: 世界最大の新規陽性者を出す国に

いインドは、日本の10倍の人口がいるのに、圧倒的に少ない陽性者となっています。

2番目の人口当りのグラフで見ても、右の方、つまり3回目接種率が高い国で、オーストラリア、ニュージーランド（オーストラリアの陰に隠れているが）、シンガポール、韓国、日本、台湾が確認できます。これらの国は元はコロナ被害が少ない国でしたが感染爆発してしまいました。これらの国の感染状況の推移を見ていきましょう。

4-3-2　東アジアとオセアニアがブースター接種開始で感染状況悪化

グラフは横軸が日ごとの時間推移、縦軸には2つの値をプロットしており、青い線がブースター（3回目と4回目）の100人あたりの接種回数で、朱色が人口当りの新規陽性者数です。接種が先行していたイスラエルに続いて、韓国、台湾、香港、シンガポール、オーストラリア、ニュージーランド、日本のグラフを示しています。

人口が比較的多い国として世界で最もワクチン接種で先行していたイスラエルは2022年1月から4回目の接種を始めて感染が爆発してしまいました。

東アジア・オセアニアは世界的に見て被害が少なかったのですが、ブースター接種を推進することでグラフに示す通り感染爆発してしまいました。これは先行するイスラエルでも感染爆発してしまったのですから、決して予期できなかったことではありません。

個別の国ごとに見ていきましょう。

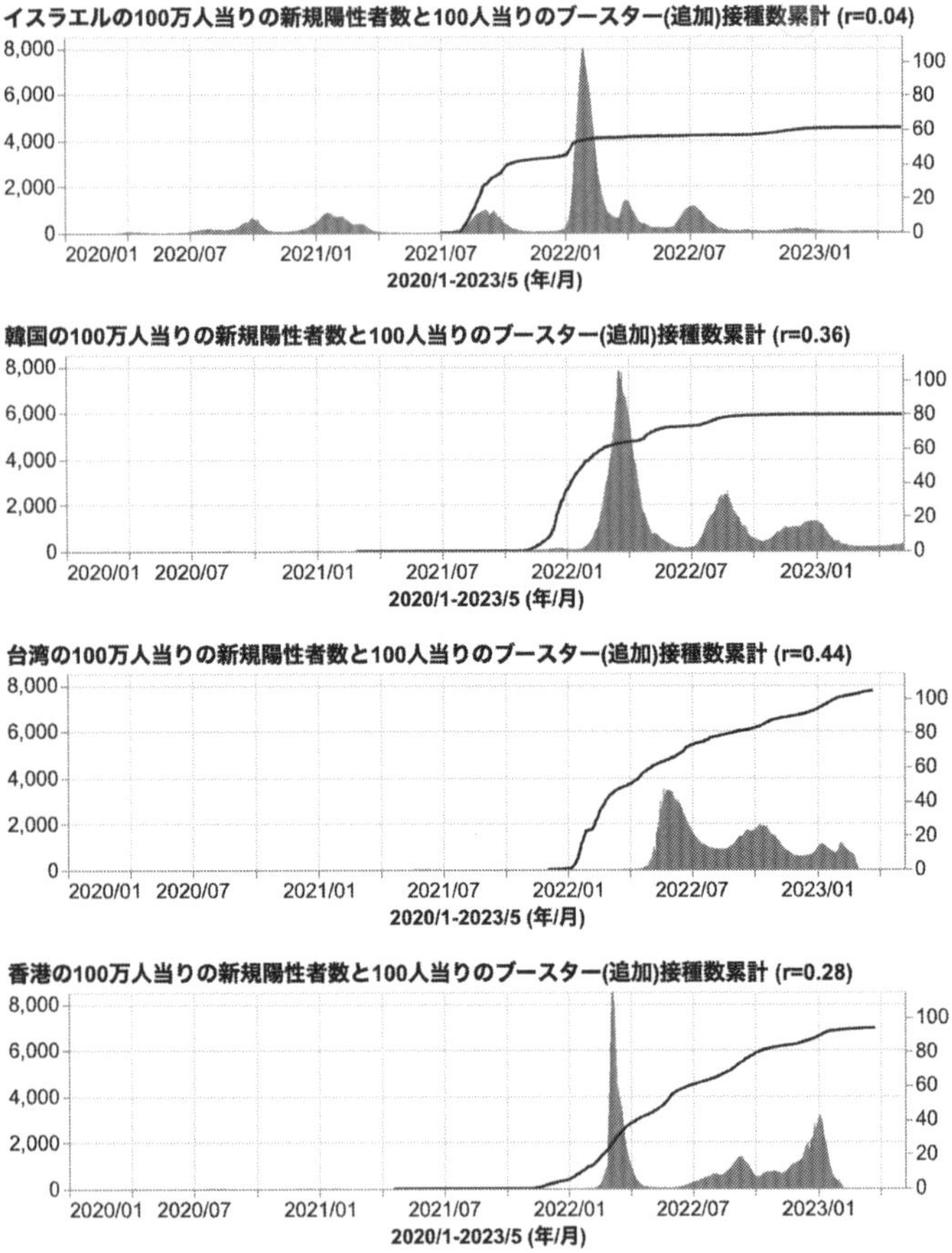

- 東アジア・オセアニアは世界的に見て被害が少なかった
- ブースター接種(3回目、4回目)を推進することで感染爆発
- イスラエルは2022年1月からの4回目接種から世界最高の感染爆発

図 4-3-2: 東アジアとオセアニアがブースター接種開始で感染状況悪化

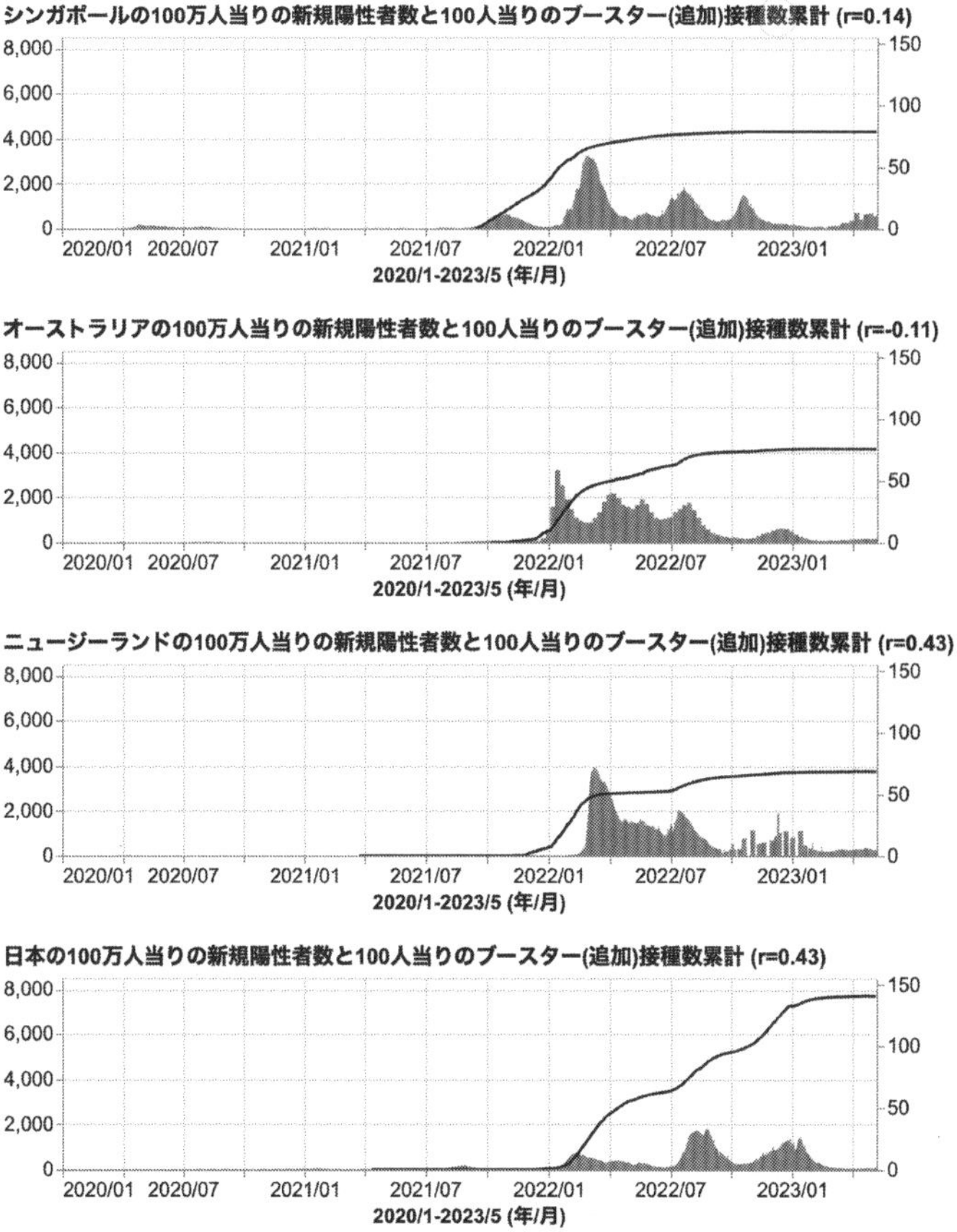

図 4-3-2b: 東アジアとオセアニアがブースター接種開始で感染状況悪化

4−3−3　イスラエル2022年1月25日：世界最悪の人口当り新規陽性者数

グラフに示す通り、２０２２年１月25日に世界最大の人口当り新規陽性者数を記録しました。そもそも２０２１年の６月ごろにはもうブレイクスルー感染も頻発し、接種しても感染が収まらないことははっきりしていました。

残念ながら先行するイスラエルの経験はいかされず、その後、比較的感染状況のよかった、韓国、台湾、香港、シンガポール、オーストラリア、ニュージーランド、そして日本の感染爆発を招いてしまいました。

4−3−4　韓国2022年3月19日：世界最悪の人口当り新規陽性者数

グラフに示す通り２０２２年３月19日ごろには、韓国も人口の多い国としては世界最悪クラスの新規陽性者と死者を出すようになりました。香港もこの頃、突出した世界最悪の死者を出す地域となりました。

著者ＷＥＢサイト上では時間を遡ったり進めたりできるようになっています。このグラフを時系列で見るともっとよく分るのですが、陽性者が多くなったり少なくなったり激しく上下する国は右側に片寄っています。これはワクチン接種者が多い方が陽性者が急激に多くなったり急激に減ったりしていることを示します。

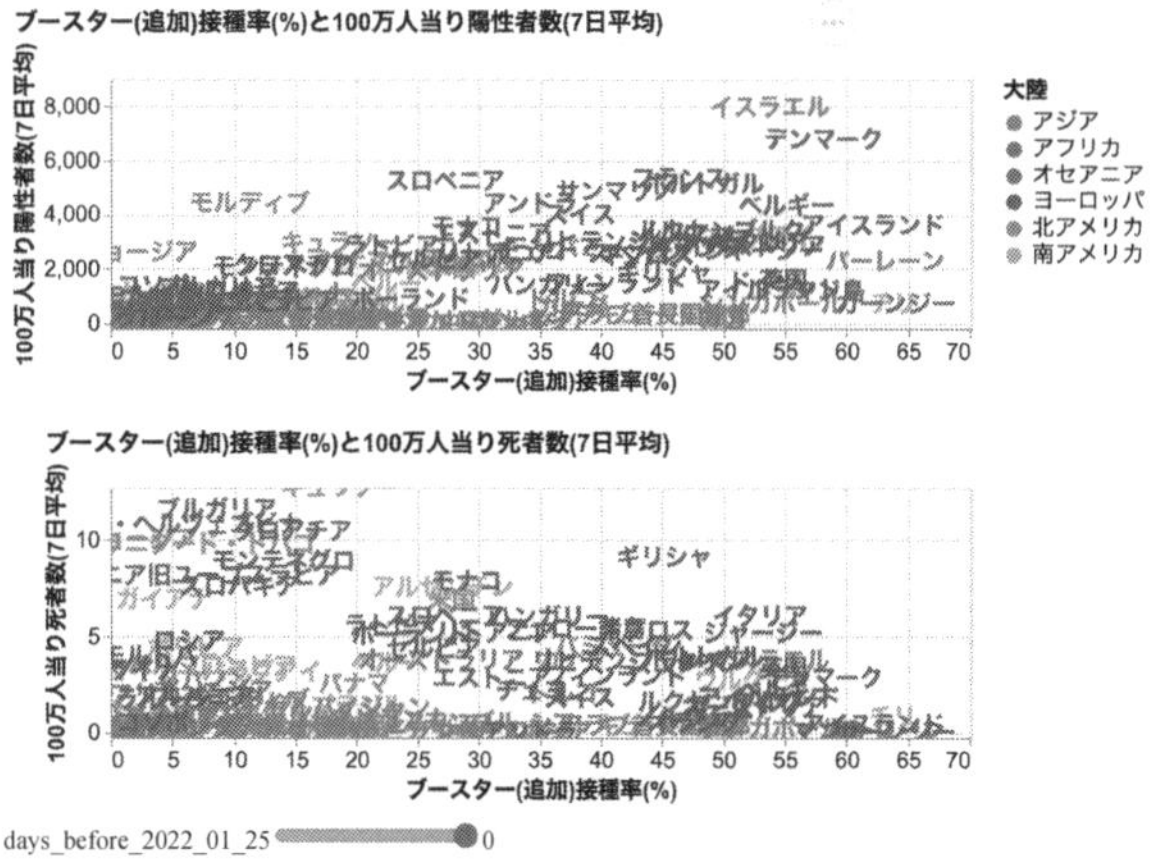

- ワクチン接種が先行するイスラエル、世界最悪の人口当り新規陽性者数
- そもそも2021年の6月ごろにはもうブレイクスルー感染も頻発

図 4-3-3: イスラエル 2022/01/25: 世界最悪の人口当り新規陽性者数

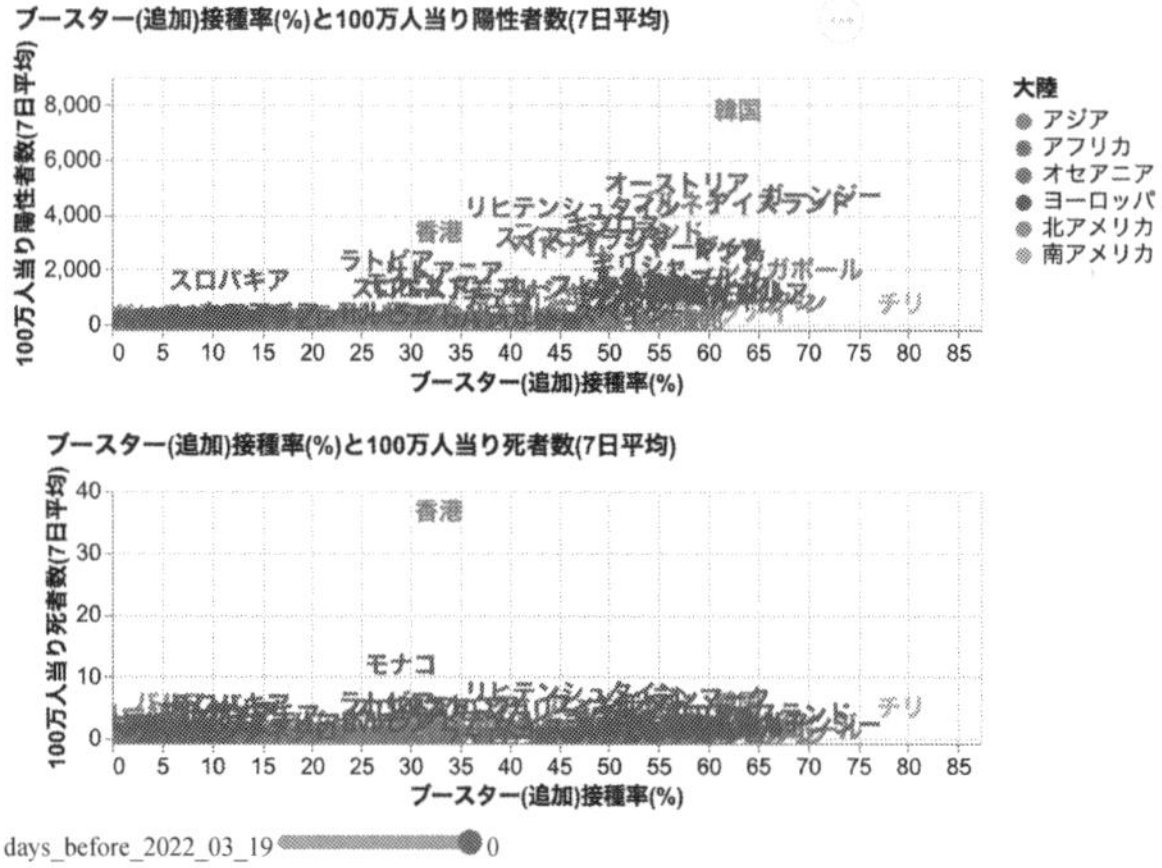

- 韓国は 2022/03/28 に国としては世界最悪クラスの陽性者と死者
- (香港の死者が多過ぎて韓国は埋もれて見えないが)
- 香港も世界最悪の死者を出す地域に

図 4-3-4: 韓国 2022/03/28: 世界最悪の人口当り新規陽性者数

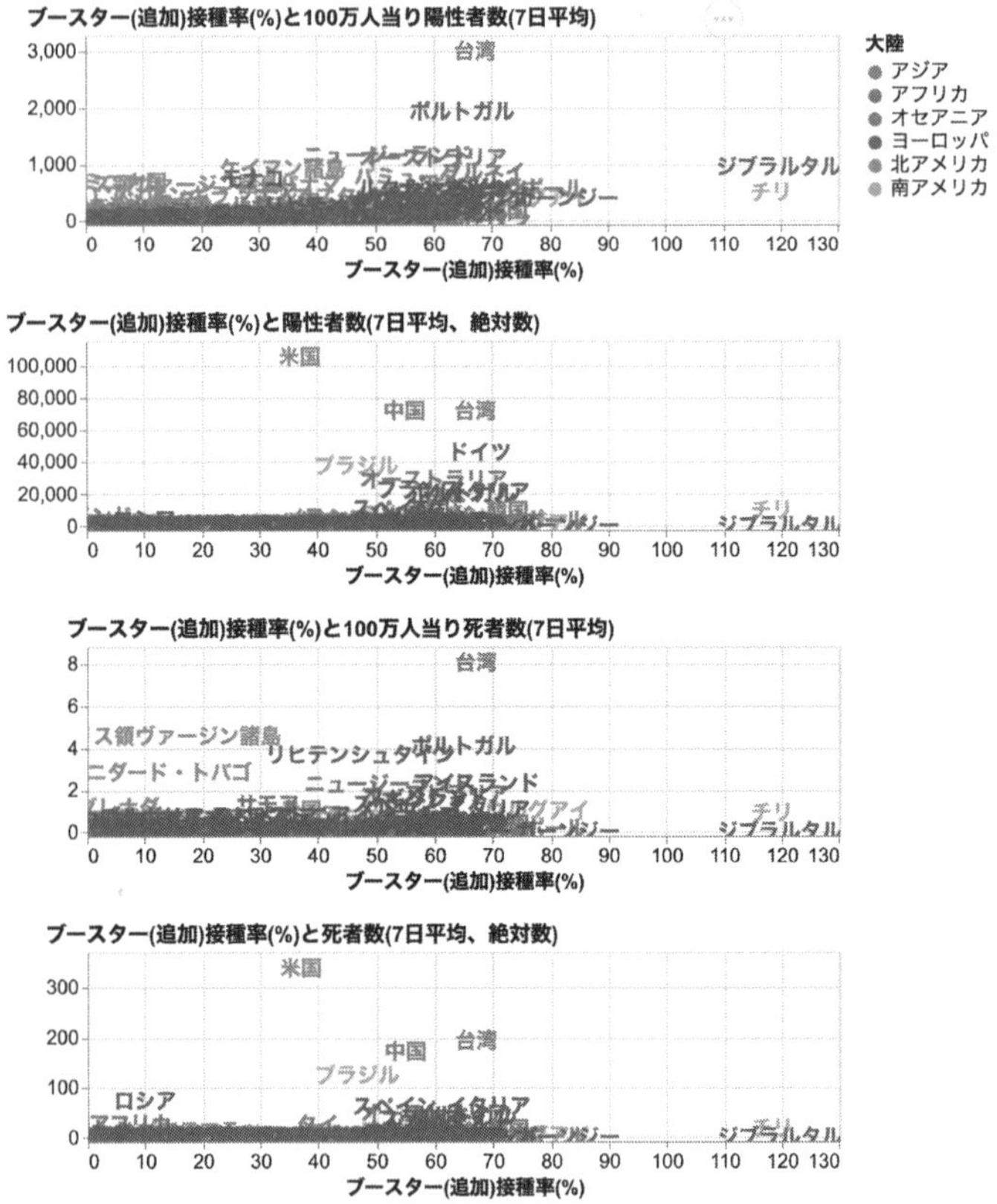

- 台湾は 2022/06/11 に世界最悪の陽性者と死者
- 死者の絶対数でも米国に継ぐ世界2位
- 人口が3億人以上の米国に次いで人口2000万に過ぎない台湾が2位

図 4-3-5: 台湾 2022/06/11: 世界最悪の人口当り新規陽性者数と死者

4―3―5　台湾2022年6月11日：世界最悪の人口当り新規陽性者数と死者

台湾も2022年6月11日ごろは世界最悪の人口当り新規陽性者数と死者を出す国となりました。絶対数で見ても米国に次ぐ世界2位となっています。人口が3億人以上の米国に次いで、人口2000万に過ぎない台湾が2位というのは驚くべきことではないでしょうか。

4―4　2022年になってもワクチン接種を続けてしまった東アジア

4―4―1　東アジアは2022年8月に人口当り新規陽性者数で世界トップ4

横軸を100人当りの接種数累計に変更したグラフを見てみましょう。1人で2～3回、場合によっては4回射っていますので、100人当りだと、例えば日本の場合だと250くらいとなっています。

1番目のグラフ、2022年8月23日には、人口当り新規陽性者数で東アジアの4ヶ国（地域）、韓国、日本、台湾、香港、が世界の実質トップ4となりました（バルバドスが香港より少しだけ上ですが人口30万人の小国なので除外しています）。シンガポールも東アジア4ヶ国のすぐ下にみえます。これらの国や地域はどこも当初は感染が少なかったところです。せっかくコロナに対して強かった免疫がワクチンで異常をきたしているとしか考えられません。

更によく見ると、100人当り接種数累計が、240-280となっているあたりはWEB

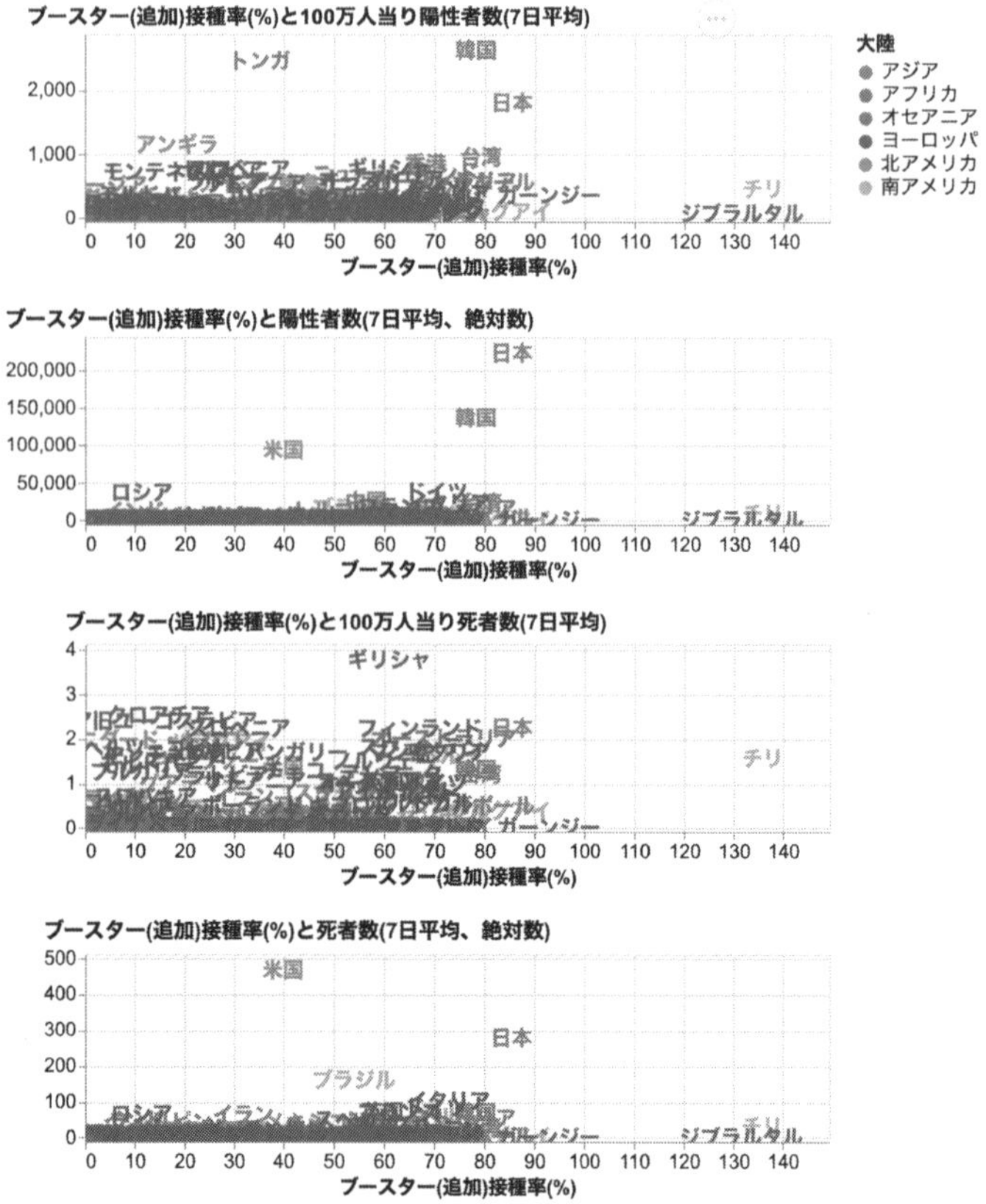

- 人口当り接種数が多い国には東アジアが多い
- 2022/08/23 東アジア(韓国、日本、台湾、香港)が人口当り陽性者数で世界トップ4
- コロナ死者でも日本は多い国に

図 4-4-1: 東アジアは2022年8月に人口当り新規陽性者数で世界トップ4

では緑の色の国が多くなっています。このグラフではアジアが緑で表示されていますので、その接種回数に達している国はアジアばかりで、他の地域でその接種数に達しているところは少ないということです。被害が酷かった欧州や南北アメリカは入っていないということです。どうして被害が少なかった東アジアでこんなにワクチンを接種したのでしょうか。全くわけが分りません。自国の被害状況に合せて接種推進の是非を決めるべきでした。

2番目のグラフ、報道されている通り、新規陽性者数の絶対数では日本がこの頃5週連続で世界一位となっています。

3番目のグラフ、人口当りの死者で日本よりもっと多い国もありますが、それらの国が日本並みになってきて、日本は少し増えてきているという状況です。4番目のグラフ、日本は2022年8月10日から米国に次いで、死者の絶対数が多い国となっており、世界2位です。

日本が死者でもこんなに目立つようになってしまったのは、死因が別の要因であってもコロナ陽性ならコロナ死とカウントしているという検査体制の問題もあるでしょう。ですからずっと、検査・マスク・ワクチン推進で状況は悪化すると筆者は訴えているのです。100万人あたり、他の死因での死者は30人くらいなのですから、コロナ死者2~3人は騒がなければ大きな問題ではありません。

繰返しになりますが、これらはイスラエルの事例からその可能性を全て予期できていたことです。それなのに検査・マスク・ワクチンを推進した結果、東アジアの感染状況は悪化し、日本も世界最大の新規陽性者を出すまでになりました。検査・マスク・ワクチンを続けることでコロナ禍が続いたのです。

4-5 ワクチン先進国イスラエルでは2022年2月からほぼ接種せず

4-5-1 ワクチン接種しても感染拡大したイスラエル（2021年末まで）

イスラエルの日ごとの人口当りの接種数を追っていくと「接種しなくなったらどうなるのか」ということを示唆するデータが出ていることが分ります。

先行接種が2020年12月から接種が進んでいたイスラエルの動きを時系列順に追っていきましょう。上のグラフは青が日ごとの人口当り接種数で、朱色が陽性者数です。

2021年1月の接種推進の最中に感染が拡大したもののその後は落ちつきました。2021年6月ごろからブレークスルー感染が目立つようになり、3回目の接種を進めていた2021年9月には結局、過去最大の陽性者を出すようになりました。

日本もイスラエルほどでは無いにせよワクチン接種後の方が感染の波は高くなりました。

次に範囲を2022年末まで拡大すると共に東アジアの国々とも比較します。

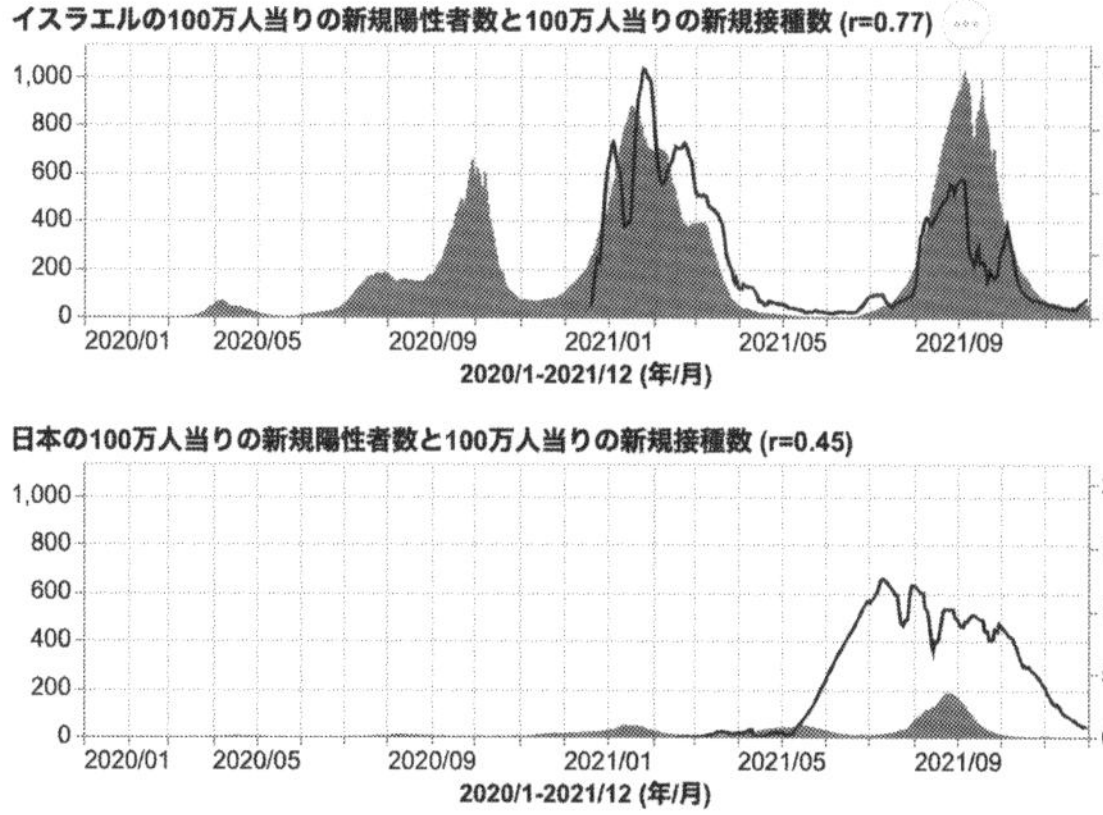

- 2021年1月の接種推進の最中に感染が拡大したもののその後は落ちつく
- 2021年6月ごろからブレークスルー感染が目立つ
- 2021年9月に3回目の接種を進めていたには結局、過去最大の陽性者
- 日本もワクチン接種後の方が感染の波は高い

図 4-5-1: ワクチン接種しても感染拡大したイスラエル (2021年末まで)

４−５−２　イスラエルは接種しなくなったら感染収束（２０２２年）

イスラエルは２０２２年１月ごろ４回目接種を進めている最中に過去最大、しかも歴代世界最高の陽性者を出すようになりました。

注目すべきは、２０２２年２月以降はワクチンを接種する人がほとんどいなくなっていったことです。この頃から規制も解除されていきました。イスラエルの人々はワクチンを接種した方が脆弱になるということに気付いたのではないでしょうか。政府もマスクやワクチンといった規制を解除するしか、それまでやってきた対策が逆効果であることを誤魔化す方法は無いと考えたのではないでしょうか。その後も波は現れていますが、２０２２年１月よりは低い波になったようです。

一方で、東アジアの国々、韓国、日本、台

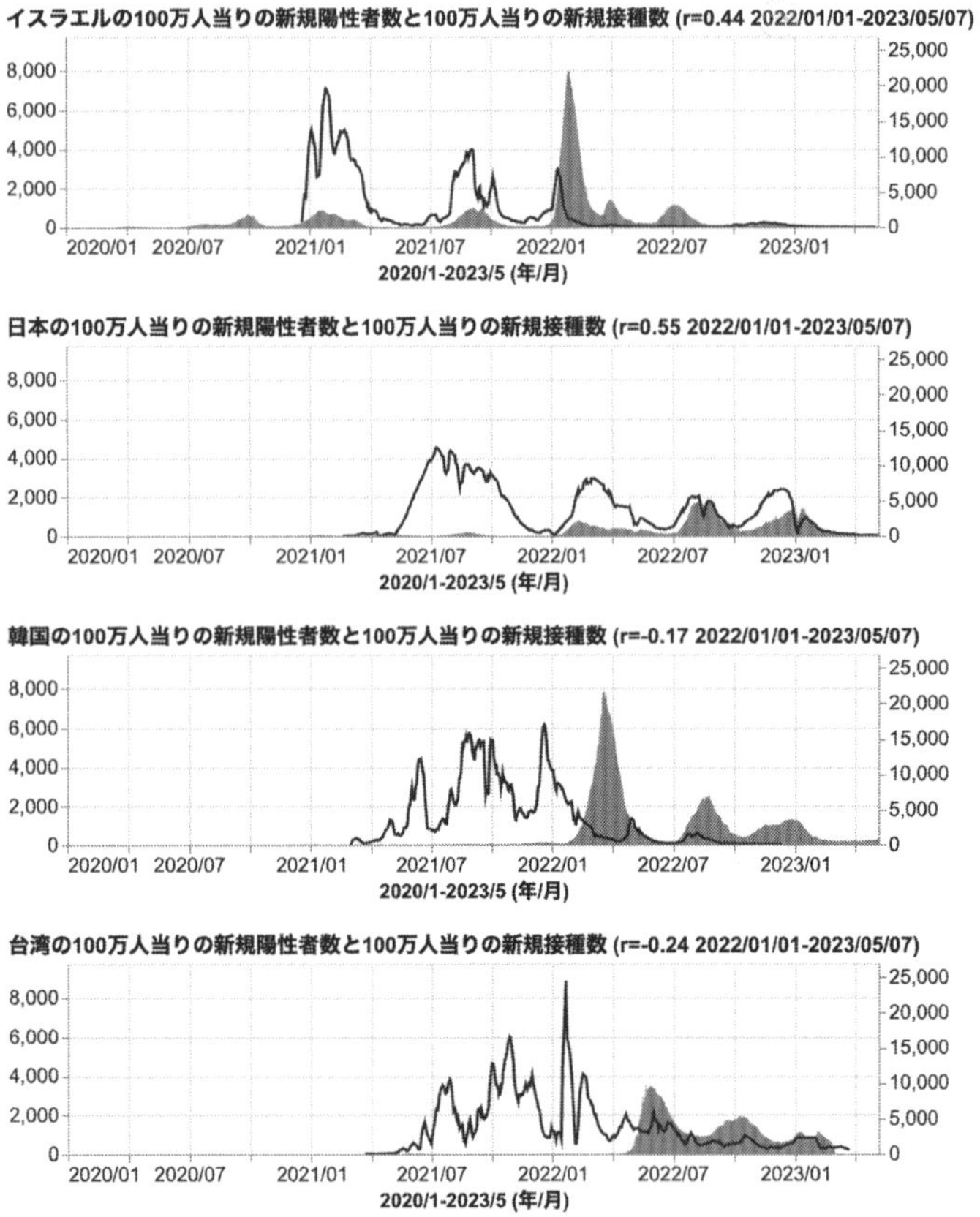

- 2022年1月ごろ4回目接種を進めている最中に歴代世界最高の陽性者
- 有耶無耶にするためマスクやワクチンの規制解除、ほぼ接種しなくなる
- 東アジアは元は感染拡大してなかったがワクチン開始後拡大

図 4-5-2: イスラエルは接種しなくなったら感染収束 (2022年)

湾はどうなったのでしょうか。２０２２年8月末の段階で日本はまだ4回目接種を推進していました。日本ほどではないにせよ、他の国も接種はしていたようで、少なくともほとんど接種しなくなったイスラエルとの接種数の差は歴然です。そして陽性者数もイスラエルの方が少なくなっています。

4-5-3 イスラエルでは２０２２年11月に98%が接種者扱いとならない

イスラエル公式コロナ関連ダッシュボードによると、必要回接種数済みと見做されるのは２０２２年11月8日現在、全人口の２%程です。残り98%は未接種か有効期限が切れた人達となっています。

政府は推奨はしているようですが、未接種扱いでも生活に支障はなく従うイスラエル人は少ないようです。

4-5-4 （参考）イスラエルと大阪府との比較

イスラエルの人口は約９００万と大阪府と同程度の人口ですので、参考までに人口当りではなく実数比較のグラフを載せておきます。

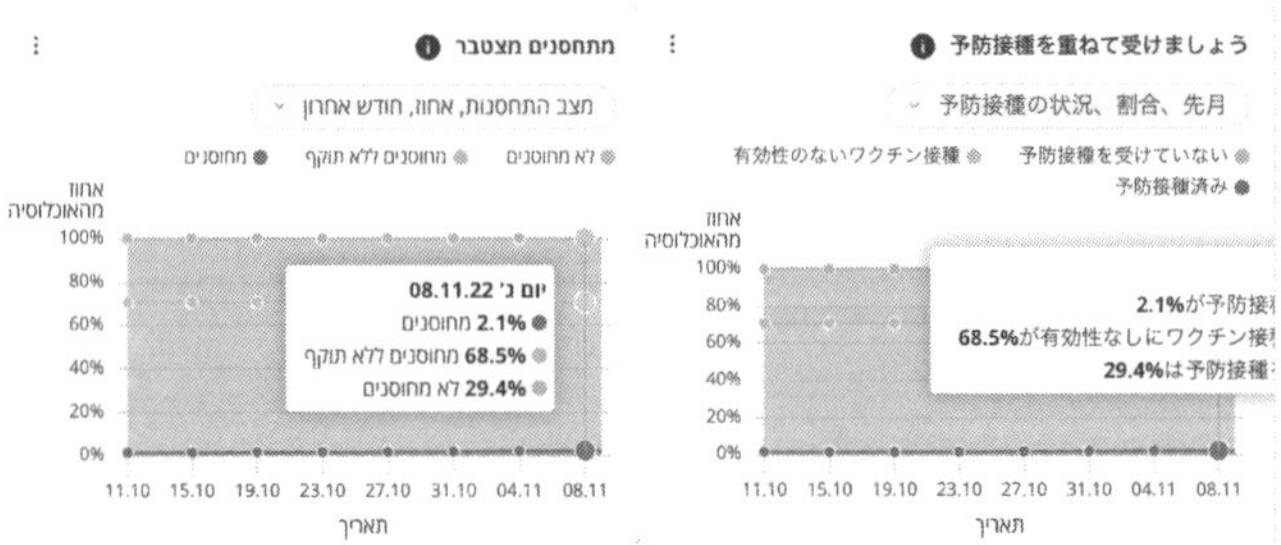

- 2022年11月8日現在、必要回接種数済みと見做されるのは全人口の2%
- 残り98%は未接種か有効期限が切れた人達

図 4-5-3: イスラエルでは既に98%が接種者扱いとならない

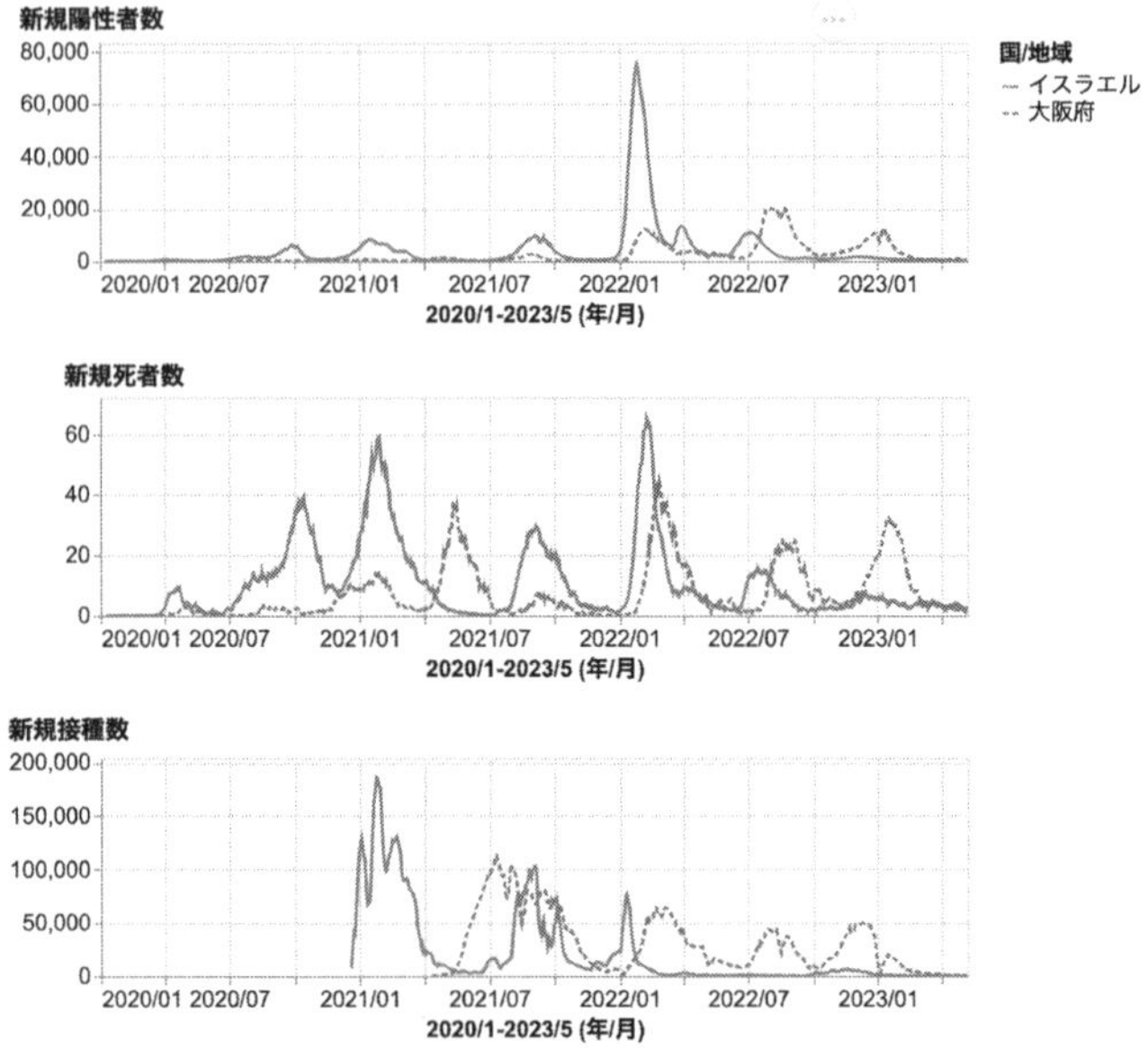

- イスラエルの人口は約900万と大阪府と同程度の人口
- 参考までに人口当りでは無く実数比較のグラフを掲載

図 4-5-4: (参考) イスラエルと大阪府との比較

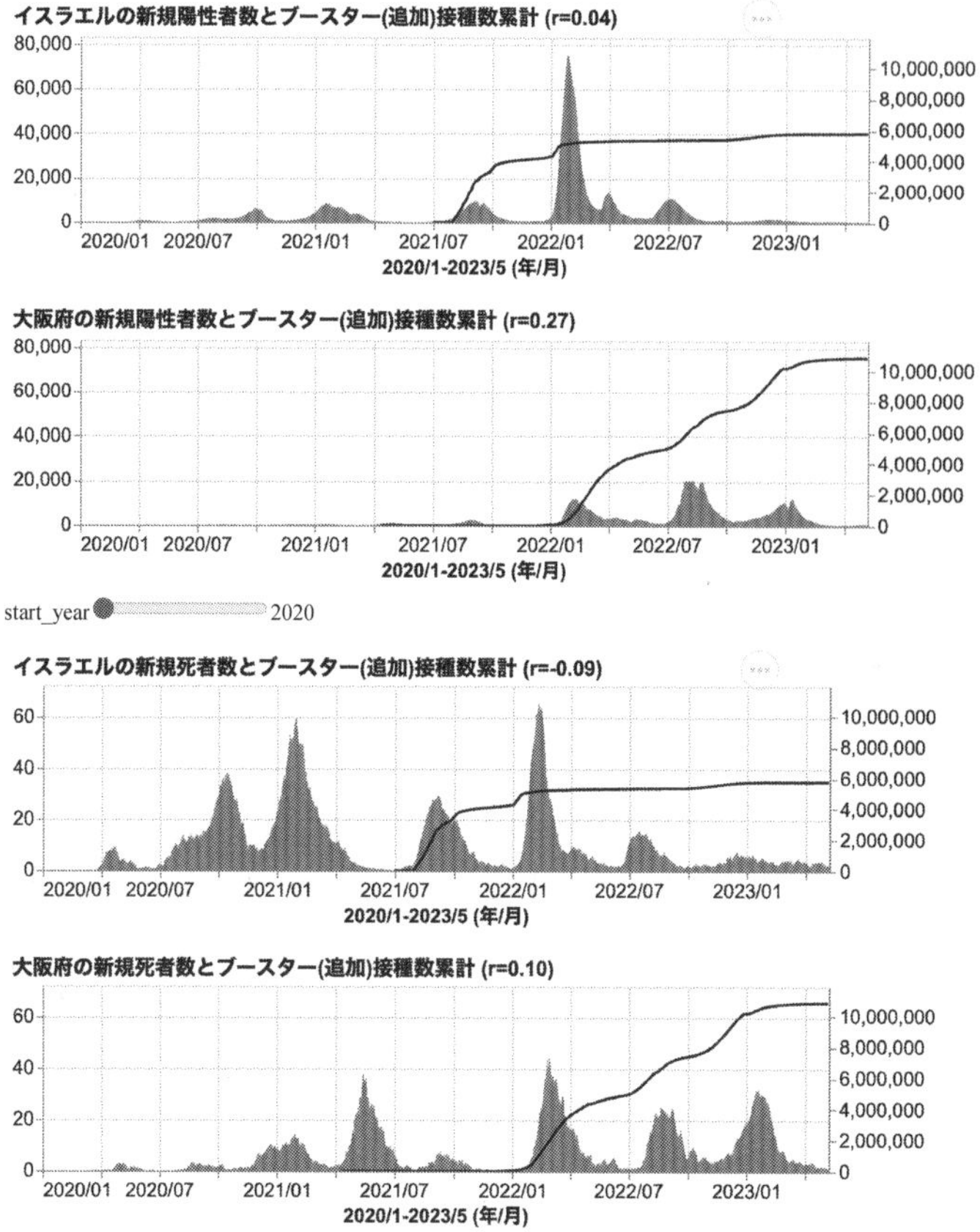

図 4-5-4b: (参考) イスラエルと大阪府との比較

4―6　日本人は世界一ワクチン接種したい国民

4―6―1　2022年10月末、NHKで世界トップの人口当り接種数と報じられる

10月末にNHKが特設サイトで日本は人口当り接種数トップと報じました（NHKが提示するグラフのデータ元は Ourworldindata.org）。それ以降、主要国としてはずっとトップを走り続けています。

4―6―2　2023年になって日本はブースター主要国ダントツ世界1位

筆者が提示しているグラフも Ourworldindata.org のデータを元にしています。グラフは横軸が100人当りのブースター接種数、つまり3～5回目の接種数となっています。NHKのデータは1～2回目も含んでいましたが、ブースター接種数で比較した方が最近の傾向が分り易いと思います。

2023年1月23日のブースター接種率のグラフだと、日本はブースター接種数で130を超え主要国でダントツの1位となりました。

WEB上グラフでは、スライドバーを132日前まで左に戻してから右にまた移動させることができます。日本の陽性者が世界トップクラスの座から右に高速に移動しつつ一旦少し下っ

世界のワクチン接種回数（100人あたり）

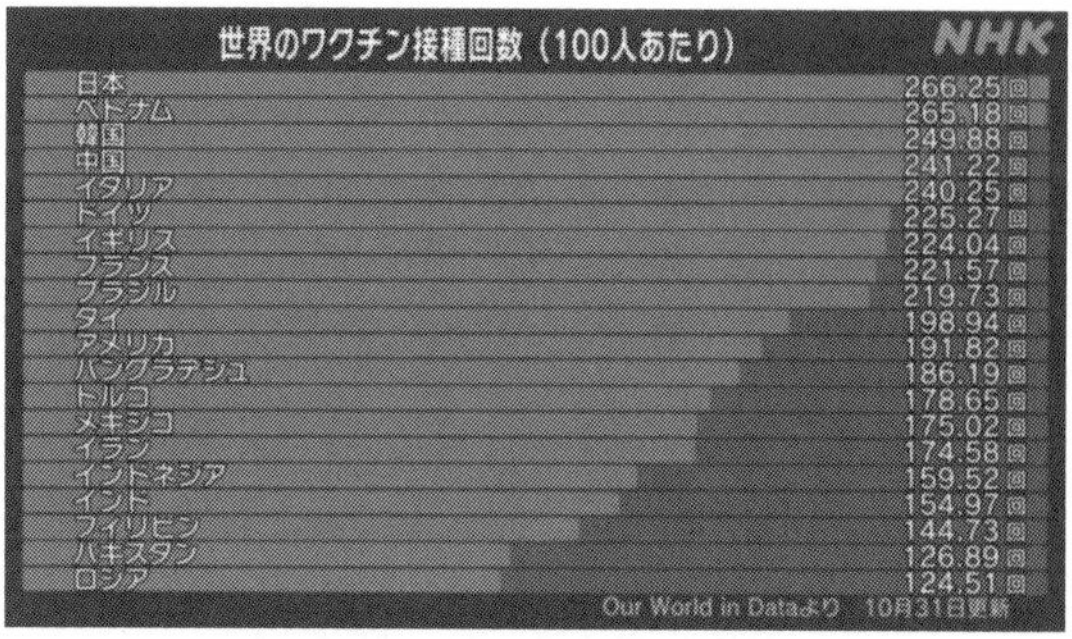

Our World in Dataの集計で接種回数の総数が上位18番目までの国や地域と日本・韓国について、人口100人あたりのデータを表示しています。ワクチンの接種回数が多い国や地域でも Our World in Dataの集計に入らない場合

- 世界トップの人口当り接種数と報じられる
- NHK のデータ元も Ourworldindata.org
- それ以降、主要国ではずっとトップを走り続ける

図 4-6-1: 2022年10月末、NHKで世界トップの人口当り接種数と報じられる

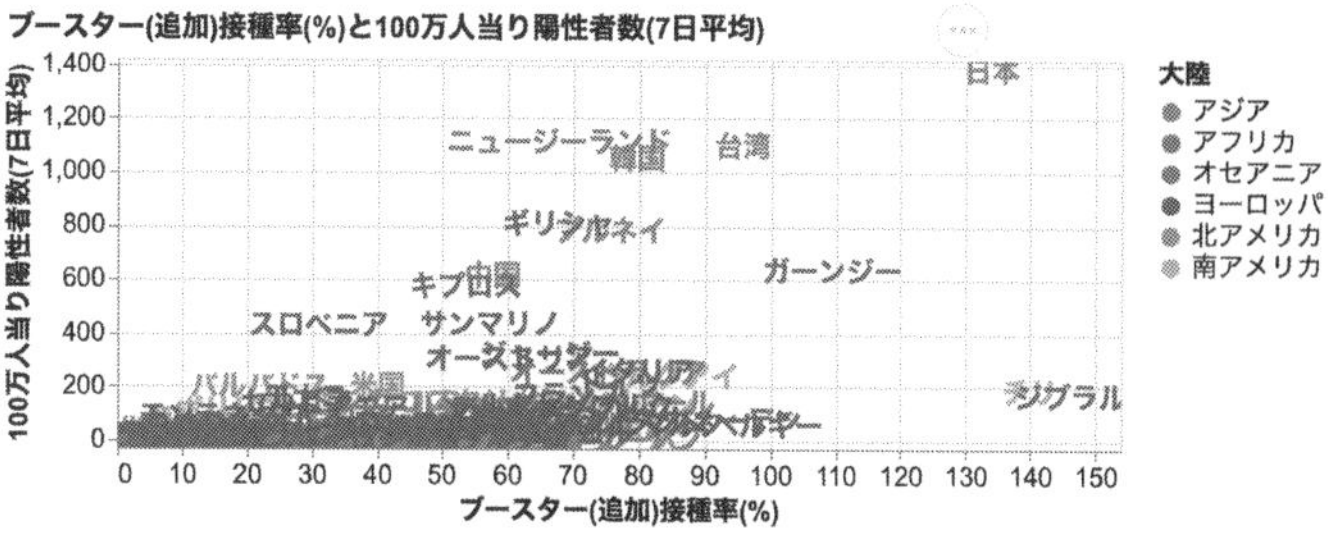

- ブースター接種率は主要国ダントツ1位
- 2022年8月、11月、2023年1月に陽性者数世界トップに
- 人口当りでもブースター接種数の多い東アジアが世界トップクラス
- 伸びからいえば日本は世界一ワクチン接種したい国民

図 4-6-2: 2023年になって日本はブースター主要国ダントツ世界1位

て、また世界トップクラスになったことが分るかと思います。人口当りでもブースター接種数の多い、日本、台湾、香港、韓国といった東アジアが世界トップクラスになっています。世界で一番接種したがり、世界で一番陽性者を計上して、いつまでもコロナ対策が終らなかった。この国は一体何がしたかったのでしょうか。

4-7 ワクチン推進して日本の人口当りの全死因死者が増加

4-7-1 2022年2月に日本の人口当りの全死因死者が顕著に増加

日本の人口当りの全死因死者が2022年2月に増加しました。その後もずっと増加傾向です。グラフは横軸が日ごとの時間推移で縦軸が100万人当りの死者です。赤い線（点線）が新型コロナ死者を示しています。

特に被害が大きな大阪府を例にとって、どれだけの被害だったのか、過去や他の国、地域と比較しながら考察していきます。

4-7-2 2022年2月、特に大阪の全死因死者が激増

大阪府の2022年2月の人口当りの全死因死者、週ごとのデータを元にしたグラフが凄まじいことになっています。2010年から12年分表示していますので、ここ10年以上と比べて

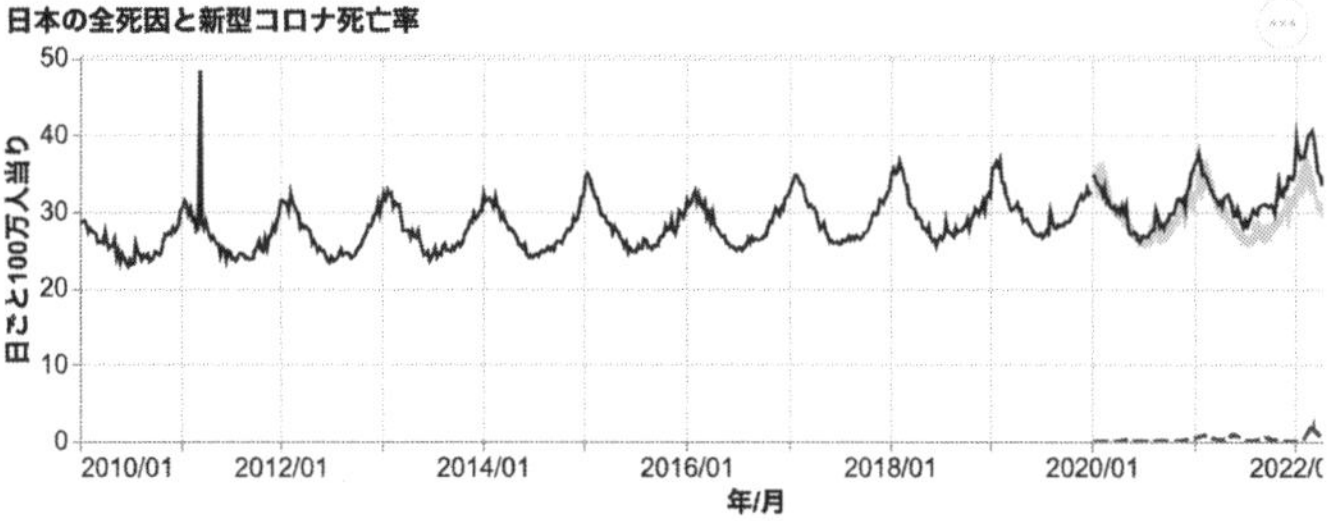

- 2022年2月に日本の人口当りの全死因死者が顕著に増加
- その後もずっと増加傾向
- 特に大阪の被害が顕著

図 4-7-1: 2022年2月に日本の人口当りの全死因死者が顕著に増加

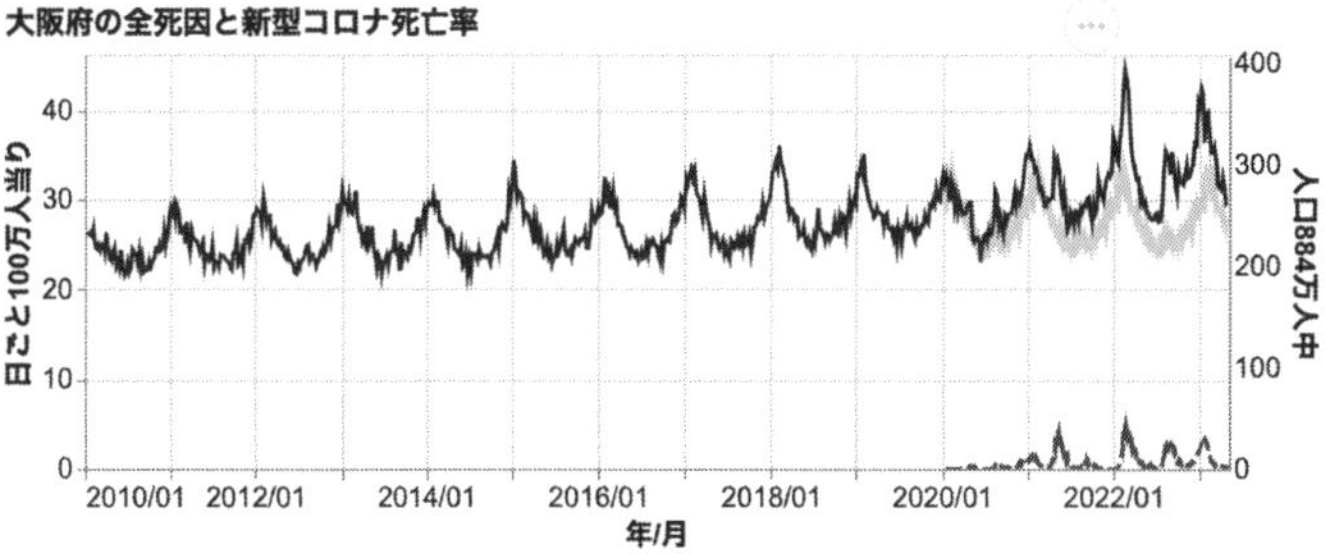

- 少なくとも大阪府の全死因死者の激増はワクチンのせいでは?
- 100歩譲っても、検査・マスク・ワクチンという感染症対策が間違い

図 4-7-2: 2022年2月、特に大阪の全死因死者が激増

異様な増加であることが分るかと思います。２０２０年に死者が減ったからとか統計上のブレだとか、また赤線（点線）のコロナ死者の増加分でも説明がつきません。

更に２０２２年２月以降も、例年に比べてずっと死者が増えています。これは高齢化により死亡率が増える傾向にあることでも説明がつきません。

少なくとも大阪府の全死因死者の激増はワクチンのせいであると筆者は考えています。１００歩譲っても、検査・マスク・ワクチンという感染症対策が間違いという証拠に他ならないといえます。

もう少しグラフを詳しくみていきます。

青い線（濃い実線）は他の死因での死者も含めた全死因死者を示しています。この線もやはり例年よりも高くなっています。水色で塗った領域（薄い実線）は２０１５年から２０１９年までの同じ時期の最大と最小の範囲を示しており、この領域よりも青い線が高い位置にあると例年より死者が多かったことを示します。特に水色の領域の上に白い空白部分が見えて、更にその上に青い線があるところは、例年より非常に死者が多かったということを示しています。

この観点から見れば、２０２１年に死者は間違いなく増加しています。日本は元から毎年増加傾向だったのですが、全死因死者が２０２０年では増えませんでした。２０２１年にその分が増えたというと説明が仮にできたとしても、グラフを見ても分るように、２０２２年の２月死者の多さはそれでは説明がつきません。

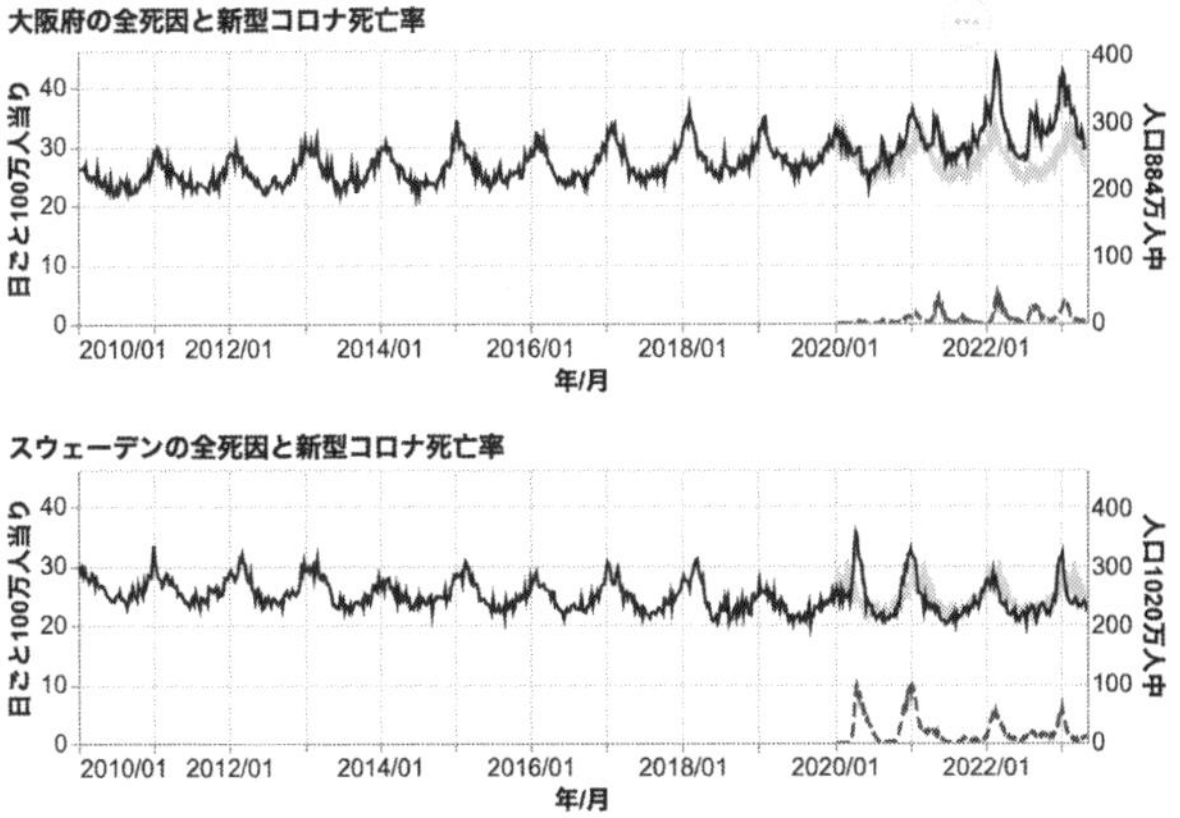

- 大阪府の2022年2月の被害はスウェーデンの第一波被害に匹敵
- スウェーデンの被害は2022年の4月5月が最大
- 超過死亡は2020年～2022年の3年間では欧州の最低クラス

図 4-7-3: 大阪府とスウェーデンとで比較

この大阪府の全死因死者の多さは、コロナパンデミックと比べてどの程度のものだったのか、他の国や地域と比較していきます。

4―7―3　大阪府とスウェーデンとで比較

大阪府とスウェーデンとで比較してみます。スウェーデンの第一波の被害はヨーロッパの中では中程度です。スウェーデンで人口当りの死者数が極端に多かったのは、２０２０年の４月と５月の第一波のときだけです。大阪の２０２２年２月の死者の多さはそれに匹敵します。

なおスウェーデンの超過死亡は２０２０年～２０２２年の３年間でみると欧州の最低クラスとなっています。

4―7―4　大阪府と英国との比較

次に大阪府と英国とで比較してみます。英国

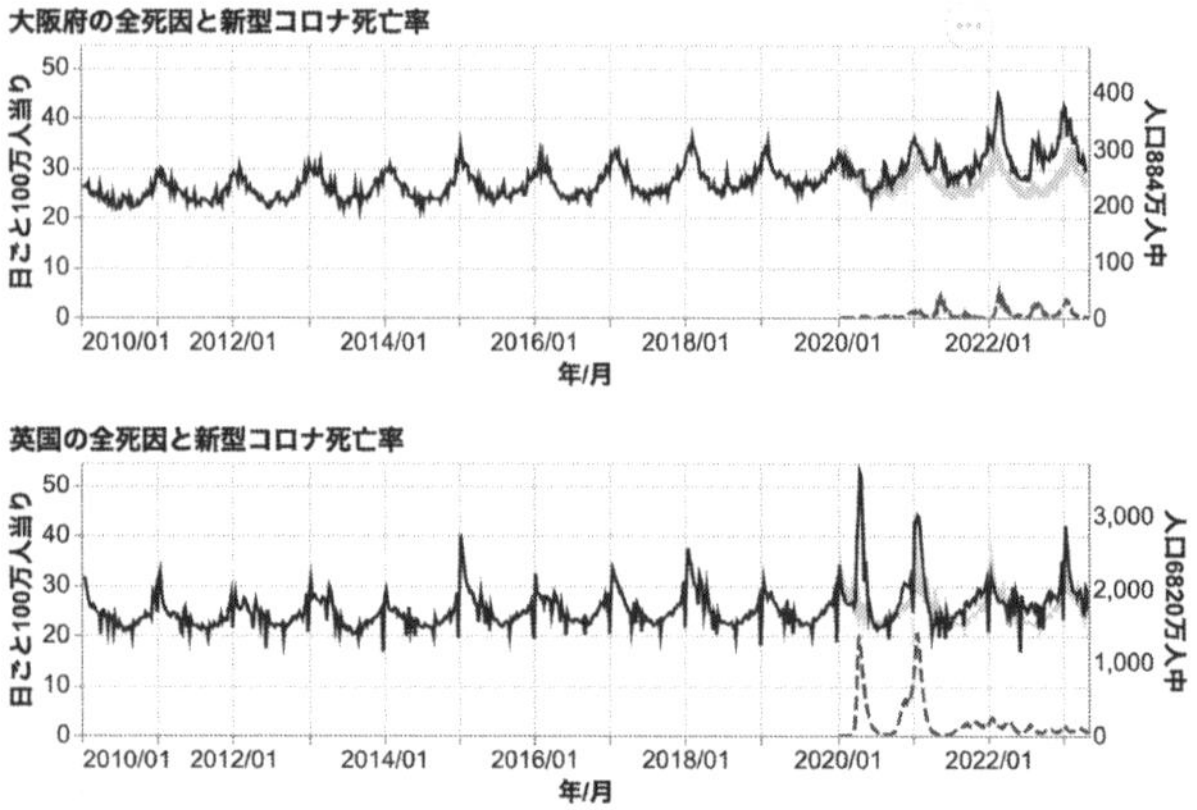

- 大阪府の被害は英国の第一波被害よりは少ない程度
- 英国はヨーロッパでも被害の大きな国の一つ
- 大阪の2022年2月の被害は欧州でのコロナ被害の中程度

図 4-7-4: 大阪府と英国との比較

では第一波での死者はヨーロッパの中でも多い方でした。大阪での２０２２年２月の全死因死者の多さは、英国の第一波ほどの被害にはなっていません。つまり大阪の２０２２年４月の全死因死者増は、２０２０年コロナ第一波でのヨーロッパでの被害と比べると、大きな被害を受けたところ程では無いが、中程度の被害の程度ではあったといえます。

4−7−5　韓国も同様に２０２２年２月に全死因死者が激増

パンデミック初期にはそれ程全死因死者が増えていないのに、２０２２年になって極端に増えた国というのは他にもあり、韓国がその例として挙げられます。韓国の２０２２年２月の全死因死者も極端に増加しており、その増え幅は大阪を上回ります。

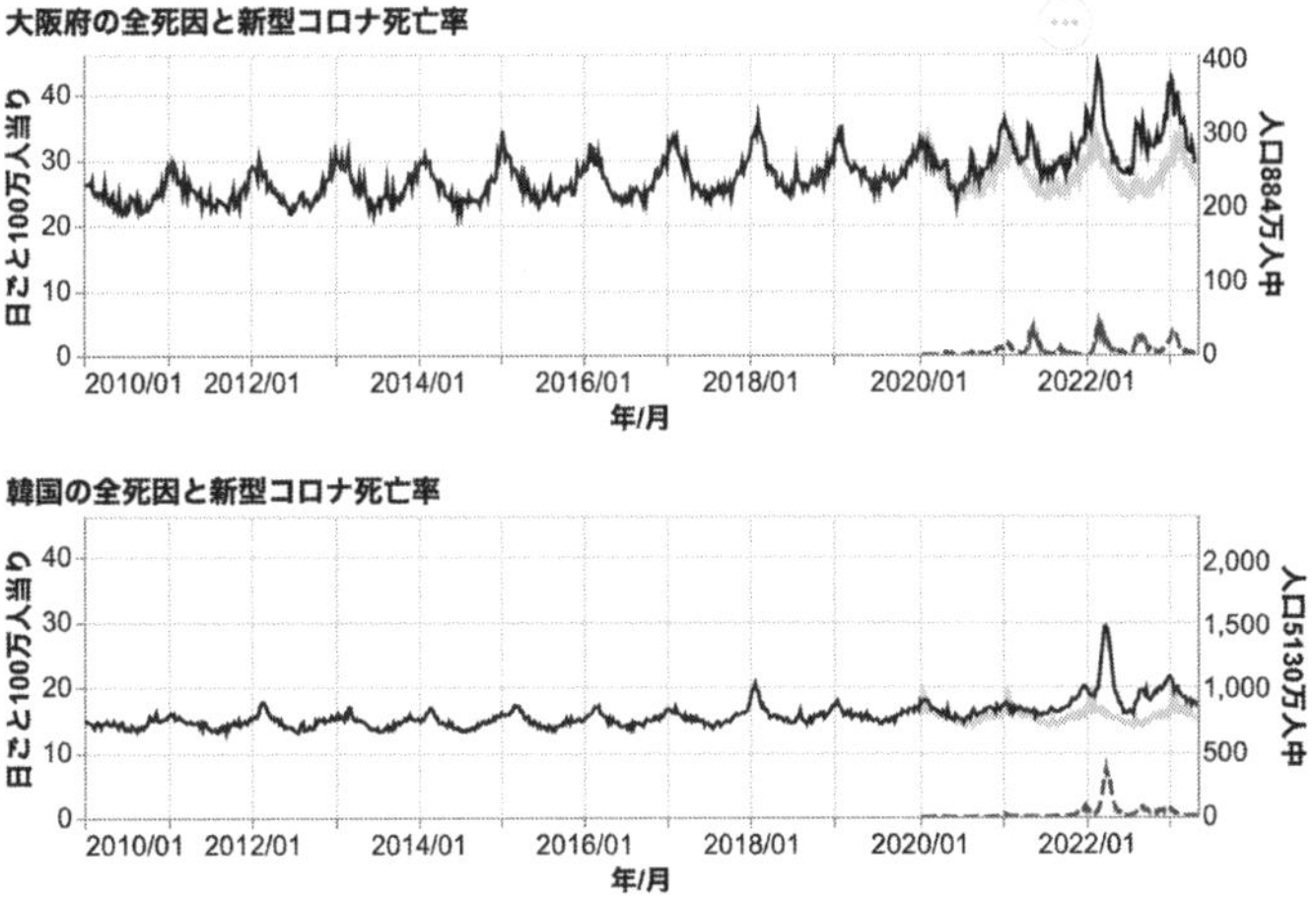

- 韓国はブースター(3回目)接種を日本以上に推進していた国
- 大阪と同じく2022年2月に全死因死者が極端に増加
- ワクチンの追加接種が死者を増やしているのでは?

図 4-7-5: 韓国も同様に2022年2月に全死因死者が激増

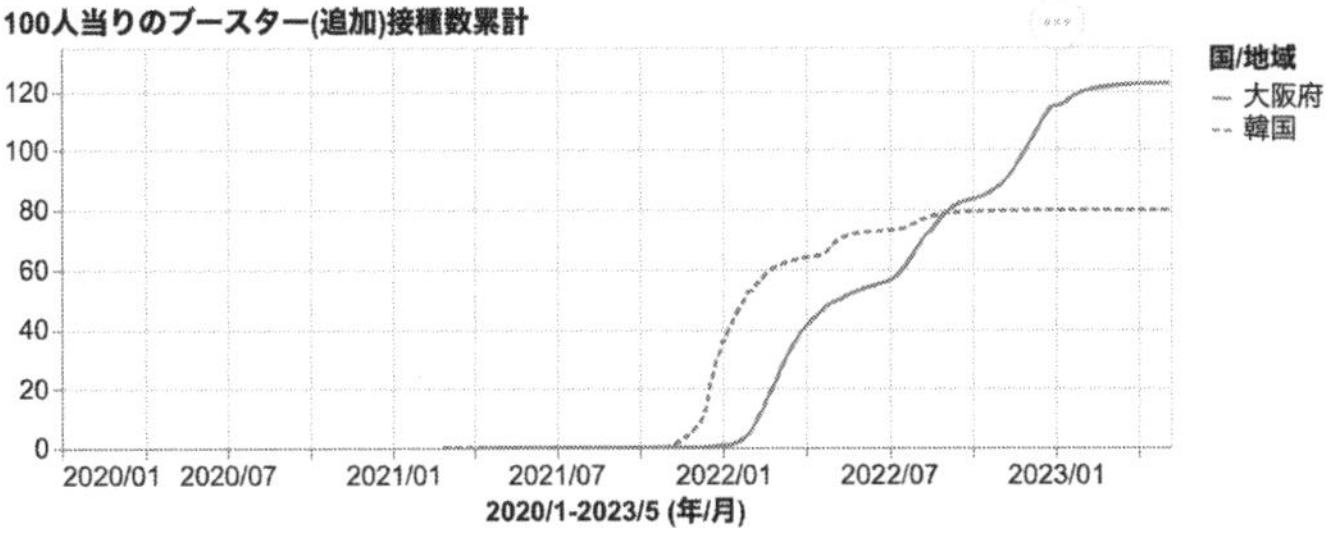

図 4-7-5b: 韓国も同様に2022年2月に全死因死者が激増

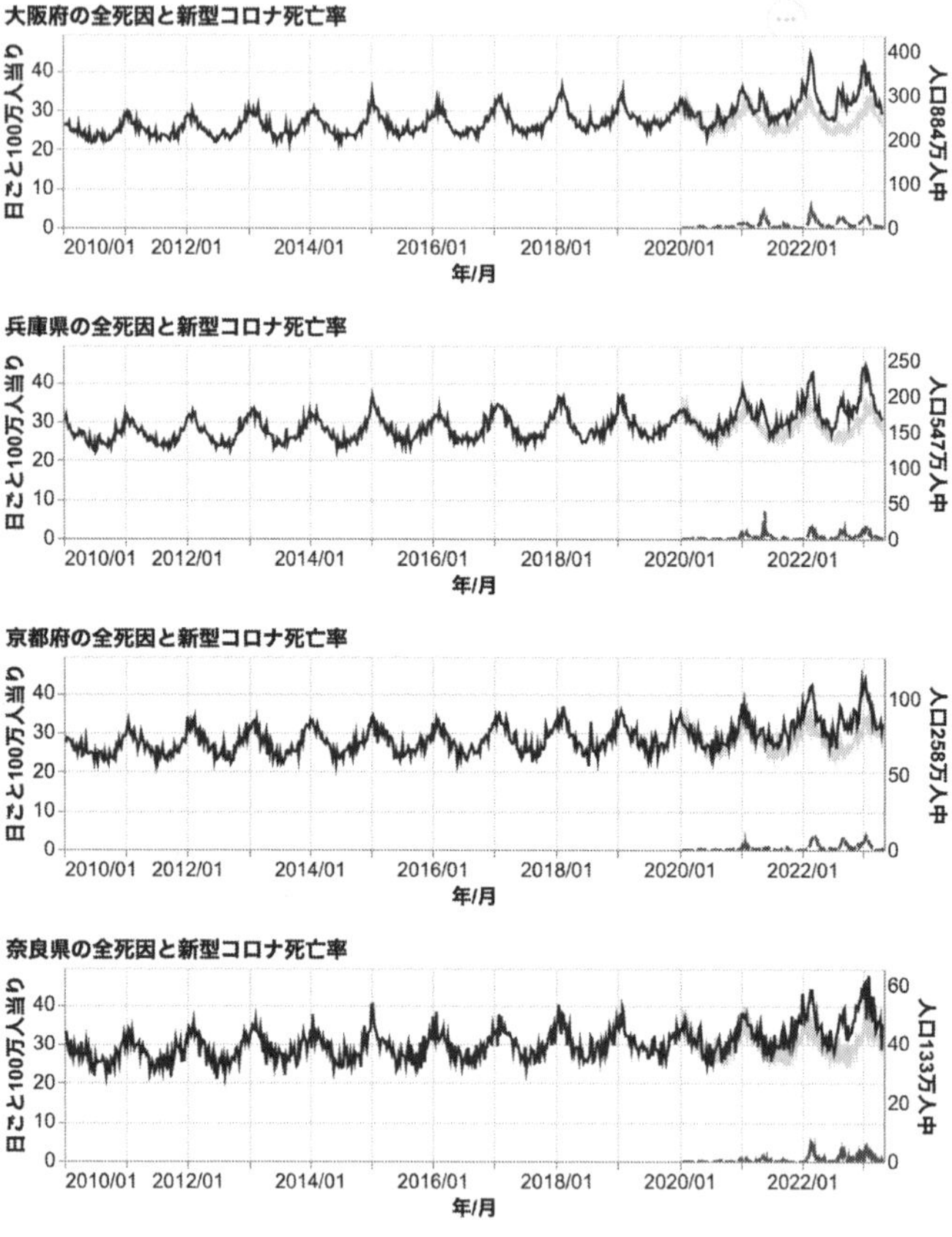

- 大阪では2022年2月になってからヨーロッパの第一波と同程度の被害
- 兵庫、京都、奈良も大阪ほどでは無いにせよ、同じように全死因死者が増加
- ワクチン追加接種の影響は?

図 4-7-6: 大阪近辺の兵庫・京都・奈良も2022年2月に全死因死者増

韓国はブースター（3回目）接種を日本以上に推進していた国です。追加接種が死者を増やしているのではとしか思えません。

4―7―6　大阪近辺の兵庫・京都・奈良も2022年2月に全死因死者増

大阪近辺の兵庫、京都、奈良も大阪ほどではないにせよ、同じように全死因死者が増えています。

まとめると、大阪では2022年2月になってからヨーロッパの第一波と同程度の被害が出ています（とはいえ一番被害が大きかったところ程ではない）。また近隣の県や韓国とも同じ傾向です。2020年新型コロナ被害が出始めていたころは全死因死者は増えていなかったのに、2022年2月になって激増してしまいました。この原因は、やはりワクチンだと筆者は考えています。

4―8　ワクチン接種しなかった国の方が被害は少ない

4―8―1　アフリカは接種率が低いので感染が広がらない

発展途上国のコロナ感染の動きが楽しみだ。衛生面や医療設備の遅れが致命傷に、と言

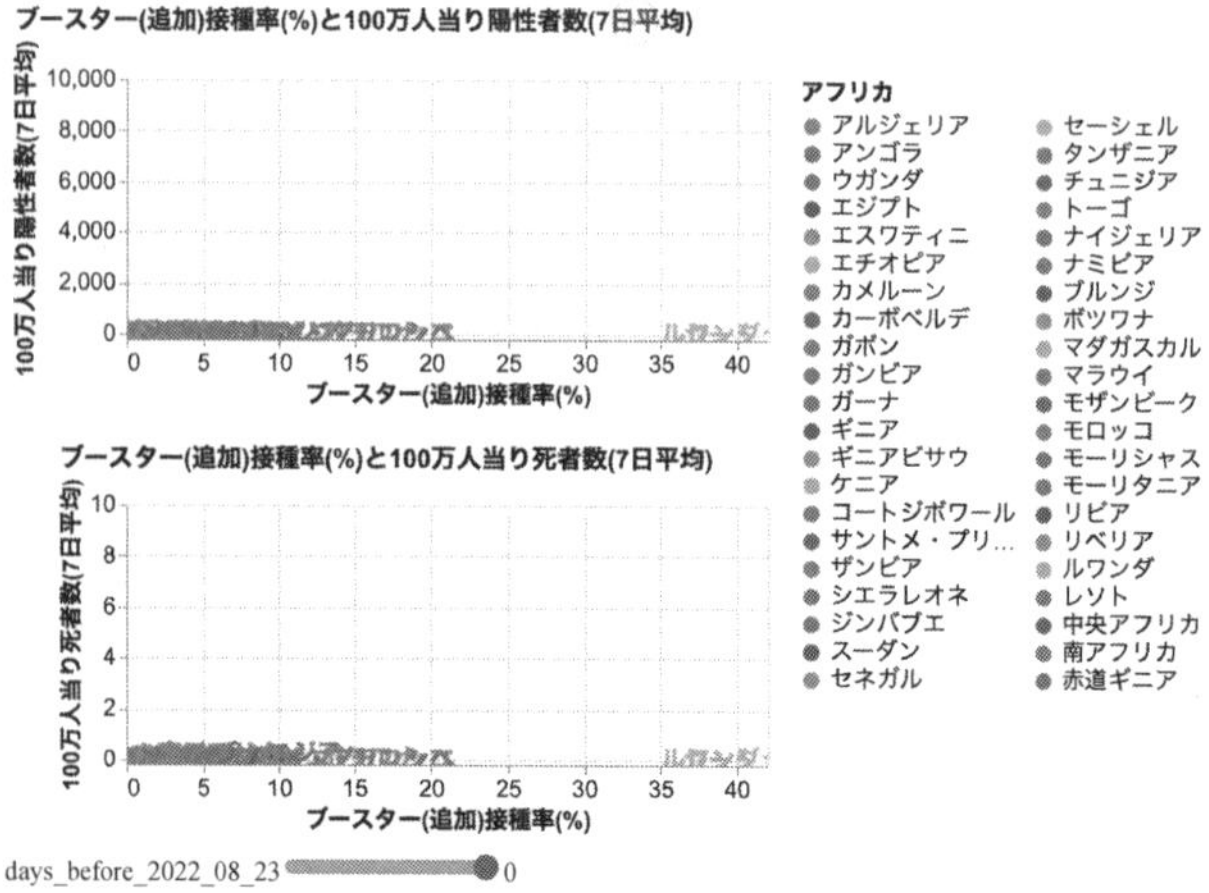

- 当初、アフリカは衛生状態が悪く大きな被害を懸念する報道
- しかし大きな被害は出なかった
- 検査も少ないのもあるだろうが、だからこそコロナ禍は起きない

図 4-8-1: アフリカは接種率が低いので感染が広がらない

われているが。私はただの風邪論者。人が弱くなってるだけ論だ。延命されてる人が亡くなるだけ論だ。延命されてるは衛生や医療がないが、発展途上国では強いものが生き残る。免疫もある。大変な事にはならない。

—萬田緑平（@ryokuhei）May 4, 2020

コロナパンデミック開始当初、アフリカは衛生状態が悪く大きな被害が出るのでは無いかと懸念する報道がありました。しかし在宅ケア医の萬田緑平医師はそうはならないだろうと2020年5月には予想しており、実際、大きな被害は出ませんでした。

またワクチンが出始めたころ、アフリカなど発展途上国へのワクチン供給が課題だという報道もありましたが、ワクチン接種していないところほど酷い結果にはなっていないというデータがあります。

グラフは横軸が100人当りのブースター（3回目もしくは4回目接種数累計、縦軸が新規の陽性者で、2アフリカの国々をプロットしています。時期は日本が陽性者世界一位となった2022年8月23日です。ほとんどのアフリカの国は非常に低い接種率となってあり、それと同時に陽性者も死者も少なくなっています。

著者WEBサイト上では時間を遡ったり進めたりできるようになっています。このグラフを時系列で見るともっとよく分るのですが、陽性者が多くなったり少なくなったり激しく上下する国は右側に片寄っています。これはワクチン接種者が多い方が陽性者が急激に多くなったり急激に減ったりしていることを示します。

4―8―2　収入が低い国ほどコロナ死者が少ない

また、ワクチンが出始めたころ、発展途上国での普及が問題だとも報道されました。しかしデータを見る限り、発展途上国にワクチン融通は不要というかむしろ迷惑です。

驚くかもしれませんが、国民の収入が比較的少ない国の方が余りワクチンを接種していなくて、同時にコロナ被害が少ないというデータがあります。

グラフは横軸が日ごとの時間推移、縦軸は三つのグラフでそれぞれ、人口当りの新規陽性者

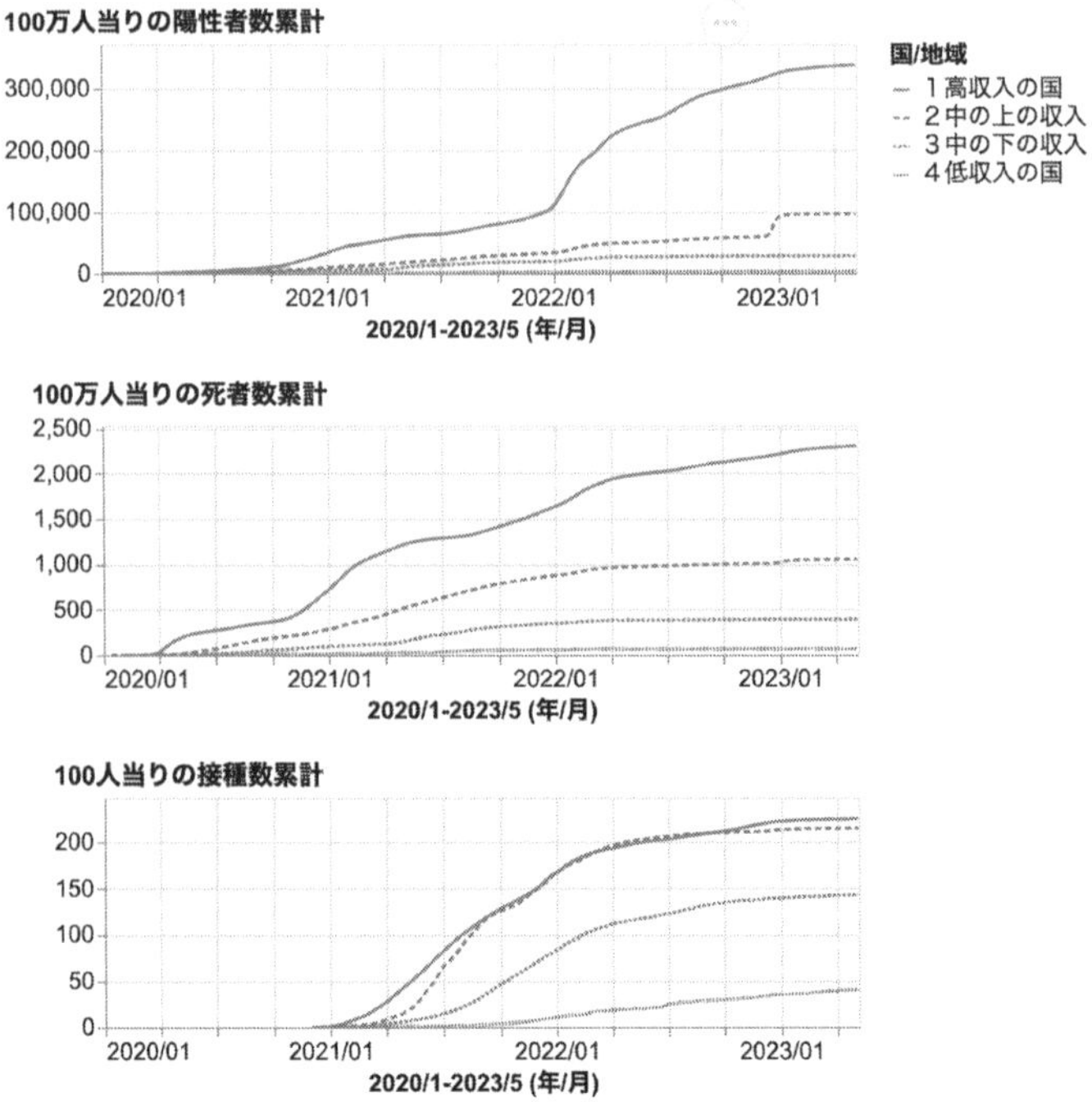

- 国民の収入が少ない国の方が余りワクチンを接種しておらず
- コロナ死者も少ない
- 発展途上国にワクチン融通は不要というか迷惑

図 4-8-2: 収入が低い国ほどコロナ死者が少ない

数・死者数・ワクチン接種数です。収入の高い国、中の上、中の下、低い国とで新規陽性者数、死者数、ワクチン接種数を並べると正にこの順番になります。

アフリカにせよ、低収入の国にせよ、「ワクチン接種が少なくてコロナ被害が少ない」と書くと「検査が少ないからだ」と批判されることがあります。でも、だからこそ、なのです。検査しなければコロナ禍は起きないのです。筆者が常に「検査・マスク・ワクチン」を3点セットにしてこれこそが元凶だと訴えているのはこのためです。

4-9　ワクチン3、4回目が日本の感染状況と相関?

4-9-1　アイデアを頂いたツイート

頭をフラットにして見ると4回目の方が（逆に）効いてるって見えちゃうんですけど?打たなければもっと酷い事になってたはず（）なので気のせいですよね?

― MiyuMotohashi（@MiyuMotohashi）August 20, 2022

ワクチン接種と感染拡大の関連はずっと指摘していましたけれど、MiyuMotohashi さん作成の3回目と4回目で綺麗に感染の波を作っているところを示すツイートを見て、同じようなグラフを表現すべく、プログラムを修正しました。

感染状況とワクチン接種や人流などの人為的な介入を重ね合せたグラフで表示するページは以前から提供していましたが、メニューに表示可能な項目を追加する度に屋上屋を重ねた状態になっていました。

そこで一層のこと、項目を全部選択できるようにすればよいのではと思い付きました。項目はOur World in Data由来が一番多いですが、図1－3－1に示したHuman Mortality Databaseや国連の死者データベース、日本の厚労省などから取得した項目も含みます。ページを作成するプログラムを改変し、感染状況を朱色の棒グラフで表現し、ワクチンや人流などの人為介入を青色で表現します。

4–9–2　ワクチン4回目が日本の感染状況と相関？

グラフは、日本、東京、大阪、の順に4回繰返しており12個あります。その繰返しの中に、新規陽性者または死者と、4回目接種状況または3回目接種状況を重ねて表示します。2軸グラフなので相関係数も表示しています（なお4回目と3回目のデータが用意されているのは、日本と都道府県のみです。他の国や地域は、ブースター接種としてまとめられたデータしかありません）。

まず前半6個のグラフ、4回目接種状況から確認しましょう。グラフは横軸が2022年の

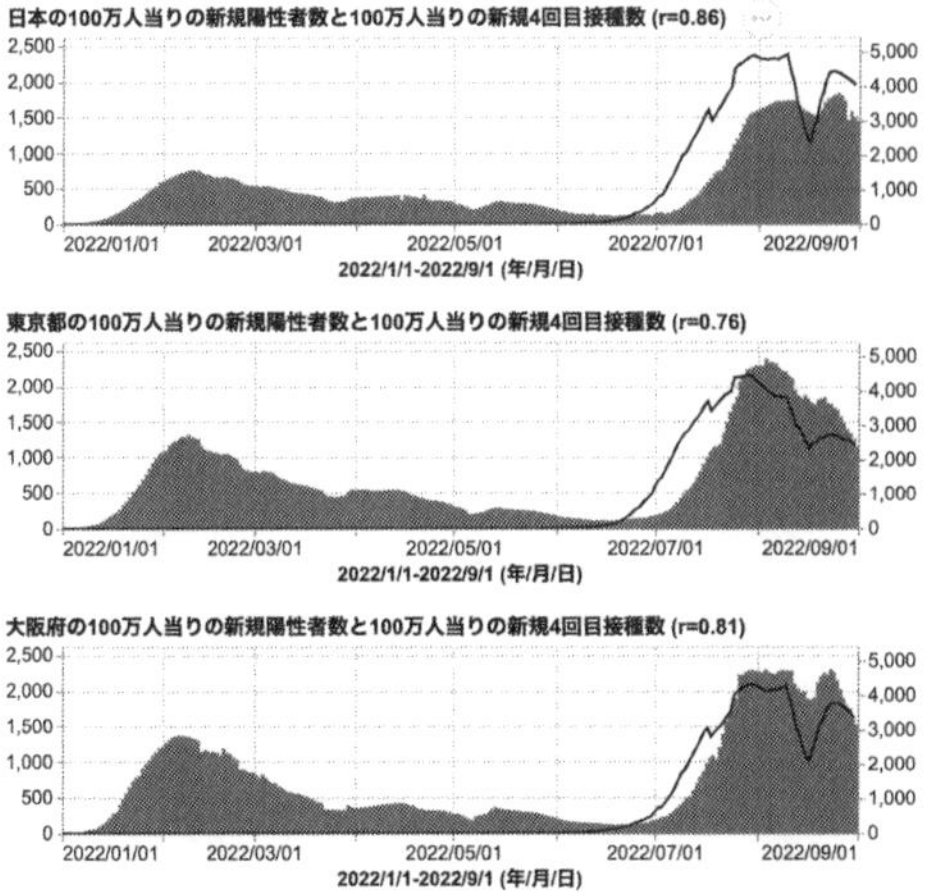

- 日本、東京、大阪、の順に4回繰返す12個のグラフ
- 新規陽性者もしくは死者と、3回目接種もしくは4回目接種を重ねて表示
- 4回目は相関係数が高く出る

図 4-9-2: ワクチン4回目が日本の感染状況と相関?

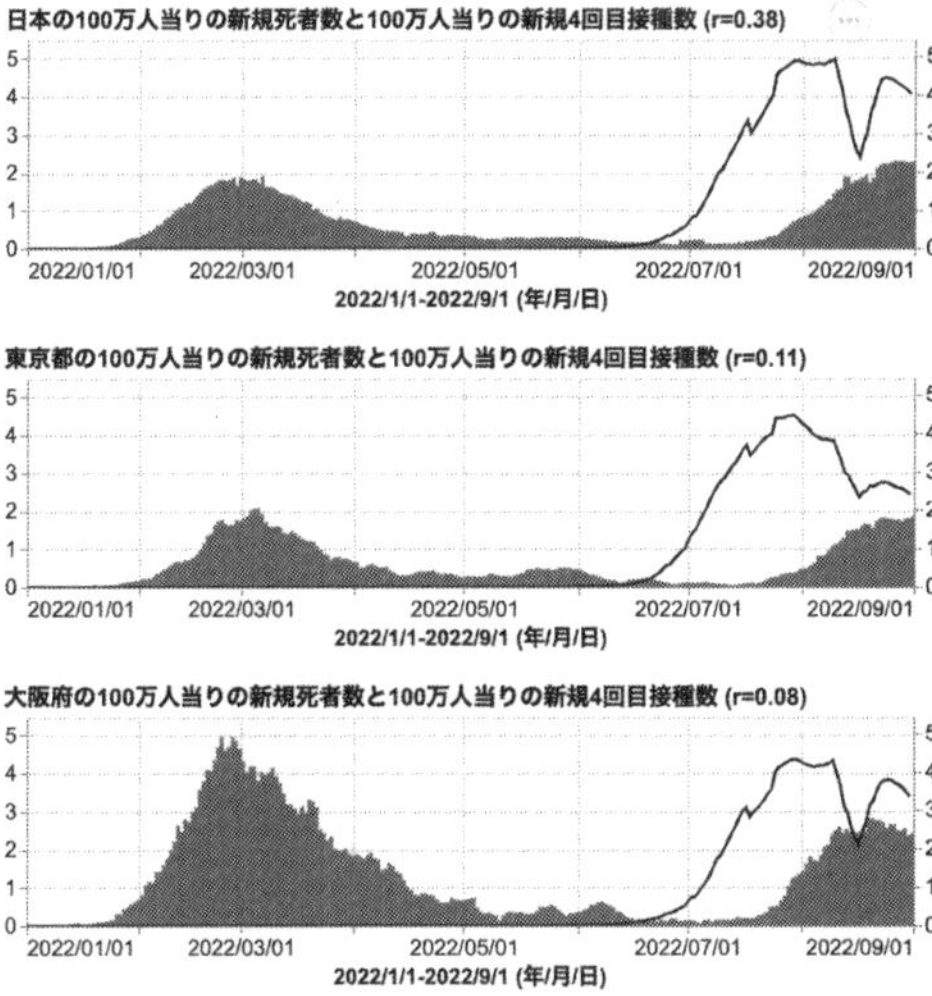

図 4-9-2b: ワクチン4回目が日本の感染状況と相関?

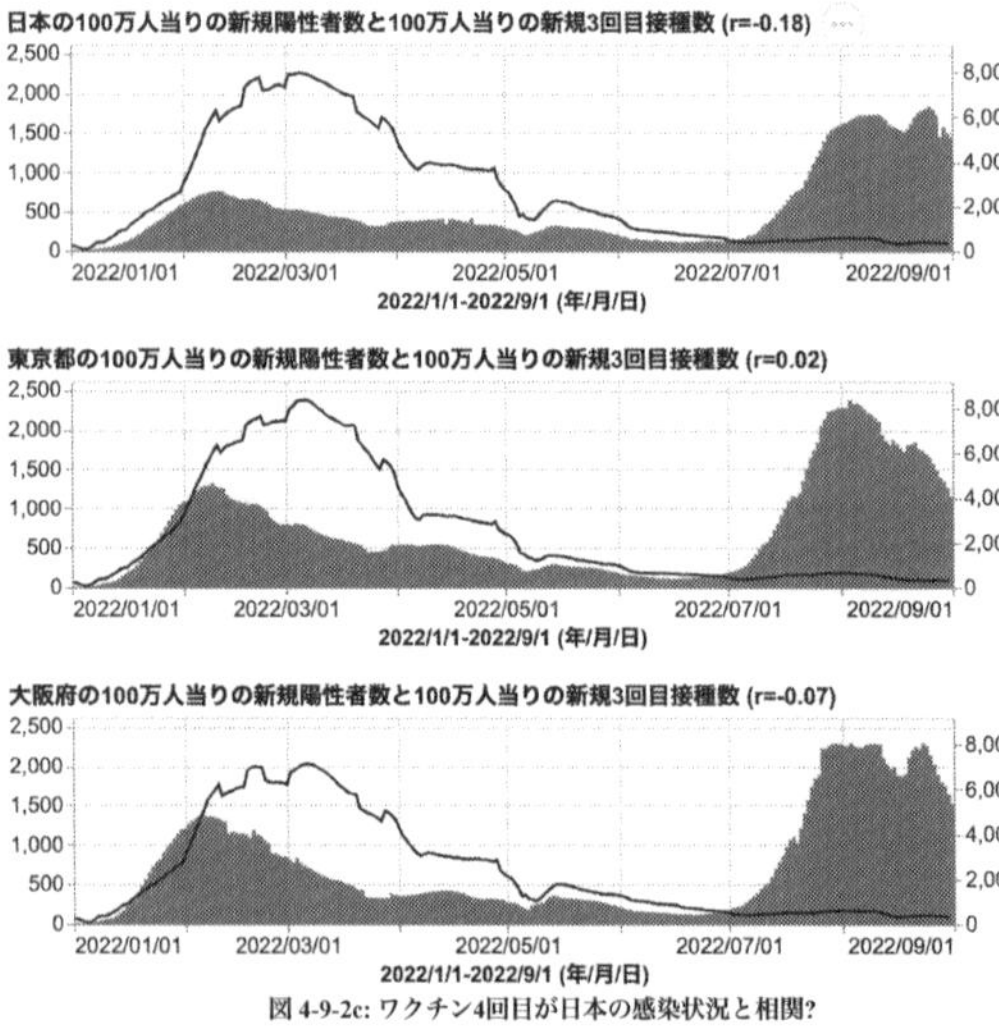

図 4-9-2c: ワクチン4回目が日本の感染状況と相関?

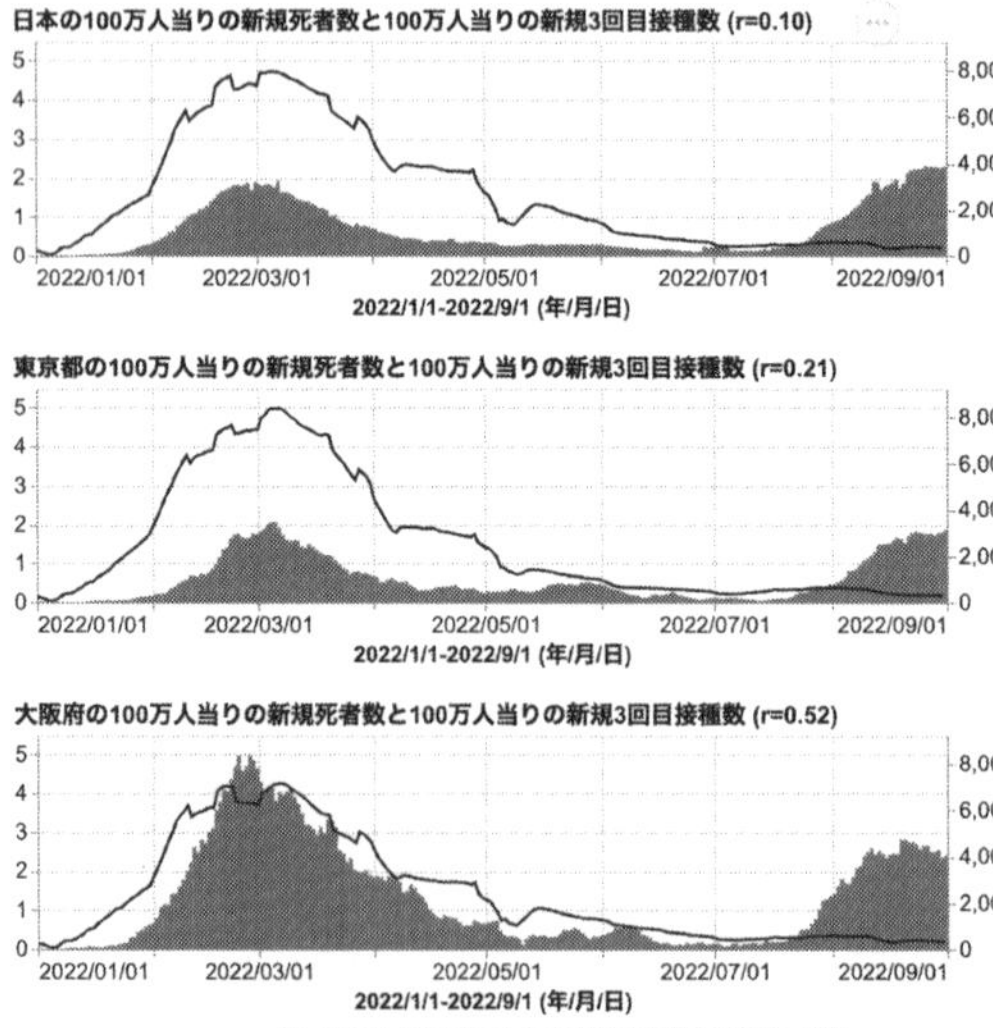

図 4-9-2d: ワクチン4回目が日本の感染状況と相関?

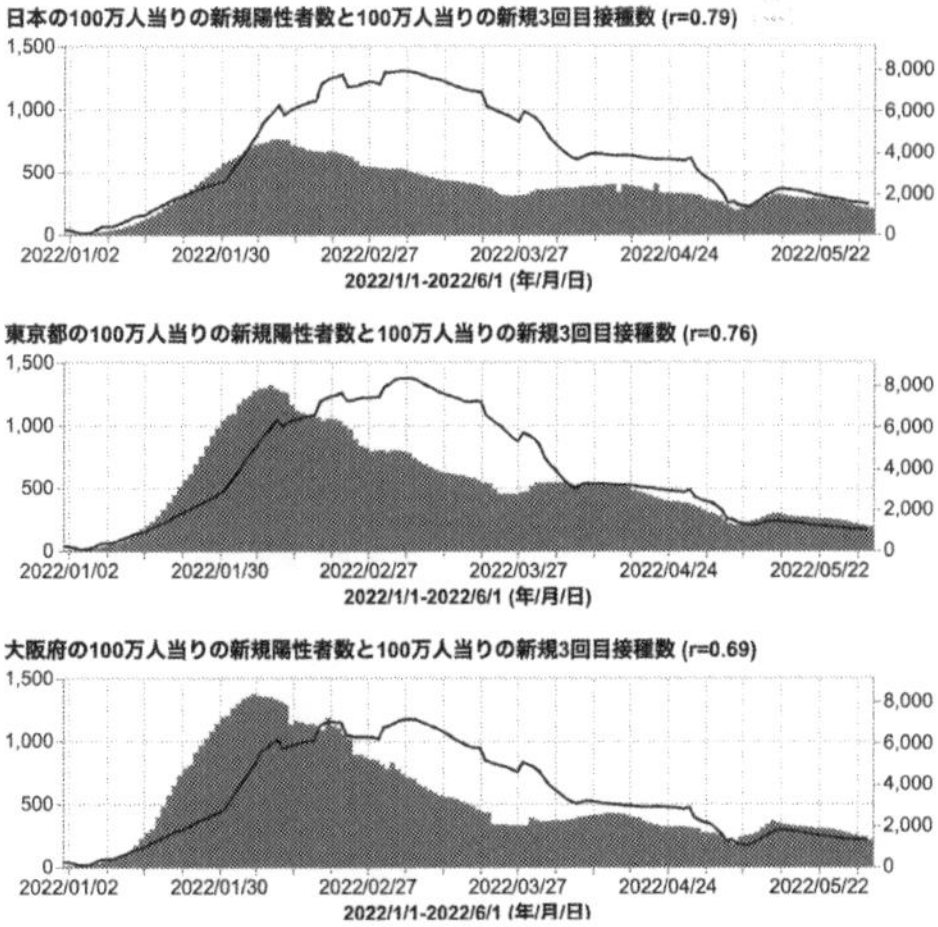

- 期間を2022年6月末にまで減らした場合、3回目の相関も高く出る
- 不当な切取りか?
- ワクチンで感染が収まったというデータこそ不当な切取り

図 4-9-3: ワクチン3回目が日本の感染状況と相関するという結果も

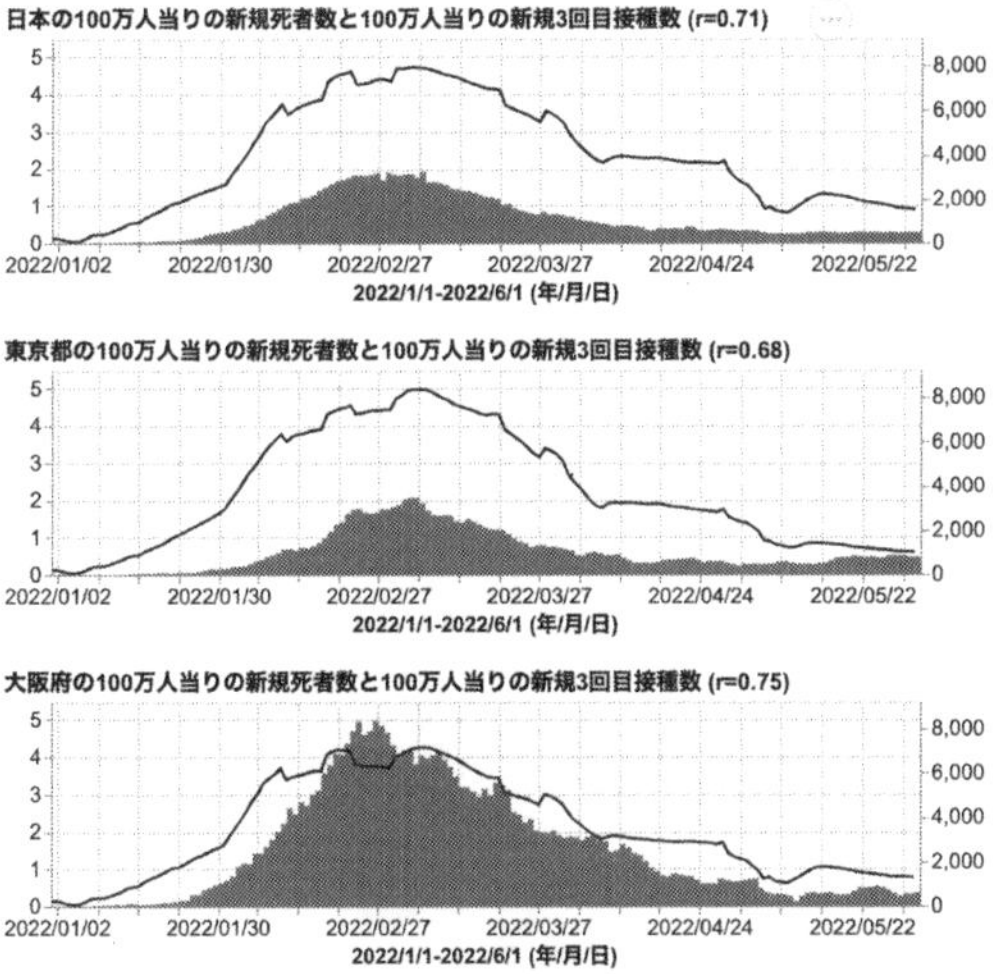

図 4-9-3b: ワクチン3回目が日本の感染状況と相関するという結果も

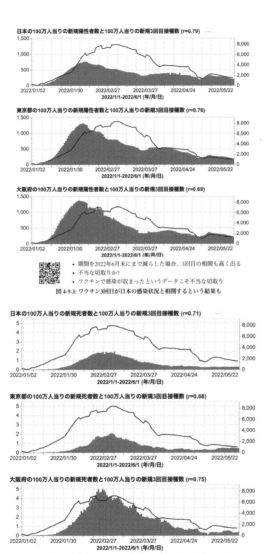

1月から日ごとの推移を示しています。縦軸は、青の線が日ごとの人口当りの4回目接種数、朱色が新規陽性者や死者を示しています。特に新規陽性者は相関係数が非常に高く出ています。

上半分の3回目接種のグラフの相関はマイナスになっています。しかしこれは3回目接種が下火になってからも相関係数を計算しているからであって、期間を2022年6月末にまで減らしてみます。

4−9−3　ワクチン3回目が日本の感染状況と相関するという結果も

期間を2022年6月末にまで減らすと非常に相関係数が高く出ることが分ります。

この切り取りは筆者は合理的な切取りだと考えていますが、値を高く見せるための不当な切り取りだと解釈する方もいるでしょう。個人の解釈は自由です。私もワクチンで感染が収まったというデータは、不当な切り取りだと解釈しています。筆者は自身の見解の方が、実世界の現象を上手く説明し、免疫学的にも正しいと思っています。2つの異なる意見がある以上、ワクチンは推奨してはいけないと考えています。

皆さんはどうお考えでしょうか。

4-10 ワクチン接種が超過死亡と相関

4-10-1 日ごとのワクチン接種数推移と超過死亡

8月の超過死亡が例年を逸脱した激増となっており、原因はコロナかワクチンかと、言論サイト「アゴラ」でも話題です［1］。

ここでは二種類のグラフを提示します。日本の「超過死亡ダッシュボード」［2］で提供される週ごと県ごとの死亡者数と予測値とを利用しています。

まず1種類目。3つのグラフはそれぞれ日本、東京、大阪で、横軸が日ごとの時間推移で2021年1月から2022年末までを示しています。縦軸の青い線（実線）が日ごとの人口当りワクチン接種数で、朱色の線（網かけに見える部分）が超過死亡率です。2022年1月頃から2022年5月頃までの3回目接種の山が、超過死亡の山と重なっているのが確認できるかと思います。

しかし超過死亡の原因がワクチンだとすると、即死しない限り山は重ならないので、不自然に感じるかもしれません。そこで次に3回目接種（65歳以上）にだけ絞ってグラフを出します。

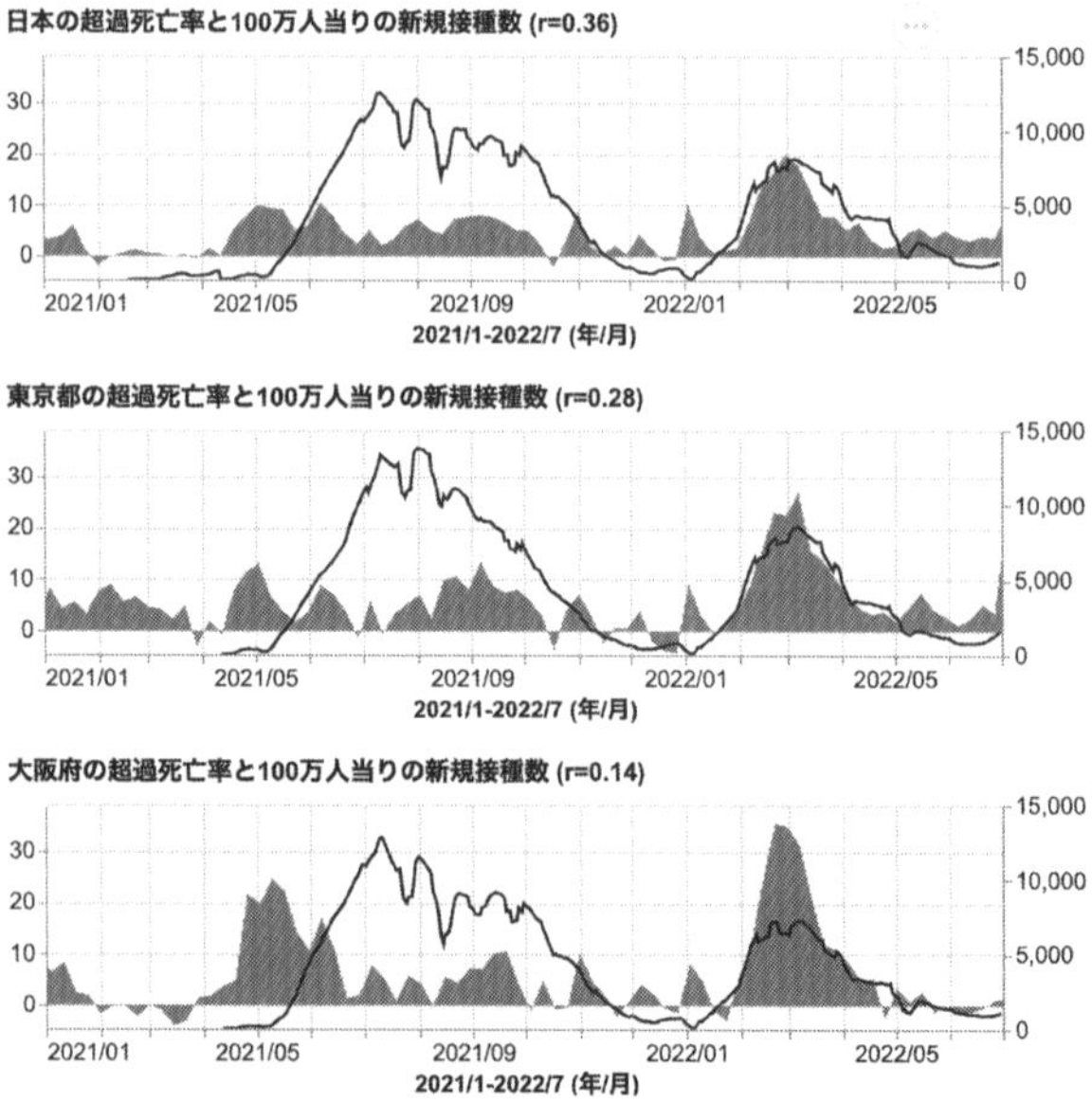

- 2022年の超過死亡が3回目接種の山が超過死亡と重なる
- 超過死亡の原因はワクチンでは無いのかと疑われる
- タイムラグが無いので不自然に思われるが……

図 4-10-1: 日ごとのワクチン接種数推移と超過死亡

4−10−2　3回目接種数（65歳以上）推移と超過死亡

2種類目のグラフは青い線が65歳以上3回目接種数推移となっています。このグラフの提示方法は、「人口増加を目指す男」藤江氏の講演で見たのが最初です。超過死亡はほとんど高齢者の死亡数で決まりますので、高齢者の日ごとの接種数と超過死亡とを比較するのは理にかなっていると思います。

グラフは2021年1月からですが、相関係数は3回目接種が本格化した2022年1月から計算してあります。非常に高くなっています。

ワクチン接種が下がっていくの

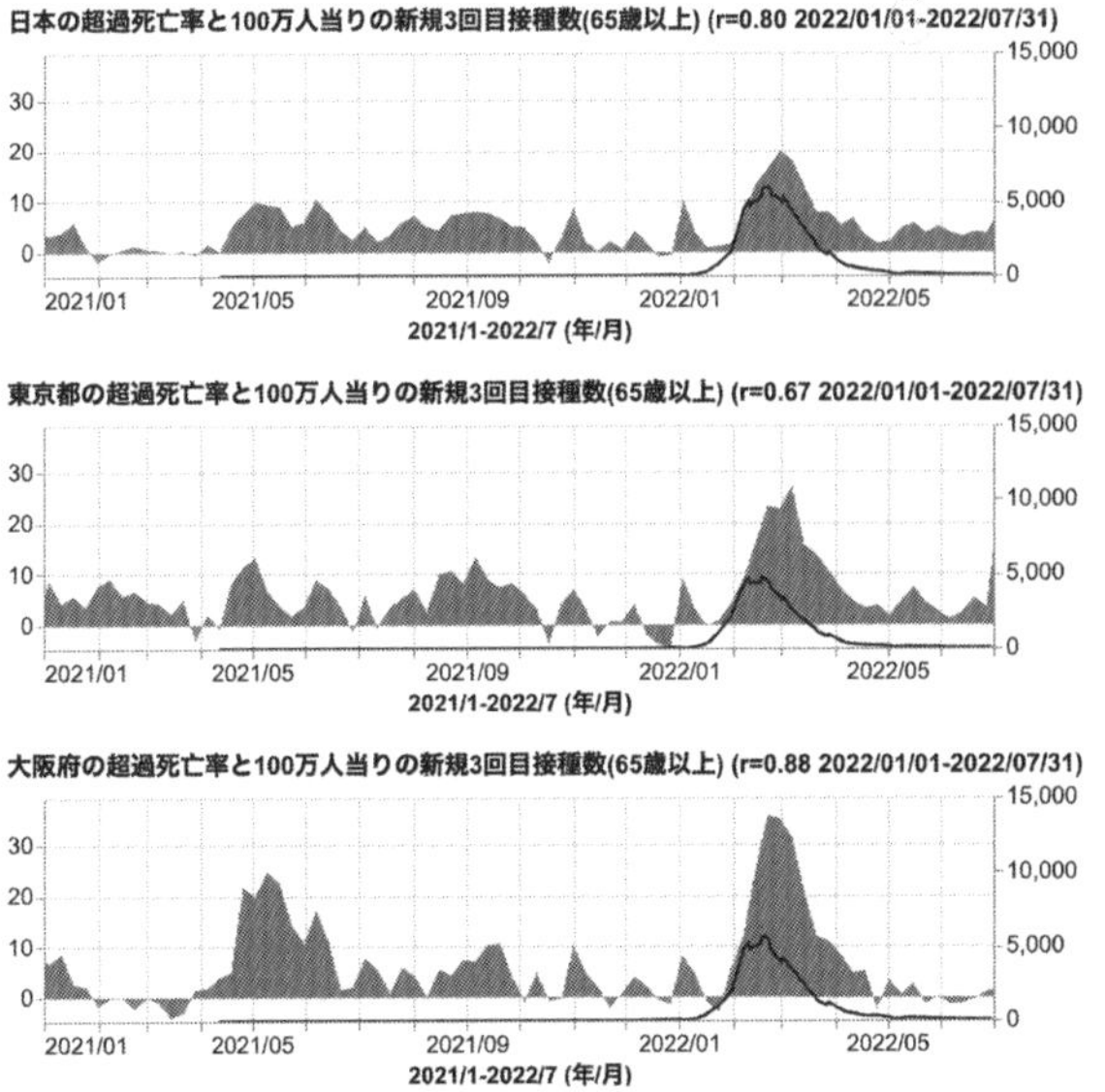

- 65歳以上3回目接種数推移と重ねると
- ワクチン接種数の下がりが早くなり、超過死亡の山が続く形状になる
- 相関係数は3回目接種が本格化した2022年1月から計算すると高くなる

図 4-10-2: 3回目接種数(65歳以上)推移と超過死亡

が早くなり、その結果、超過死亡の山が綺麗に続いていくのが分るかと思います。全都道府県を確認しましたが、人口が多いところ程この法則に従ったグラフとなるという傾向があります。筆者は、高齢者のワクチン接種が高齢者の死を誘発していると考えています。

参考文献

1 アゴラ、〝異常な超過死亡の原因はコロナかワクチンか「引き金」か 池田信夫〟、2022/10/26
2 〝日本の超過および過少死亡数ダッシュボード〟

4-11　高齢者にこそ害になるワクチン

4-11-1　2022年2月と3月の死者が高止まり

日本人の主な死因を2020年からのグラフにしてみましょう。横軸は時間推移で2020年1月から月ごとに2022年12月末までを示し、縦軸は月ごとの死者数を示しています。

2022年2月に全死因死者が増えています。毎年の推移を見れば、例年1月が多くて、2月、3月と減っていくことが分かるかと思います。この原因を見ていくと、コロナ死者とカウントされた人が2月3月は多かったということもありますが、それよりも季節性の要因が多いはずの心疾患、呼吸器系疾患、老衰が例年と違って2月になっても3月になっても減ってないことが分るかと思います。

4-11-2　90歳以上は特に老衰が増えている

グラフを90歳以上に絞ってみます。そうすると2022年は2月が1月より多いし、その2月よりも3月が多くなっています。過去12年間でこのような傾向になった月は存在せず、2022年2月と3月は異常事態だといえるでしょう。特に2月は他の月より日数が少なく、その2月に死者が多くなったというのは常識では考えられない現象が起きていると言えるでしょう。

青色は全死因、紺色は癌、紫色は循環器系疾患、橙色は呼吸器系疾患、
茶色は老衰・突然死、赤色は新型コロナ、黒色は自殺

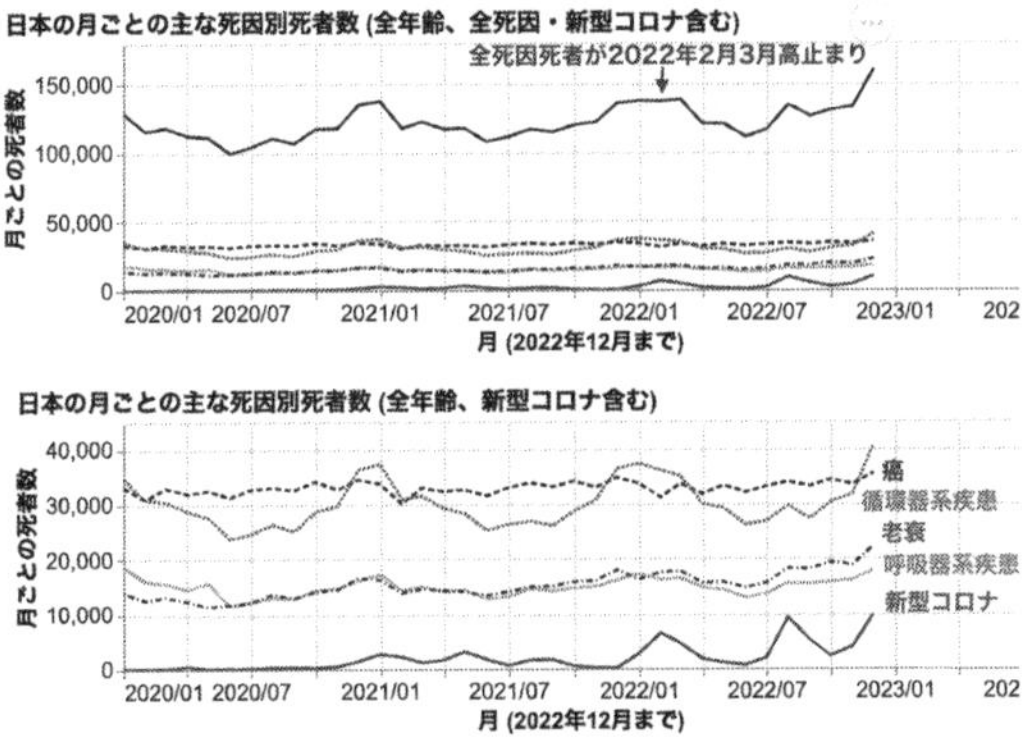

- 月ごとの死者グラフで、2022年2月と3月の死者が高止まり
- 過去12年間は、1月より2月、3月の方が死者が少ない
- 2月と3月が1月より多いのは2009年からみて前代未聞

図 4-11-1: 2022年2月と3月の死者が高止まり

青色は全死因、紺色は癌、紫色は循環器系疾患、橙色は呼吸器系疾患、
茶色は老衰・突然死、赤色は新型コロナ、黒色は自殺

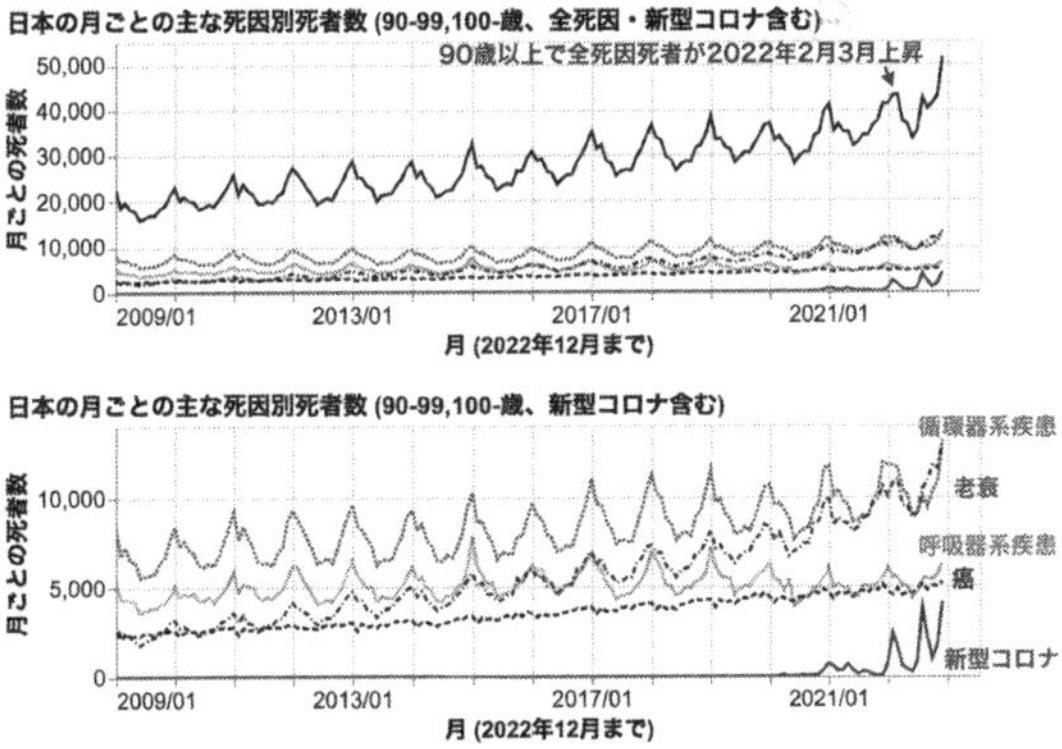

- 90歳以上に絞っても2022年は1月より2月や3月に死者増
- 2月や3月が1月より多いのは2009年からみて前代未聞
- 特に老衰と呼吸器系疾患が増えている
- 2022年12月にもまた突出して増えている。

図 4-11-2: 90歳以上は特に老衰が増えている

また２０２２年1月より2月3月に全体の死者が増えているのですが、主な死因で見ると特に増えているのは「老衰」と「呼吸器系疾患」です。２０２３年12月も突出しています。

筆者はワクチンが弱った方の最後の一押しをしているのだと解釈しています。高齢者は射った方がよい、と盛んに宣伝されていましたが、高齢者にこそ害になるのが新型コロナワクチンだと考えています。

「コロナ」も増えているので「コロナのせいだ」と騒ぐ方がいますが「ワクチンで救えてませんね」と返してあげましょう。もういい加減「ワクチン無かったらもっと酷いことになっていた」という論は馬鹿馬鹿しくて付き合っていられません。

4-12 オリンピック開催時の東京より多い陽性者で始まったカタールW杯

4-12-1 ワールドカップで盛上がるカタールと感染対策継続していた日本

2年前の未知のウイルスとは今は違う。日本はいつまでこんな事やって日常を奪っていくのだろうか。完全に世界から取り残されていると思う。

— KENTA aka Lil'K (@KENTAG2S) November 23, 2022

まずはサッカー日本代表の皆様、ドイツ相手の劇的な逆転勝利おめでとうございます。負けそうな展開だったので驚き思わず自宅で歓声を上げてしまいました（この記事は逆転勝利の翌日に書いています）。

さてプロレスラーのKENTA氏の発言がニュースとなりました［1］。日本の日常を奪う感染対策に異を唱える発言が増えることは喜ばしいと思っています。

ただ発言中に「2年前の未知のウイルス」という言葉がありますが、京都大学のウイルス学者の宮沢孝幸先生によれば、新型コロナウイルスは最初から「ウイルス学的に言えば、既知のウイルスです。既知すぎるくらい既知」だそうです［2］。最初から既知のウイルスで、つまり性質なども予想できていたことを知る人が増えてくれればと思います。

4―12―2　オリンピック開催日の東京とW杯開催日のカタールの感染状況

グラフで東京オリンピック開催日の2021年7月23日からカタールW杯開催日の2022年11月20日までの東京とカタールの感染状況を比べます。1番目のグラフが100万人当りの新規陽性者で、東京五輪開催日の東京が95人、カタールW杯開催日のカタールが115人と、カタールの方が多くなっています。

細かい数値の差はともかく、馬鹿馬鹿しいと思いませんか？　東京オリンピックだって陽性者数で騒がなければ何の制限もなく開催できたのです。

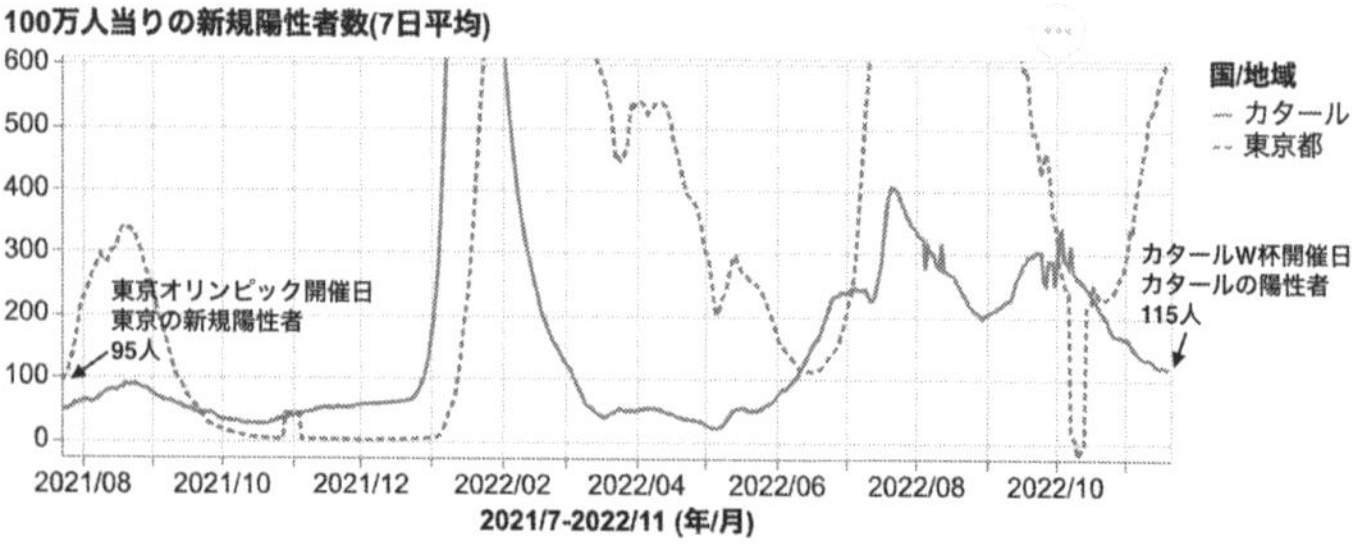

- 東京オリンピック開催日2021/7/23からカタールW杯開催日の2022/11/20まで
- オリンピック開催日の東京よりW杯開催日のカタールの方が新規陽性者多い
- 東京オリンピックも陽性者数で騒がなければ何の制限も無く開催できた

図 4-12-2: オリンピック開催日の東京とW杯開催日のカタールの感染状況

カタールの陽性者は現在減少傾向です。いずれ上昇に転じる時期が来るとは思いますがW杯とは関係無いでしょう。行動制限に意味はないのです。

なお死者に関しては日本の方が多いのですが、既に書いたように、日ごと全死者は１００万人当り30～40人出ており、呼吸器系疾患死者に日ごと常時４００～７００人出るのですから、１００万人当りだと常時３～６人です。一方で東京でのコロナ死者は最大値ですら１００万人当り２人です。コロナ禍が始まってから1年半も経っていたのですから対応できないのならそれは医療体制の怠慢としかいいようがありません。

4-12-3　東京とカタールのワクチン接種と感染状況

同じ期間でのブースター接種率推移と、日ごとの新規接種数と新規陽性者比較のグラフを示します。青が人口当りの新規接種数で朱色が新規陽性者数です。東京の方が積極的に接種して、かつ新規陽性者数が増えていった様子が分

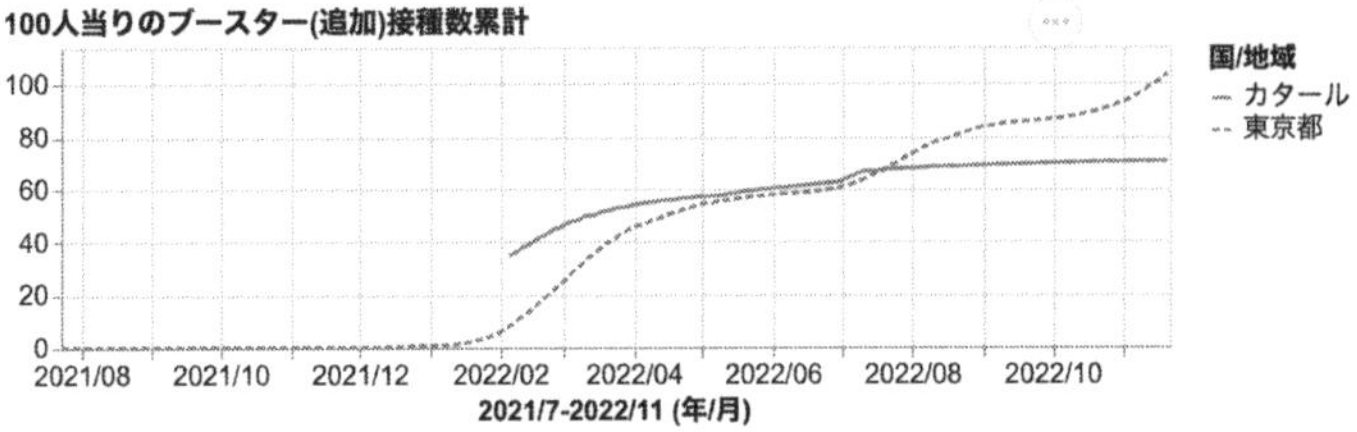

- 東京の方が積極的に接種
- かつ新規陽性者数が増えていった
- (カタールで2022年7月に一ヶ所だけ高いのは纏めて報告されたため)

図 4-12-3: 東京とカタールのワクチン接種と感染状況

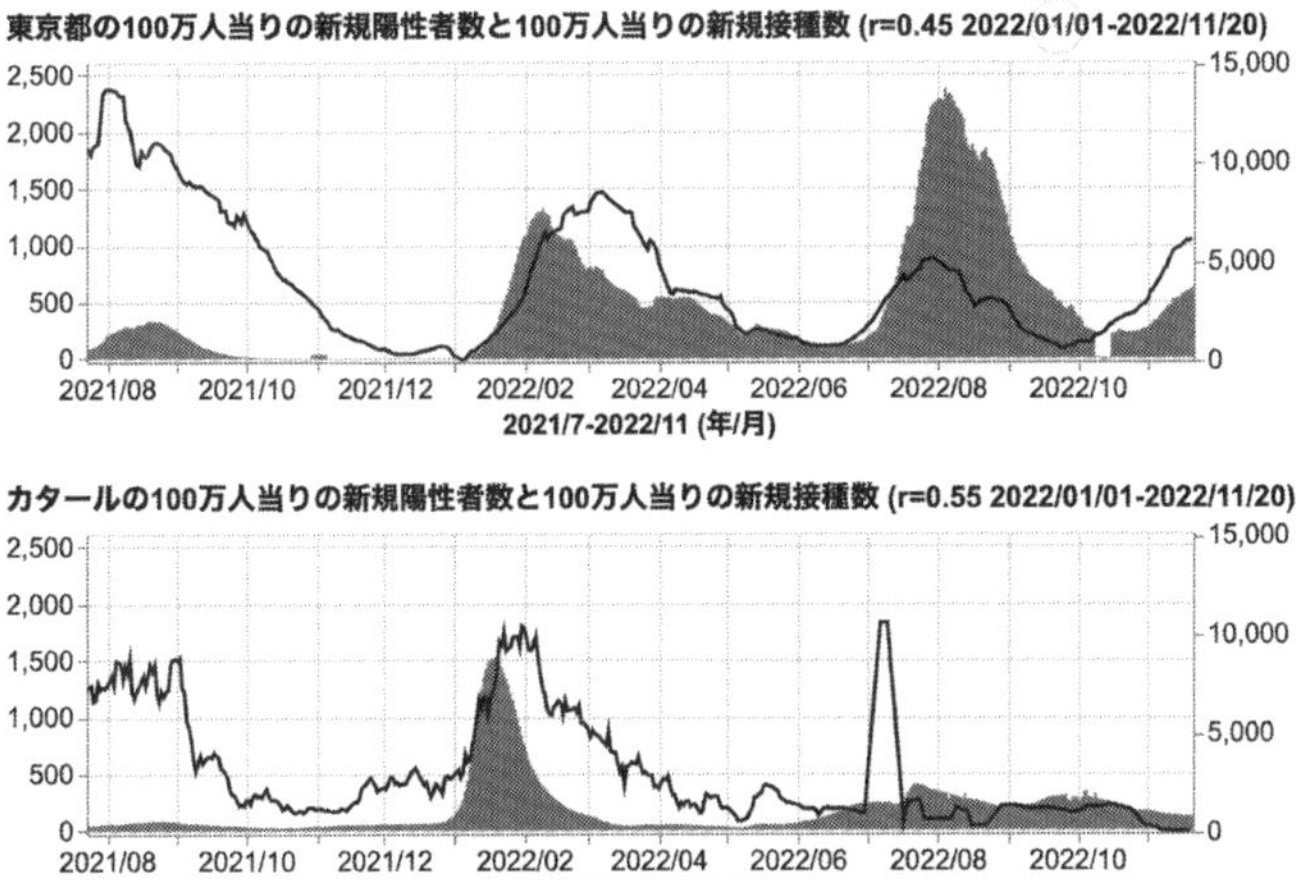

図 4-12-3b: 東京とカタールのワクチン接種と感染状況

ります（なおカタールで2022年7月に1ヶ所だけ日ごとの接種数が高くなってますが、これはまとめて報告されただけでしょう）。

検査もマスクもワクチンも積極的にすればする程、コロナ禍が終らないといえるでしょう。

参考文献
1 Yahoo!ニュース（報知新聞社提供）、〝KENTA、W杯競技場と後楽園ホールの客席の差に「日本はいつまでこんな事やって日常を奪っていくのだろうか」〟
2 宮沢孝幸、〝京大 おどろきのウイルス学講義〟、PHP新書 2021/4

4-13 2回接種の死亡率が高い？ 英国の接種回数別死亡率についての考察

4-13-1 小島勢二先生の記事「超過死亡の原因をめぐる英国での論争」

名古屋大学名誉教授の小島勢二先生がアゴラで「［超過死亡の原因をめぐる英国での論争］(https://agora-web.jp/archives/230418064935.html)」との記事を執筆なさいました［1］。先生の著書には他の国も超過死亡もまとめて記載されています花伝社［2］。

その中でイングランドのワクチン接種回数別の死亡率の比較グラフが提示されていますが一つ強調したいことがあります。「死亡率の数値自体」も英国の統計局 Office for National

Statistics（ＯＮＳ）が計算したものだということです［3］。人口や死者数などの情報を取得し手元で計算する必要のないものを英国の統計局ＯＮＳは提供しており、日本とは大きく違います。

筆者もデータを取り寄せて自身のサイトでもグラフを公表しようと思っていたのでグラフを紹介すると共に不思議な動きをしている箇所について考察します。

4-13-2　英国の死亡率では接種者が高い箇所が何箇所も

グラフは横軸が時間推移で２０２１年1月から２０２２年12月までを示しています。縦軸は10万人あたりの年間死者数を月ごとに表示しています。その月内の人口当り死者数ではないので混乱するかもしれませんが、ともかく大小関係や推移を追って下さい。また接種状況としては、２回接種（21日以上）、３回接種（20日以内）、３回接種（21日以上）を表示しています（グラフ提供サイトでは表示項目を選択できますので御活用下さい）。

90歳以上に関しては3回接種（21日以上）が最終的には、未接種と同程度か少し高い死亡率となっています。80歳台では同程度で年代が下がるにつれて、３回接種（21日以上）者の死亡率は下がっていくようです。

ここで特徴的なのは、２回接種や3回接種（20日以内）は未接種より死亡率が高いことです。接種者の死亡率が高い箇所が何箇所もあります。結局、３回接種（21日以上）の死亡率の低い

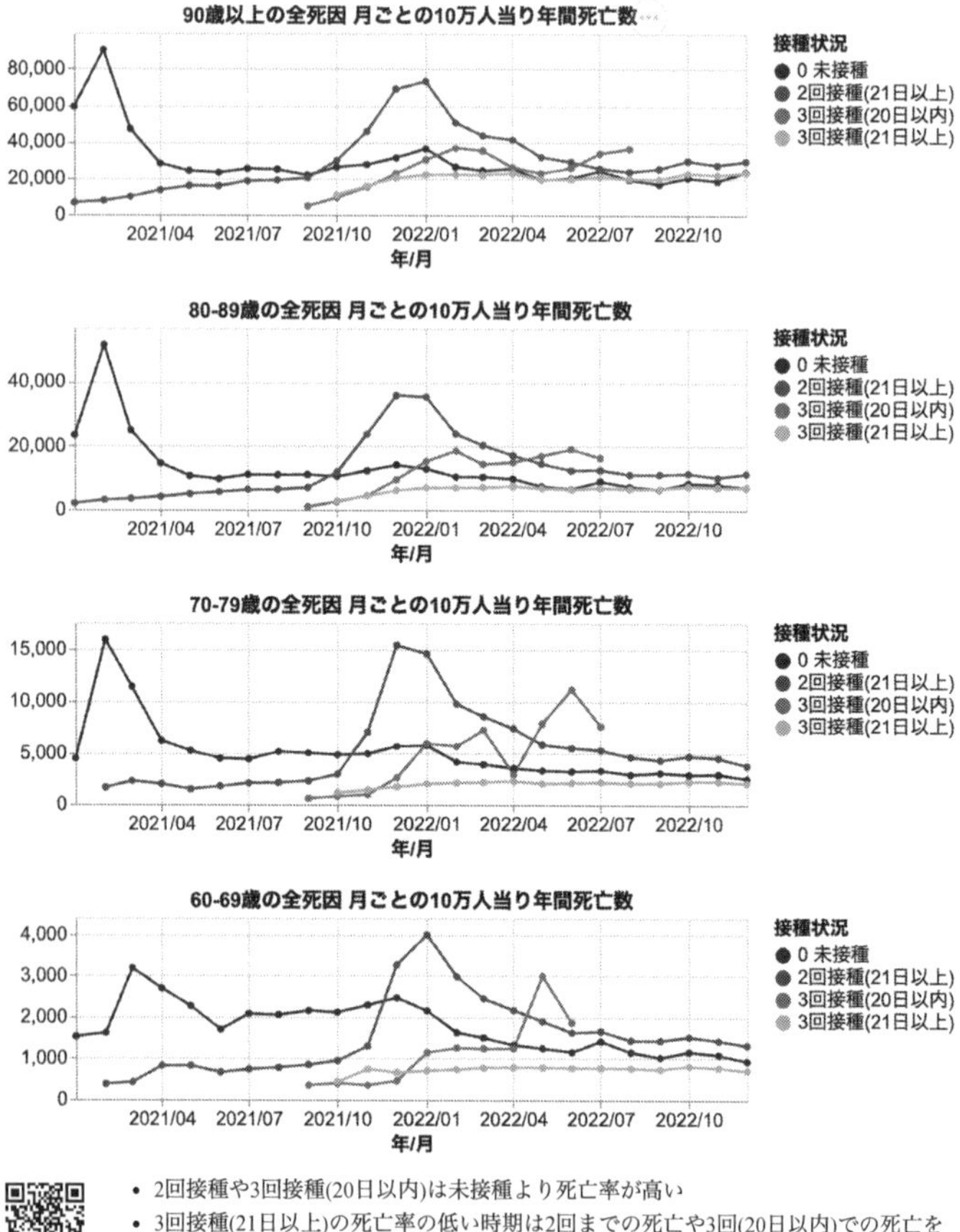

- 2回接種や3回接種(20日以内)は未接種より死亡率が高い
- 3回接種(21日以上)の死亡率の低い時期は2回までの死亡や3回(20日以内)での死亡を除かれた結果では?

図 4-13-2: 英国の死亡率では接種者が高い箇所が何箇所も

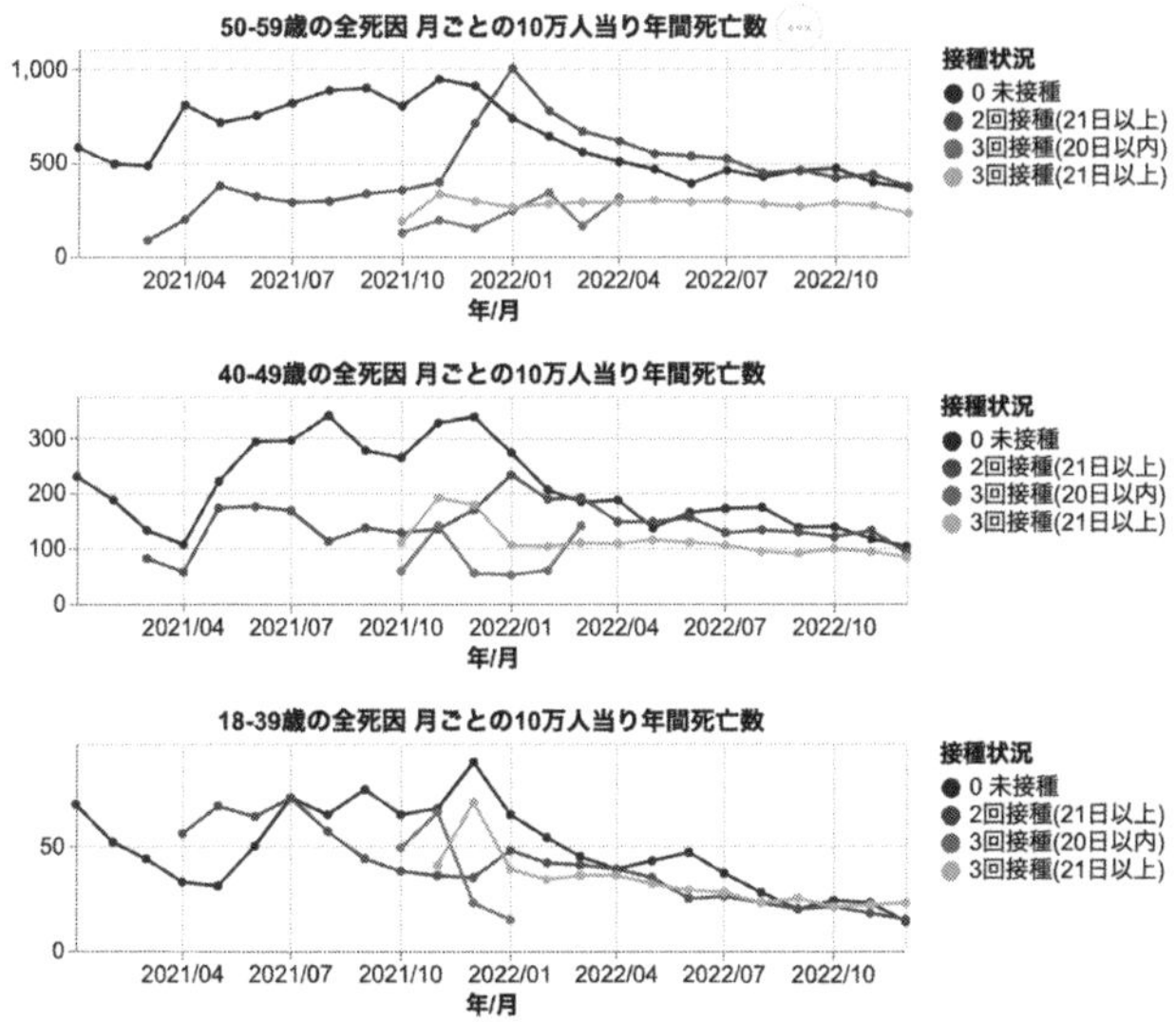

図 4-13-2b: 英国の死亡率では接種者が高い箇所が何箇所も

時期は2回までの死亡や3回（20日以内）での死亡を除かれた結果に過ぎないのではないでしょうか？

またよく見ると2021年10月から3回目（20日以内）の死者が計上されると共に、つまり3回目を射ち始めると2回接種者の死亡率が上がっていくように見えます。これは何故でしょうか？

4―13―3　3回目接種開始すると2回目接種の死亡率が上がる理由の考察

90歳以上を例にコロナ除外死と関連死も確認します。2021年10月からの全死因（1番上）とコロナ除外死（2番目）はほとんど違いません。コロナ関連死者（3番目）はこの時期、全死因から見ると少ないためです。

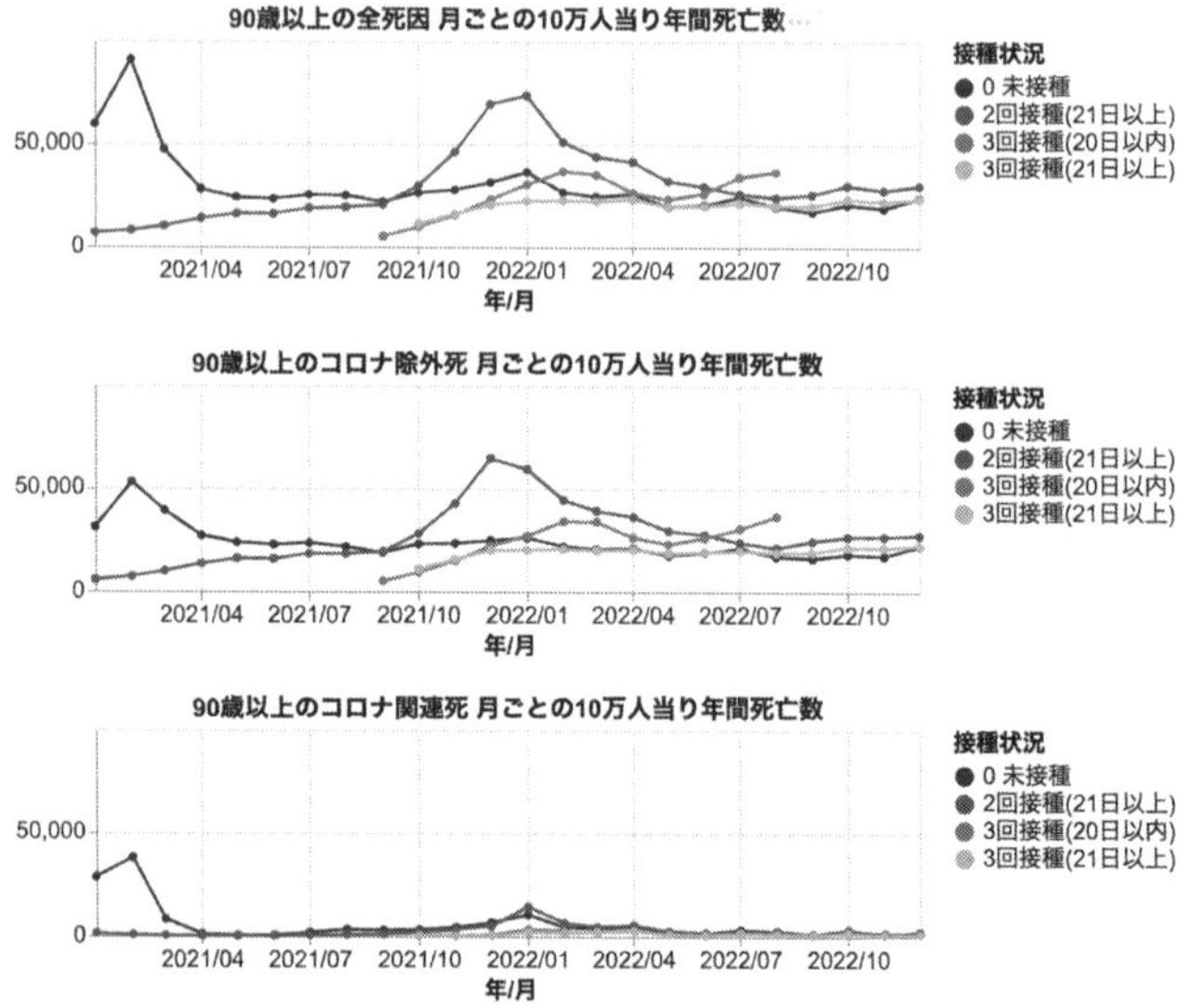

- 3回接種ですぐに死亡した人の接種状況が記載されていない?
- 役所の処理として2回接種として扱われているのでは?
- ワクチンが全死因死者を増やす可能性は否定できない

図 4-13-3: 3回目接種開始すると2回目接種の死亡率が上がる理由の考察

3回接種ですぐに死亡した人には死亡記録が記載されても接種状況が記載されていないという疑惑が浮かびます。結果として2回接種者が死亡したと扱われているのでは無いでしょうが。公式には否定されていますが、病院や役所の運用としてはありそうに思えます。

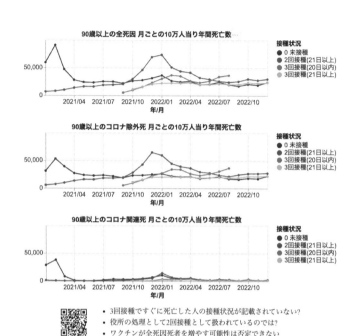

接種後死亡すると接種歴が記載されない、これが、コロナ関連死が影響しない2021年10月から2回接種の死亡率が上がっているのに、未接種はそこまで変化してない理由ではないでしょうか？

なお筆者は他の可能性も考察しています。高齢の場合は死期が近い程の脆弱層には接種しない運用だったとします。接種を始めると非接種者の死期が近い程の脆弱層の比率が上がり、死亡率が上がるというものです。しかしこの理屈だと最終的に（死期が近い脆弱層比率の高い）非接種者よりも（死期の近い脆弱層比率が少ない）接種者の方の死亡率が高くなっているという現実は尚更問題です。下の世代では接種者の死亡率は低くなっていますが、低くて当り前という解釈なってしまい。ワクチン効果が怪しくなります。

どちらの解釈にせよ、3回接種（20日以内）が一番高くなっている時期がある以上、ワクチンは全死因死者を増やす可能性は否定できないと考えています。

4―13―4　同様に2回目接種開始で1回目接種の死亡率が上昇

期間を2021年7月までに区切れば、同様に2回目接種開始すると1回目接種の死亡率が上がる現象も確認できます。これもやはり役所の処理として1回接種として扱われているのではと疑われます。ますますワクチンが全死因死者を増やす可能性は否定できないと考えます。

参考文献
1　小島勢二、〝アゴラ記事：超過死亡の原因をめぐる英国での論争〟、2023/04/19
2　小島勢二、『検証・コロナワクチン――実際の効果、副反応、そして超過死亡』2023/06/30
3　Deaths by vaccination status, England, https://www.ons.gov.uk/peoplepopulationandcommunity/birthsdeathsandmarriages/deaths/datasets/deathsbyvaccinationstatusengland

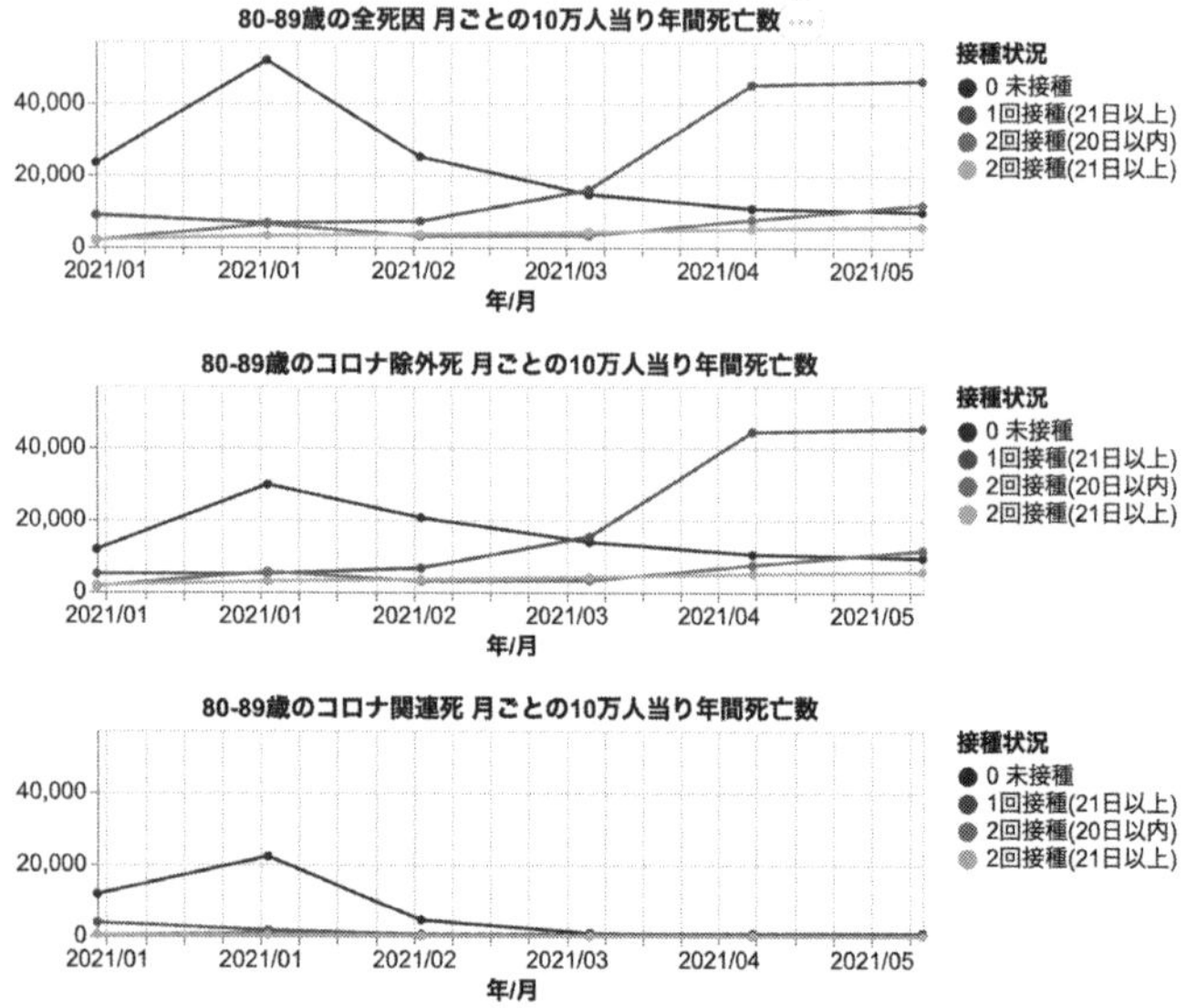

- 2021年7月までに区切れば、同様に2回目接種開始で1回目接種の死亡率上昇確認
- 役所の処理として1回接種として扱われているのでは?
- ますますワクチンが全死因死者を増やす可能性は否定できない

図 4-13-4: 同様に2回目接種開始で1回目接種の死亡率が上昇

5　トリックに欺かれない情報リテラシー

筆者はプロマジシャンですので、マジックをしているときはお客さんには欺かれてもらわないと困ります（笑）。しかし、あくまでマジックはトリックがあることを前提にお客さんを欺きつつ喜んでもらうエンターテイメントです。一方で今回のコロナ騒ぎはトリックをトリックだと最後まで言わない詐欺医療行為です。

どうすれば欺かれないで済むのでしょうか？　筆者は「過去の経験や似た事象と比較して考える」ことだと考えています。

以下、情報系の大学教授達ものきなみ騙された事例とその分析、またどうして筆者が騙されなかったかを事例を挙げて説明します。

5―1　何故、情報系の大学教授含め、のきなみ騙されたのか？

5―1―1　インターネット技術の研究者としては私だけが唯一騙されず発信もした

筆者はインターネット技術の研究者です。今回、筆者だけがインターネット技術者の中で騙されず、かつ日本で唯一インターネット技術を使って情報発信もしてきました。
今や以下のことは明白でしょう。

○新型コロナは、若者の経済活動や学習の機会を制限してまで止めないといけない感染症では無い
○重症化や後遺症が特別多い病気では無い
○マスクに効果は無い
○ワクチンでコロナは収束しない
○どの世代においてもワクチンのベネフィットよりデメリットの方が大きい
○新型コロナワクチンは、史上最悪の薬害事件として歴史に刻まれる
○検査・マスク・ワクチンを続けている限りコロナ禍は終らない

お世話になった先輩や先生は、大学の情報系、コンピュータサイエンス系の学部の教授などが多くいます。大学で情報リテラシーなど教えているはずで、報道を鵜呑みにしてはいけないとか、情報ソースに当たらないといけないとか、大学の講義として教えているはずです。しかし見事に騙されました。

なお騙されなかった知人は居ます。しかし積極的な情報発信をしたのは、インターネット技

術研究者としては、やはり私だけだったと思います。

5―1―2　何故、情報系の大学教授含め、のきなみ騙されたのか？

あくまで、意見表明を見た中で、ということ。自粛マスク考察マンさんに「何故なんでしょ？」と質問したことあるのだが、事も無げに「データ読んでないからでしょ」と。（以下、別内容だが似たような趣旨なのでリツイート）https://t.co/8gTooJylC92/
―藤川 賢治（FUJIKAWA Kenji）@医療統計情報通信研究所 所長（@hudikaha）November 8, 2021

何故のきなみ、〝いいところの〟大学教授含め、騙されたのでしょうか。これが当初からずっと分らなかったのですが、自粛マスク考察マンさんと会話して御陰で一部分りました。騙された私の知人はデータなんか読んでいないのです。「いや、読んでた」という反論があるかもしれませんが、筆者はその知人より絶対沢山のデータを取得して読んでいたという自負があります。

また何度も何度も思考実験をした時間も他の人より多い自信があります。厖大な思考実験の末に「やはり他の人の言っていることの方がおかしい。私の考えで正しいはずだ」と考えました。

5―1―3　数学に秀でていてもコンピュータと「同じように」間違える

機械に洗脳というのも変な話だが、そもそも機械は人間が条件を入力し、それによって正しい答えを導いているだけの単なる白痴で、簡単に洗脳されるものだ。むしろ、洗脳を前提としたものが機械と言っていい。たった一つの条件が違うだけで、全てを間違う馬○とも言えるわけだ。

　―自粛マスク考察マン（@eVDBGQP1vRkvakv）July 8, 2022

しかし、これでも何故、論理的に考えればおかしいと思うことを、おかしいと思えないのか、分りませんでした。知人は皆、数学や理系科目に関しては私以上の人ばかりなのに、です。しかしその疑問もこのツイートで氷解しました。

そう、コンピュータと同じなのです。計算が幾ら正確にできても、入力データが間違っていたり、足りなかったり、またアルゴリズムが間違っていれば、正しい回答は得られないのです。この結論に至った日は、月並ですが、雷に打たれたような衝撃を感じました。数学ができるというのは、真の意味で、コンピュータと同じ能力だったのだ、と。

もちろん私とて森羅万象全ての事象を自身にデータ入力して結論を導き出しているわけではありません。それでも現実世界の出来事を説明すべく、バランスよく自身にデータを入力しているつもりです。そしてここが重要なのですが、私が導き出した答えとは違うことが現実世界で起きれば、間違っていたことを素直に認め、データ入力を修正するなりアルゴリズムを変更するなりしていたつもりです。

こんなことは当り前だと思うのですが、当り前でないということを知りました。

例えば、２０２０年2月ごろは、まだ日本の衛生観念がコロナ被害を少なくしていると思っていますが、インドも少ないと聞いて、失礼ながらこの考えはあっさり捨てました。

ワクチンも死亡率を考えれば70代以上はメリットが上回る可能性を書いてきてましたが、徐々にワクチンの被害の拡大が明らかになるにつれ、どの世代でも絶対にデメリットが大きいと考えを改め、そう書くようにしました。自身の両親に対しては絶対射つなと言っていたのですから、デメリットの方が大きいだろうと思っていたというのが本心です。当時はまだ反ワクと言われたくないため、メリットが上回る可能性についても言及してしまっていました。これは非常に反省しています。申しわけありません。

自身で考えて射つ分には仕方ないと考えています。でも人に勧めるのは許されざる行為だと考えています。ですからこうツイートしました。

将来「あの頃は皆こぞってワクチン打って、馬鹿なことしてたよなー、ワハハ」なんて笑い合える日は来るかもしれない。しかし、「あの頃は皆こぞって若者にもワクチン打てって馬鹿なこと言ってたよなー、ワハハ」これは無理だ。

—藤川 賢治 (FUJIKAWA Kenji) @医療統計情報通信研究所 所長 (@hudikaha) August 5, 2021

話が少し戻りますが、私はデータ入力が多かったのでこう考えました。

- 新型コロナは、若者の経済活動や教育の機会を制限してまで止めないといけない感染症?↓いや、若者の経済活動や教育の機会を制限する方が将来に渡る被害が甚大。
- 重症化や後遺症が特別多い病気?↓いや、コロナがスパイクタンパクを利用してACE2に結合し、感染する仕組みは従来コロナと同じ。重症化が多いのは、この感染症に慣れていない人が多いだけで、死者数と比較して重症者数や後遺症数が特別高いわけでは無い。重症化はパルスオキシメーターでの監視と早めのデキサメタゾンで抑制できる。
- マスクに効果はある?↓いや、マスクが有効だとするRCTメタ解析論文は無い。インフルが減ったという説もマスク無しのスウェーデンでも2020年インフルはほぼ流行らなかったことから否定される。

・ワクチンでコロナは収束する?→いや、ワクチン効果は100%ではないし、何より厚労省資料で集団免疫は実証されていないと書いてる。むしろ感染を拡大させるというデータが出ている。
・世代によってはワクチンのデメリットよりベネフィットの方が大きい?→いや、ファイザー6箇月論文を読む限り、接種者のコロナ以外の重症化率が上がる。
・新型コロナワクチンは安全?→いや、2021年6月の段階で500人の副反応疑い死亡報告があり、2019年インフル6人などと比べれば、史上最悪の薬害事件として歴史に刻まれることは確定。
・検査・マスク・ワクチンでコロナが終る?→検査するからコロナ禍が終らない。検査もマスクもワクチンも無いアフリカ諸国にコロナ禍は無い。欧米も積極検査、マスク、ワクチン強制をやめたからコロナ禍が終った。

疑問に思うことがあります。学生に勧めていた知人たちも、3回目は射たなかった人が多くなっているのではないかと思います。学生達に勧めてた人達は「勧めてごめんなさい」と謝ったのでしょうか?　2回目までは「射ちました」と嬉々として報告してきた知人を何人もフェイスブックで見かけましたが「3回目を射ちました」という報告は2人しか見ていません。そして4回目に至っては報告を見たのは1人です。またその知人の書き込みに「いいね」やコメントで反応していた人で私の知人はいませんでした。

コロナのリスクを見誤り、大学から学生を排除して青春を奪い、ワクチンを盛んに勧めて、ひっそりと自分で射つのをやめた大学教員は、さすがに卑怯なのではないでしょうか？

この文章に反論を期待したいと思います。とはいっても筆者は実は意地悪で、最初から反論し難い文章にするのが得意らしく、この文章もそうなっています。ツイッターでも反対の立場からの反論メッセージを受ける機会が、コロナ禍の同志と比較して少ないようです。

「当時は分らなかった！」系の反論は、ロックダウンや行動制限に関しては「スウェーデンは分ってたよ」で済みます。そのスウェーデンでもワクチン政策は駄目だったわけですが「アフリカは分ってたよ」で反論終了です。

5-2 ワクチン効果と安全性にいつから疑問を持っていたのか？

5-2-1 市場投入前のワクチンへの素直な想い

個人的なワクチン理解メモ（時系列順、28分冊）一般常識として―ワクチン開発には何年もかかる―風邪のウイルスは変異が激しいを覚えていれば、1年足らずで完成したものが効果90％以上で安全なんてのを疑うのは当然。メーカー謳い文句を信じるのは最初から新興宗教の信者にしか見えてない。
—藤川 賢治 (FUJIKAWA Kenji)@ 医療統計情報通信研究所 所長 (@hudikaha)
December 17, 2021

- 有効で安全なワクチンの開発には何年もかかる
- 風邪のウイルスは変異するので有効なワクチンを作るのが難しい
- 人の行動を制限するのは人権侵害

筆者はワクチンが投入される前から、新型コロナにワクチンは不要だと思っていました。また効果や安全性に疑問を持っていました。それは右に挙げた「有効で安全なワクチンの開発には何年もかかる」や「風邪のウイルスは変異するので有効なワクチンを作るのが難しい」のように単純に知識や過去の経験に依るものです。決して主流派に対して逆張りしたわけでは有りません。

それを何故、95%の有効率でしかも1年で足らずで安全なものができたという宣伝を皆、信じたのでしょうか？　筆者は皆が新興カルト宗教にでも洗脳されているようにしか見えませんでした。今となってはヒトは簡単に洗脳されるもので、ただそれだけだと理解しています。

しかも疑わしい事象が沢山生じていました。上のツイートは全28分冊＋αの連続ツイートの最初です。

　挙げた項目の三つめに「人の行動を制限するのは人権侵害」を加えたのは、ワクチン接種したしてないで行動を制限するのは人権侵害だという筆者の基本的な考え方からです。これは自粛の強要や学校閉鎖が許されないことにも繋がります。何故、皆が簡単に人権侵害を許容したのか、これも筆者には理解不能ですが、やはりヒトなんて簡単に洗脳され「これは例外的に許される」と思ってしまうのでしょう。

5–2–2　疑いの時系列

　連続ツイートの中身を全部列挙すると長いので、ワクチンの有効性や安全性の疑念が確信に変っていく、特に決定的なことだけを図に列挙しています。

5–2–3　それでも情報リテラシーを教える立場の情報系大学教授か？

　2021年の7月に「ファイザー製ワクチン、イスラエルで有効率大幅低下」という記事が出たので、フェイスブックにこう書き込みました。

「ワクチンで集団免疫なんて幻想で、あくまでワクチンは重症化予防のためであり、重症化率が高い層だけが接種すればよい、という認識が広まることを望む。」

　すると有名大学の情報系の大学教授、つまり情報リテラシーを教える立場の大学教授がこう

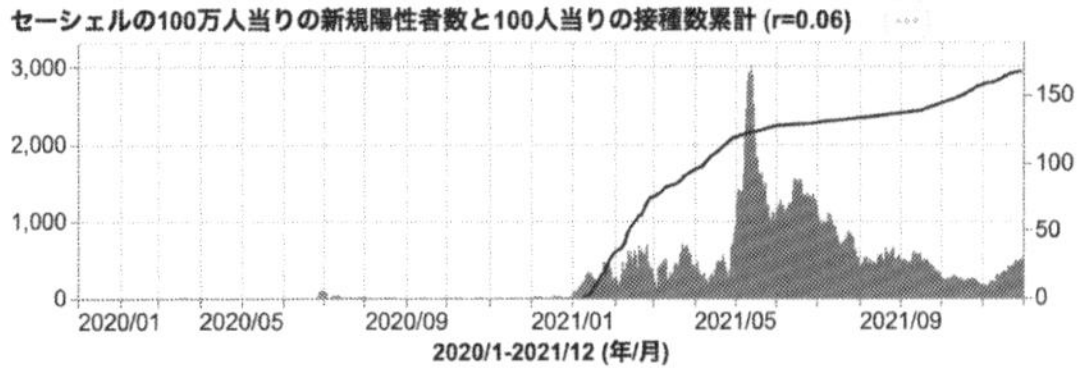

start_year 2020

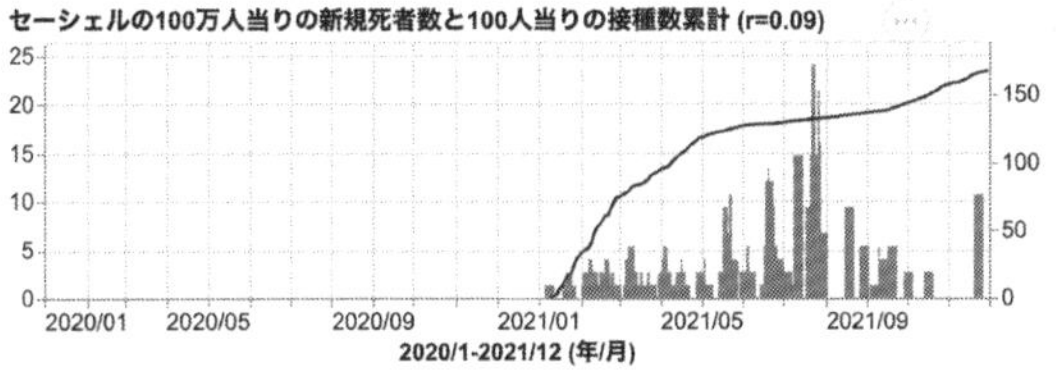

- 2020年11月 治験の段階で、約半分の人で疲労感、熱、寒気の症状、重症もちらほら
- 2021年2月 米国の有害事象データベース(VARES)に桁違いの入力判明
- 2021年2月 セーシェルで接種開始後に死者増、先行するイスラエルも感染収まらず
- 2021年3月 デンマーク論文で接種後2週間以内は感染率が上がる「魔の2週間」判明
- 2021年4月 イスラエルで心筋炎が増、無風のモンゴルで接種開始と共に感染爆発
- 2021年6月 日本でもインフルワクチンと桁違いのワクチン副反応疑い死亡報告

図 5-2-2: 疑いの時系列

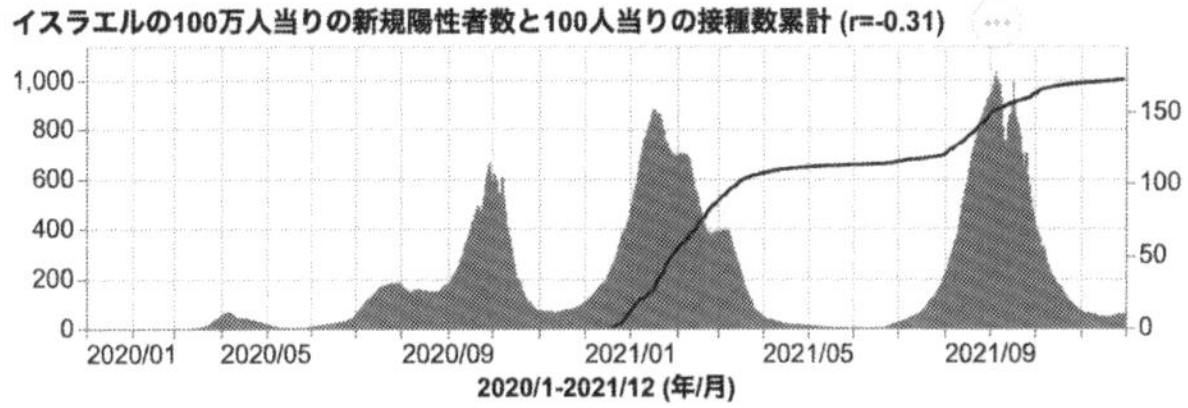

start_year 2020

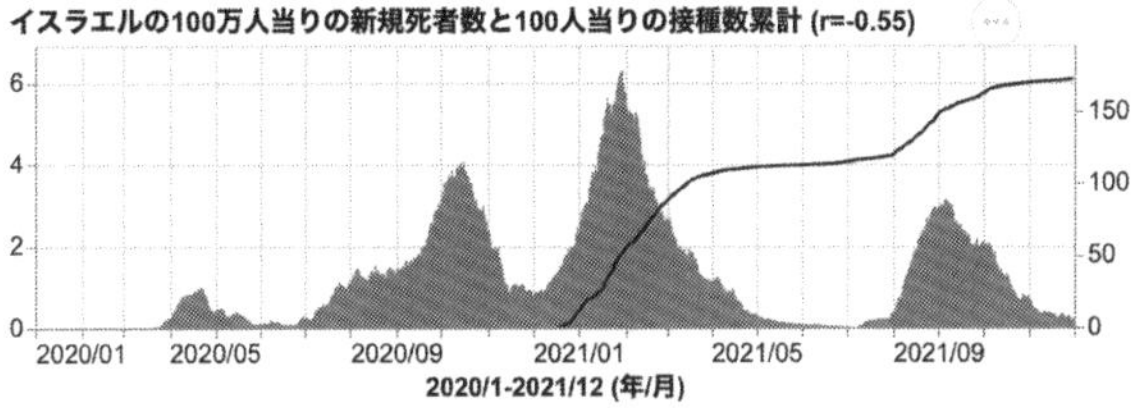

図 5-2-2b: 疑いの時系列

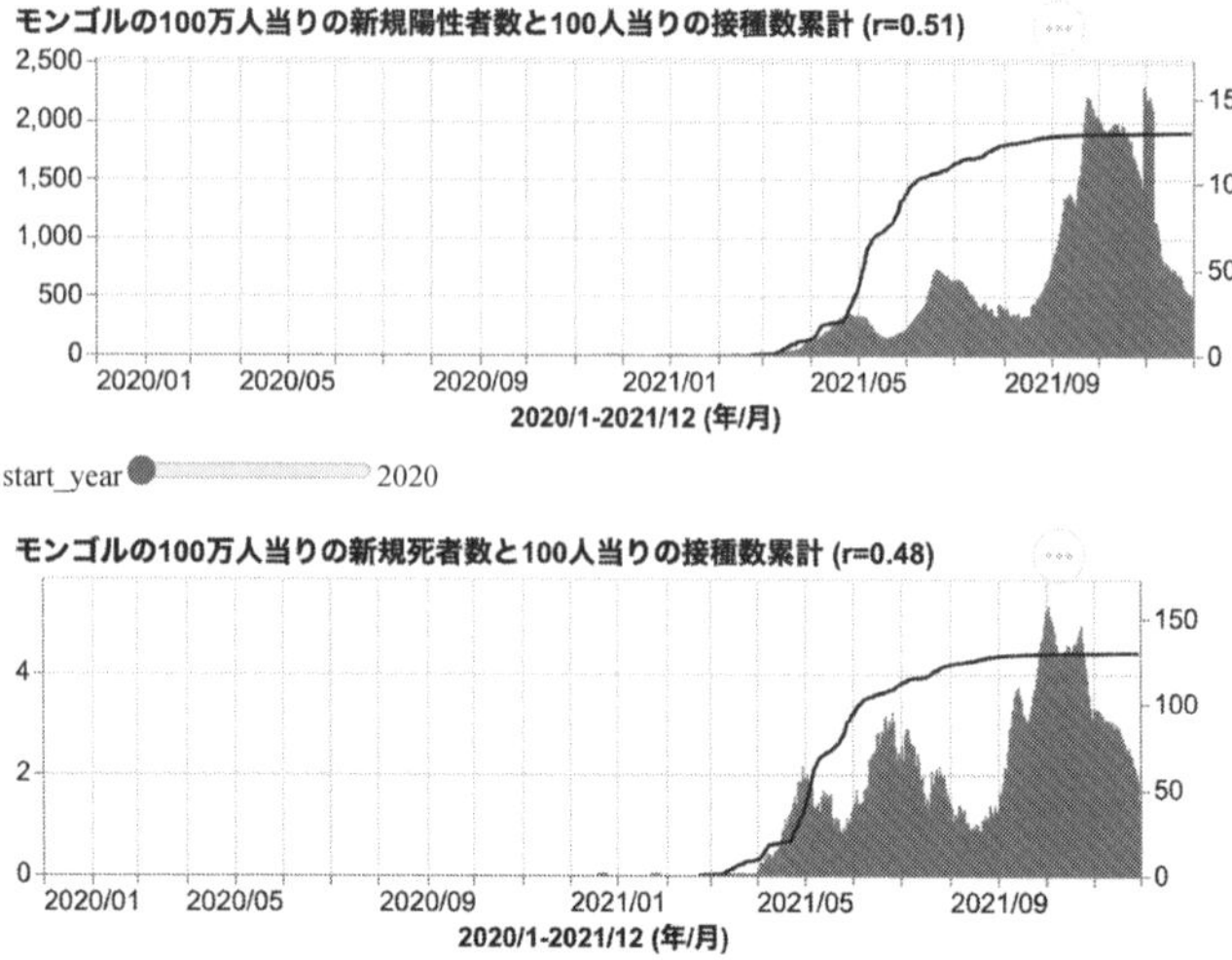

図 5-2-2c: 疑いの時系列

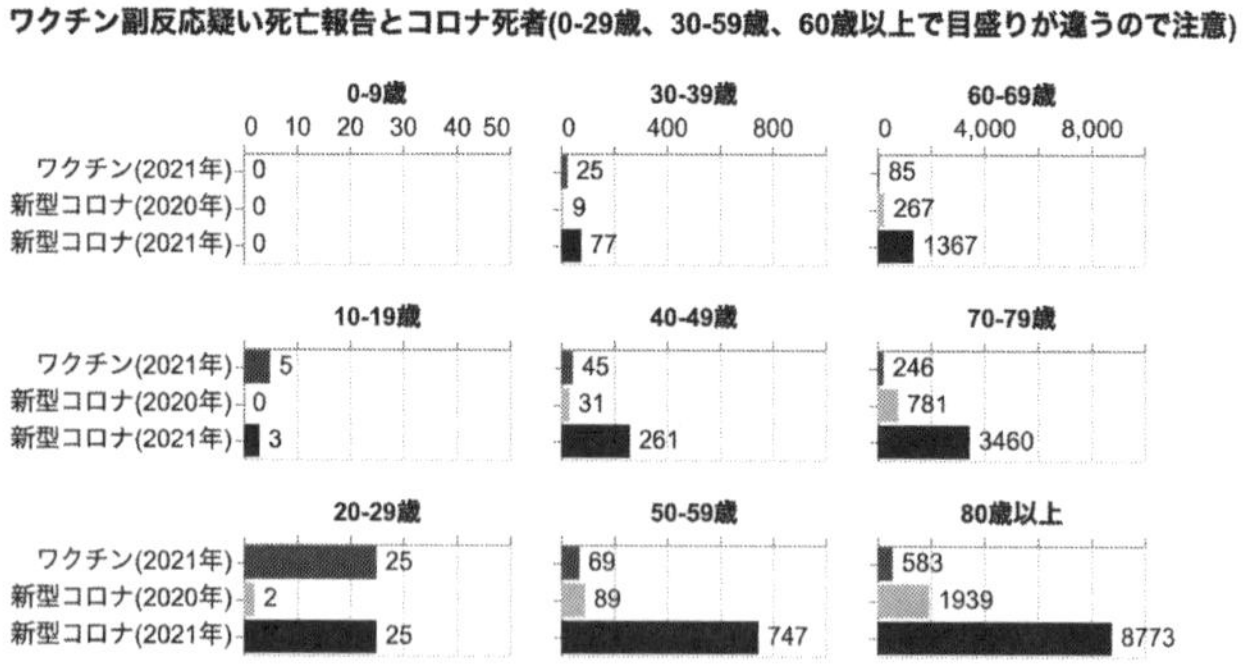

- 有名大学の情報系大学教授から筆者への書込みで怒りで頭が沸騰して作成
- 『若い世代でも重症化しちゃうと後遺症は辛い』
- 『単なる予防注射』
- 『みんな受ければいいい』

図 5-2-3: それでも情報リテラシー教える立場の情報系大学教授か?

コメントしてきました。

「若い世代でも重症化しちゃうと後遺症は辛いので（よほど嫌でない限り）みんな受ければいいと思いますが。単なる予防注射ですよ？」

怒りで頭が沸騰しました。この時点で史上最悪の薬害はほぼ確定で子供にも被害が出そうだという時で、筆者は子供のワクチン接種反対の署名活動などをしていた時期でしたから。怒りで頭が沸騰した勢いのまま、指を震わせながら上のグラフの最初のバージョンを、厚労省の副反応疑い報告の資料から描き上げ、返信しました。その教授はそれまで私の書込みに対して一々難癖をつけていたのですが、この一件以降、反応が無くなりました。今はどういう認識なのか何度か訊きましたが返事がありません。

グラフはワクチン副反応疑い死亡報告と新型コロナ死者とを年代別に比較したグラフです。まず、ワクチンは２０２１年のデータ、コロナは２０２０年と２０２１年のデータを比較しています。ワクチンが投入された２０２１年の方が２０２０年より新型コロナ死者が増えてしまったのは何故かという疑問が湧いてきます。筆者はワクチンで状況が悪くなったと考えていますが、その件はここでは棚に上げておきます。

ともかく、10代と20代はワクチン副反応疑い死亡報告の方が２０２０年と２０２１年それぞれの新型コロナ死者よりも多いまたは同程度なのです。こんなワクチン前代未聞で、従来までなら中止しかあり得ません。こうなってしまうことはフェイスブックの書き込みの時点から予

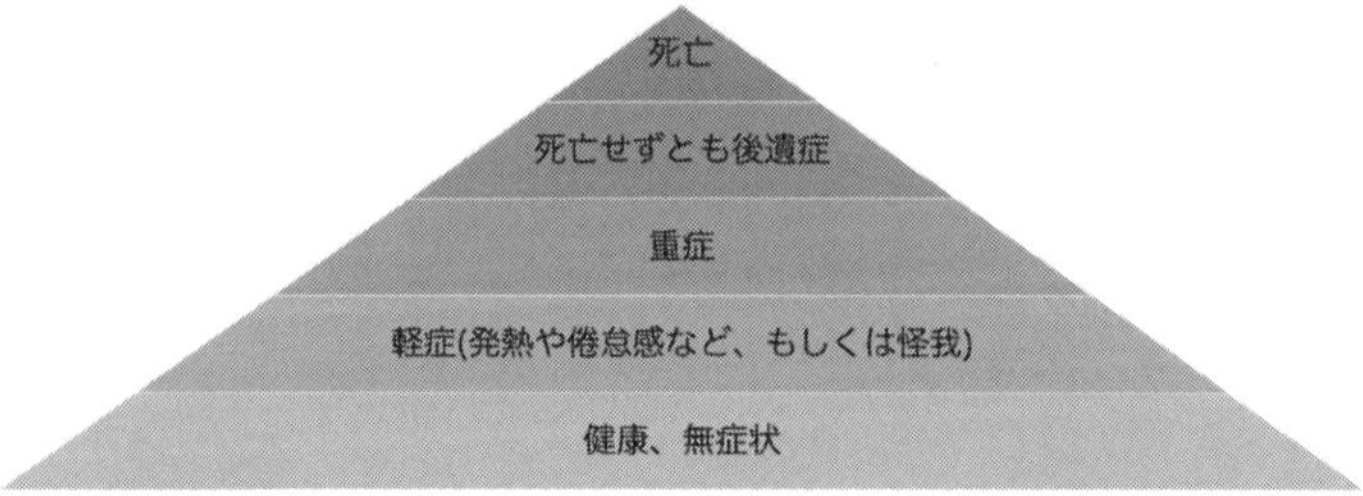

- コロナは軽症や無症状だが多くの人に後遺症が出る
- ワクチンは多くの人に熱が出るが安全だ
- どちらもあり得ない

図 5-2-4: 病気・事故・ワクチン、症状による人数はピラミッド構造では?

想していました。

また高齢者でも実際の被害は10倍［1］やそれ以上と言われているので、高齢者にとっても益がありません。高齢であったら10倍ならまだメリットあると考えてしまうのも洗脳されています。10倍でも過少評価かもしれないのですから。

5-2-4　病気・事故・ワクチン、症状による人数はピラミッド構造では？

前述のグラフをフェイスブックのとあるグループで提示した時に、別の有名大学の情報系の大学教授から、

「コロナは後遺症もあるので、死者数で比較するのはフェアじゃない」

と返信がありました。これにはきっちりと

「どんな病気でも事故でも人が亡くなるような事象には、係数は違うにせよ比例して後遺症が残る人も出る」

と反論しました。再反論は有りませんでした。

病気だろうと事故だろうとワクチンだろうと症状による人数はピラミッド構造としか思っていません。コロナは軽症や無症状でも後遺症が酷いとか、ワクチンは多くの人に熱が出るが安全だなど、どうしておかしいと思わないのでしょうか。

情報系の大学教授でも、ほとんど自身でデータなど確認せず自身で考えもせず、製薬会社や専門家やら政府やらいうことを鵜呑みにしているだけに過ぎないのです。

なおコロナは軽症や無症状でも後遺症があるというのは単に完治せず持続感染しているということでしょう。コロナ風邪にそういう傾向があるのは事実で否定しているわけではありません。

5-2-5 迷言集

- 「感染拡大防止のため若者からワクチン打つべき」
- 「熱が出た！ 正常な副反応で嬉しい」
- 「インフルエンザワクチンもｍＲＮＡにしてくれればよいのに」

最後にその二人の教授達のその他の迷言を載せておきました。今となっては笑い話……いや笑えない悲劇でしょうか。情報リテラシーを教える立場の有名大学の情報系の教授も、自分で調べないし簡単に騙されるし洗脳されるということを是非、知っておいて欲しいと思います。

参考文献
1　厚労省 第4回　医薬品等行政評価・監視委員会　議事録 佐藤嗣道委員長代理（東京理科大学薬学部准教授）「実際はこの頻度よりも高い頻度でワクチンの接種による死亡が起きている可能性も考えられる（中略）もしかすると10倍ぐらい高い可能性も視野に」2021/06/28

6　おわりに

6–1　コロナ禍における2つの世界観

6–1–1　コロナ禍において2つの世界が重なって存在

どうやらこの世には筆者が観測する世界と違う世界が重なって存在していて、そちらの世界を観測している方もいらっしゃるようです。

6–1–2　未だにコロナ感染対策を推奨している人に見えてる世界

グラフは日本と世界とを人口当りで、新規陽性者、死者、ブースター接種率で2020年から2022年末まで比較したものです。陽性者はずっと世界平均を下回っていたのに2022年から世界平均を上回るようになり、日本だけ大きな第8波が観測されているという状態です。しかし未だにコロナ感染対策を推奨している人に見えてる世界は次のようなものなのでしょう。

2020年、致死率のかなり高い感染症を引起こす新型コロナウイルスが蔓延し、自粛や学

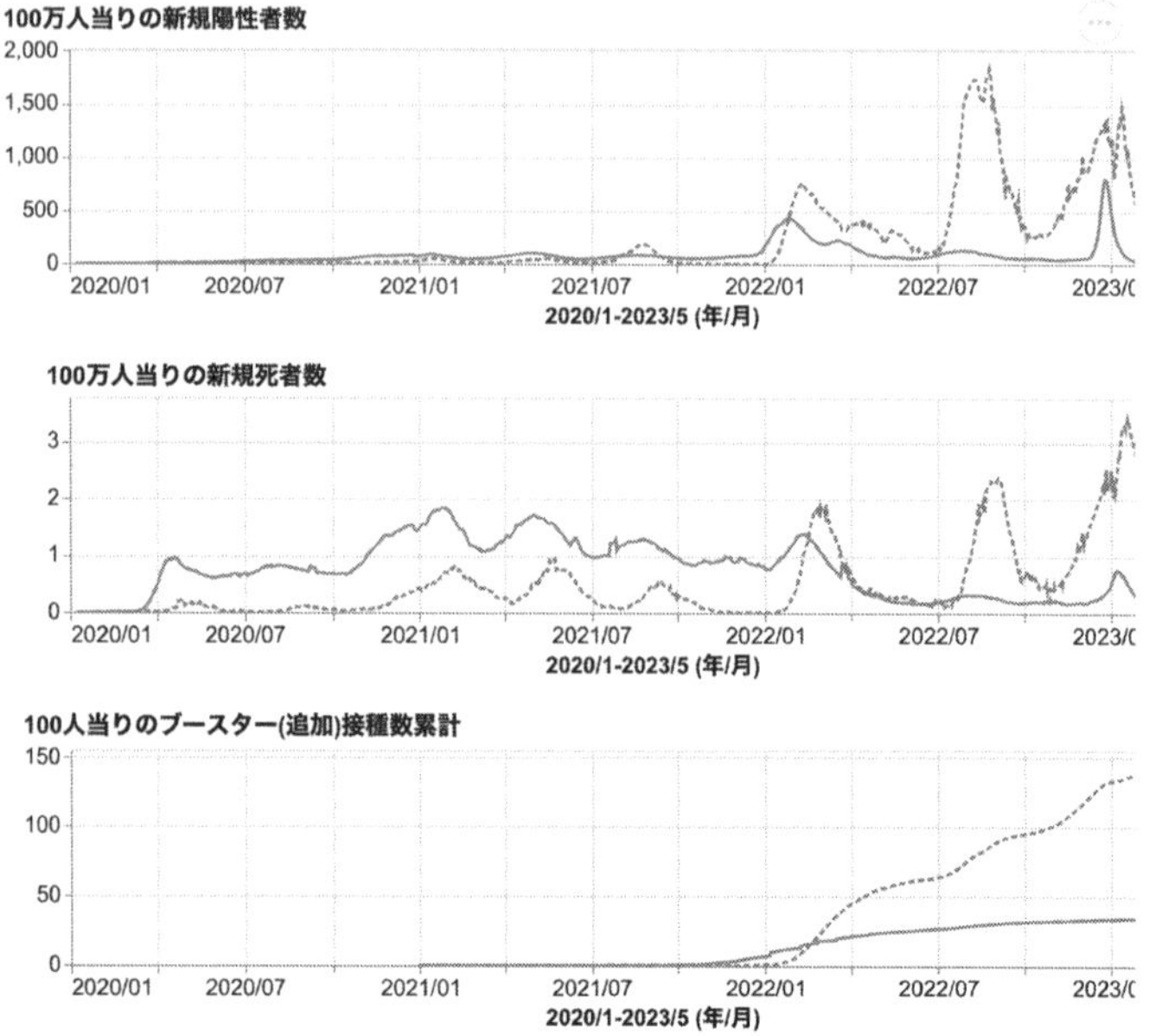

- 2020年致死率の高い感染症が蔓延、自粛や学校閉鎖を余儀無くされた
- 日本はマスクなどの感染症対策を徹底した結果、欧米よりずっと少ない被害
- 2021年より新規開発ワクチンが投入、重症化率や致死率低下に劇的な効果
- デルタ株という変異種の感染力は強く、以前より陽性者も死者も増える結果
- 2022年からオミクロンの爆発的な感染力で陽性者が爆増してしまった
- 致死率は低いものの感染者増えれば死者は増えるため定期的な追加接種が重要
- 欧米は1月や2月に対策を止めたが諦めただけのこと
- 日本や他所は他所、内は内、引き続き感染対策を

図 6-1-2: 未だにコロナ感染対策推奨している人に見えてる世界

校閉鎖を余儀なくされました。しかし日本はマスクなどの感染症対策を徹底した結果、2020年の欧米よりもずっと少ない被害で済みました。

2021年より新規開発されたmRNAワクチンが投入され、重症化率や致死率低下に劇的な効果がありました。しかしデルタ変異種の感染力は強く、以前より陽性者も死者も増える結果となりました。

2022年から爆発的な感染力を持つオミクロンが登場し、陽性者が爆発的に増加してしまいました。致死率は低いものの、感染者が増えれば死者は増えるため、ワクチンの追加接種が重要で、今後も定期的に接種が必要です。

欧米は2022年1月2月には対策しなくなっていますが諦めただけのことです。大谷翔平のMLBでの活躍やカタールワールドカップを見てマスクをしている人が居ないのも、他所は他所、内は内の精神で、引き続き感染症対策が重要です。

6-1-3　筆者に見えている世界

グラフは日本の全死因死者を2015年から2022年末まで示したものです。2020年コロナ初年では全体の死者は減りワクチン投入され2021年に増え3回目接種が本格化した2022年には爆発的に増加しました。

2020年に高齢者には致死率の高い新型コロナ感染症が蔓延しましたが、若者は普通に過

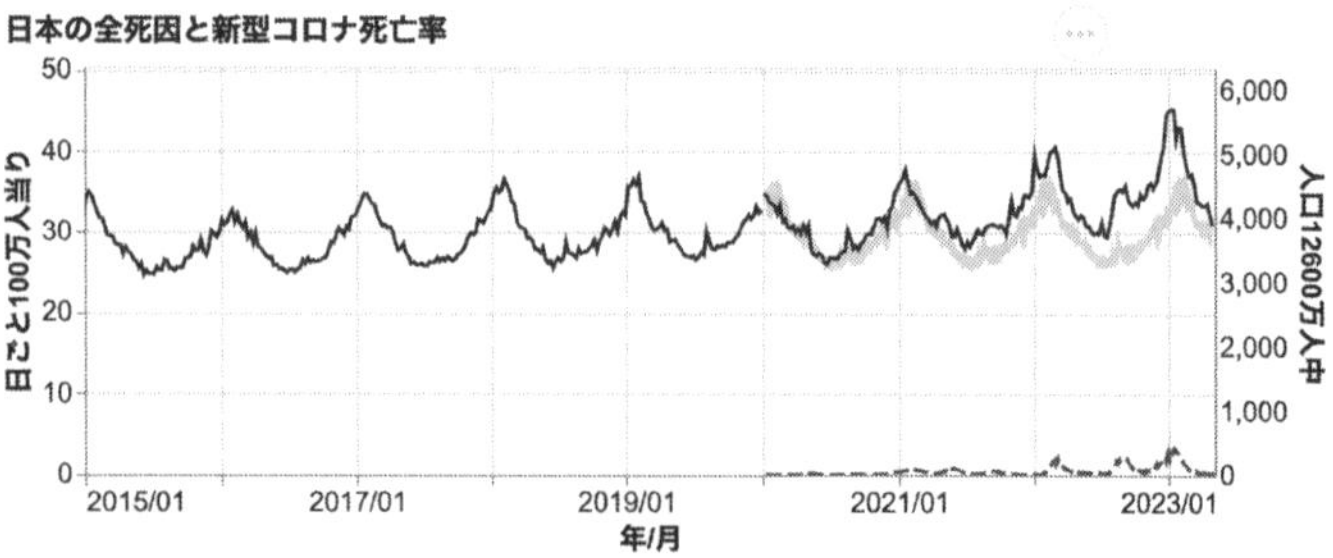

- 2020年に高齢者致死率の高い感染症が蔓延、若者には制限不要だった
- 日本には交差免疫があり被害小、マスクは無関係、重症化はステロイドで
- 2021年より新規開発ワクチンが投入、感染がより拡大、史上最悪の薬害
- ワクチンがデルタ変異種を生み、検査とワクチンにより陽性者も死者も増
- 2022年からオミクロンの感染力と接種者の多さにより陽性者が爆増
- 致死率はより低くなったので特別なことは何も必要無い
- 欧米は国民が気付き、政府が有耶無耶にするため2022年1月や2月に対策了
- 日本では国民が気付かず、1年以上、対策禍と薬害が続いた

図 6-1-3: 筆者に見えている世界

ごして問題無いはずでした。しかし若者含め過度の自粛や学校閉鎖が行われて、若者を中心に生活苦や学習環境の破壊、自殺など多大な被害を出しました。

日本には所謂ファクターX、交差免疫等があり、欧米のような被害は出ませんでした。そもそも重症化はステロイドでほぼ防げることが早い段階から分っていました。マスクに効果が無いことは２０２２年夏も冬も世界最高の陽性者を出していることから明らかです。ワクチンにより免疫が破壊されたのでしょう。

２０２１年より新規開発ｍＲＮＡワクチンが投入され、感染がより拡大され、また史上最悪の薬害となりました。ワクチンがデルタ変異種を生み、検査とワクチンにより陽性者も死者も増える、散々な結果となりました。

２０２２年からオミクロンの感染力と接種者

の多さにより陽性者が爆増してしまいました。致死率は更に低くなったので特別な感染対策は必要有りません。欧米は国民が気付き、政府が有耶無耶にするため1月や2月に対策を止めましたが、日本人は気付かず、相も変らず対策禍と薬害が続きました。

ようやく2023年3月13日にマスクが任意となり、5月8日に分類が2類から5類となりました。元来、マスクは任意でしたし、5類でも過剰対応で他のコロナ風邪と同じように無類にする必要があります。しかし本原稿執筆時の7月においても、電車内でまだマスクをしている人を3割程みかけることがあります。地域や時間帯によってはマスク率5割以上という話も聞きます。接客業や警察などもマスクをしているケースが多いようです。また女子中学生など年代によってはマスクが外せていないようです。

残念ながら、まだまだ対策が続いており、これからも日常に戻るための戦いを続けていく必要がありそうです。

6-1-4 追記：DNA混入疑惑、出版中止、レプリコン（自己増殖型）mRNAワクチン開発

本書は、本来、2023年のなるべく早い時期に出そうと執筆していたものでした。2023年6月にようやく出版の見通しがたっていたのですが、残念ながら5月に出版社から出版中止の連絡を受けてしまいました。

理由は、私がある研究者の非科学的と考えられる言説を追及したこと、またその研究者を庇うジャーナリストの意に添わず追及を止めなかったことです。その出版社は該当の2人の本を出しており、私の本の出版を断念することにしたたと思われます。

私は出版社に対しては迷惑をかけて申しわけないという感情しかございません。しかし今後の薬害を防ぐために行った行為であり、追及したことに後悔はありません。

現在のｍＲＮＡワクチンには基準値以上のＤＮＡ混入疑惑があります。そしてその問題は製造技術的な問題であり、回避が現代の技術では不可能なのです。もしＤＮＡ混入が広く確認されれば、ｍＲＮＡワクチン接種中止どころか、今後のｍＲＮＡ研究開発そのものを中止できる可能性のあるものです。自分の出版のためにその追及をやめるという選択肢は筆者にはありませんでした。

幸い、花伝社様に私の言論に価値を認めて頂いて本が出版できることになりました。本書は出版停止となった原稿に最新の情報と、次の本として出そうと思っていて執筆していたマスクに関する話題を併せたものとなっております。

花伝社様を御紹介頂いた荒川央先生には感謝しかございません。

そして私の本を待って頂いた方、出版中止を残念に思って頂いた方に、こうして本を御届けできることを嬉しく思います。

もし次の出版の機会を頂けるのなら、本書で書き切れなかったマスクに関する話題と共に、

ＤＮＡ混入疑惑について、また日本で進むｍＲＮＡ工場稼動とｍＲＮＡコロナワクチン以上の被害を生むことが確実なレプリコン（自己複製型）ワクチン開発について、筆者しか書けない観点でお届けしたいと考えています。
それではまた本でお会いできることを期して。

２０２３年7月25日　藤川　賢治

藤川賢治（ふじかわ・けんじ）
経歴
1970 年 福岡県福岡市にて出生
1989 年 福岡県立福岡高等学校 卒業
1990 年 京都大学 奇術研究会 会長
1993 年 京都大学 工学部情報工学科 卒業
1995 年 京都大学大学院 工学研究科情報工学専攻修了
1997 年 京都大学大学院 情報学研究科 博士課程 退学
1997 年 京都大学大学院 情報学研究科 助教（2000 年 Ph.D 取得）
1998 年 京都大道芸倶楽部 Juggling Donuts 創設（メンバーの一人）
2006 年 ルート（株）主任研究員
2008 年 国立研究開発法人 情報通信研究機構 主任研究員・研究技術員
2022 年 医療統計情報通信研究所 所長

特技、趣味
・マジック
・ジャグリング（小平ジャグリング倶楽部副代表）
・パワーリティング93kg M2デッドリフト公式 212.5kg トータル自己ベスト公式 470.5kg
・囲碁 自称初段（小金井囲碁連盟幹事）、将棋 自称 1 級
・卓球 左裏裏攻撃、右裏裏カット
・ルービックキューブ 公式 23.56 秒
・ロードバイク、ヒルクライムレースに参加実績あり

https://twitter.com/hudikaha

マスク社会に終止符を!!——コロナとワクチン、統計情報のトリックを曝く

2023年 8 月25日　初版第 1 刷発行

著者 ——藤川賢治
発行者 —平田　勝
発行 ——花伝社
発売 ——共栄書房
〒101-0065　東京都千代田区西神田2-5-11出版輸送ビル2F
電話　03-3263-3813
FAX　03-3239-8272
E-mail　info@kadensha.net
URL　https://www.kadensha.net
振替 ——00140-6-59661
装幀 ——黒瀬章夫（ナカグログラフ）
印刷・製本— 中央精版印刷株式会社

ISBN978-4-7634-2079-4 C0036